妇科病中西医诊治
实战速查

编著◎郭岳峰　郭　歌

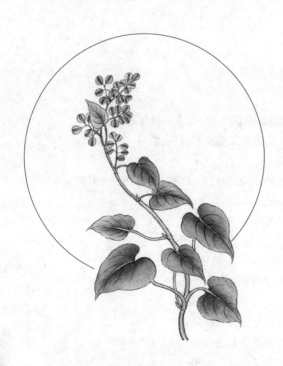

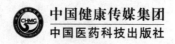

中国健康传媒集团

中国医药科技出版社

内 容 提 要

本书系统整理了常见妇科病中西医诊治的理论和实践经验，并从面向临床、注重实用的角度，精心挑选了当代十多位名老中医的宝贵经验和经典治疗方案。书中既有妇科病常用的中西医诊治方法，又有许多新知识、新疗法，同时对妇科病的预防调理知识进行了介绍。本书是一本实用的妇科临床工具书，可供从事中医、中西医结合妇科临床、教学、科研工作者参考应用。

图书在版编目（CIP）数据

妇科病中西医诊治实战速查 / 郭岳峰，郭歌编著 . —北京：中国医药科技出版社，2023.9

ISBN 978-7-5214-4090-4

Ⅰ . ①妇… Ⅱ . ①郭… ②郭… Ⅲ . ①妇科病－中西医结合－诊疗 Ⅳ . ① R711

中国国家版本馆 CIP 数据核字（2023）第 137320 号

美术编辑 陈君杞
版式设计 也 在

出版 **中国健康传媒集团** | 中国医药科技出版社
地址 北京市海淀区文慧园北路甲 22 号
邮编 100082
电话 发行：010-62227427 邮购：010-62236938
网址 www.cmstp.com
规格 710×1000mm $\frac{1}{16}$
印张 15 $\frac{1}{4}$
字数 240 千字
版次 2023 年 9 月第 1 版
印次 2023 年 9 月第 1 次印刷
印刷 三河市万龙印装有限公司
经销 全国各地新华书店
书号 ISBN 978-7-5214-4090-4
定价 **49.00 元**

获取新书信息、投稿、为图书纠错，请扫码联系我们。

序

中医学发展了数千年，为中华民族的繁衍昌盛做出了巨大贡献，并将在以后的岁月里继续发扬光大，造福广大民众。中医学之所以能历久弥新，保持强大的生命力，主要是因为中医诊治具有确切疗效，特别是针对一些慢性病、疑难病更具有疗效好、不良反应小的独特优势。时至今日，中医学依然在我国的卫生保健事业中扮演着不可替代的角色，并随着各国人民友好交往的日益广泛，其影响亦无远弗届！

女性占世界总人口的一半左右，女性的健康关系着民族的未来，虽然现今科技昌明，医学技术的发展一日千里，但医学知识的普及和个人卫生保健意识的提高也同样重要。

郭岳峰师兄曾师从著名中医妇科专家哈荔田教授和顾小痴教授，长期从事中西医结合临床工作，擅长以中西医结合方法治疗人体各系统常见病、多发病和疑难病，对妇科月经病、不孕症、孕期及产后调理、妇科杂病的治疗具有丰富的经验；郭歌中医师为香港中文大学中医药学院的硕士研究生，既有家学渊源，又聪敏好学，精勤不倦。他们在繁忙的工作之余，对近年来有关常见妇科病的中西医治疗和饮食调理的大量文献进行搜集整理，并结合自己的研究成果，删繁就简，去伪存真，编写了此书。付印之际，邀我作序，盛情难却，故此为荐！

中华中医药学会妇科分会副主任委员

河北医科大学中西医结合学院院长

杜惠兰

2023 年 6 月

前言

　　中医妇科学是中医学的重要组成部分，历史悠久，源远流长。在中华民族数千年的历史长河中，中医学为了女性的健康，为了中华民族的繁衍生息，做出了伟大的贡献。随着科学技术的蓬勃发展和中医现代化研究热潮的形成，中医妇科学也有了长足的进步。中医妇科学参考和借鉴西医学的先进理论和方法，扬长避短，在科学研究和临床实践中，都取得了可喜的成就。

　　很多疾病包括妇科病的发生都与不健康的生活方式有着密切的关系。"防重于治"应该成为每一个人深刻铭记并身体力行的重要理念。

　　中医药在养生保健和防治妇科病方面具有独特的优势，特别是一些功能性疾病如内分泌功能紊乱所致的月经不调、功能性子宫出血、痛经、围绝经期综合征、不孕不育、习惯性流产以及产后缺乳、产后身痛、产后腹痛等。除了中药内服、外敷之外，针灸、推拿、拔罐、刮痧、食疗、音乐疗法等均可随证选用，各显神通！

　　全书分三大篇。基础理论篇论述了女性的生理、病理特点，妇科病的诊断方法、治疗原则、主要治法、预防调护及饮食调理。临床诊治篇按月经病、带下病、妊娠病、产后病、妇科杂病、生殖器肿瘤、性传播疾病、辅助生育相关疾病等分类，逐一介绍了这些疾病的中西医诊断、鉴别诊断以及常用的中西医治疗方法。本篇增加了新知识、新方法，并且在具体疾病上详细论述了各疾病的诊断标准和鉴别诊断标准，提高了临床诊断的标准性和治疗的针对性。当代名医经验篇精心挑选了十多位名老中医的宝贵经验，以达到启迪读者的目的。

　　本书内容力求简明扼要、深入浅出、通俗易懂，充分体现科学性、实用性、简便性和普及性。由于编者水平有限，虽然竭尽全力，仍难免存在不足之处，敬请广大同道指正。

编　者

2023 年 5 月

目录

基础理论篇

临床诊治篇

当代名医经验篇

基础理论篇

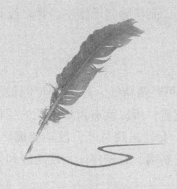

第一章 女性的生理特点

女性在生理上有月经、胎孕、产育等特点，而这些特点是脏腑、经络、气血、天癸协调作用于胞宫的正常生理现象。

胞宫是行经和孕育胎儿的器官，气血是月经、胎孕的物质基础，脏腑是气血生化之源，经络是气血运行的通道，天癸是促进人体生长发育的重要物质，直接参与女性的生理活动。

胞宫即子宫，又称女子胞、子脏、胞脏。它位于带脉之下，小腹正中，前有膀胱，后有直肠，曲骨、中极两穴之间。胞宫主月经和胎孕。

一、胞宫与脏腑的关系

胞宫行经和孕育胎儿的生理功能有赖于脏腑的滋养，而胞宫与脏腑的联系是通过经络来实现的，所以胞宫、脏腑、经络在功能上有着密切的关系。胞宫与肾、肝、脾、胃等脏腑的关系尤为重要。

（一）肾与胞宫

1. 经络上的联系

（1）《素问·奇病论》曰："胞脉者，系于肾。"

（2）肾之经脉与任脉交于关元穴，而任脉起于胞中，肾之经脉通过任脉与胞宫相联系。

2. 功能上的一致性

（1）肾为先天之本，元气之根，可贮藏精气。肾是人体生长发育生殖的根本。人从幼年开始，由于肾之精气逐渐充盛，所以就有齿更发长的变化。人发育到青春期，肾之精气充盈，产生了天癸，女性出现月经，性功能成熟而有生殖能力。女性到经断前后，肾之精气渐衰，天癸竭，月经停闭，性功能和生殖能力随之减退，直至消失，形体逐渐衰老。

（2）肾藏精，精化血。气血是月经、胎孕的物质基础。

（3）肾主水，司二便。肾主持和调节人体水液代谢，对人体各脏腑有温煦生化的作用，从而保证女性经、孕、产、育活动的正常进行。

（二）肝与胞宫

1. 经络上的联系

（1）肝之经脉与任脉交于曲骨穴。

（2）肝之经脉与督脉会于巅顶，督脉起于胞中，所以肝之经脉通过督脉与胞宫相联系。

2. 功能上的一致性

（1）肝主疏泄主要是指肝对体内气机的调畅和情志活动的正常起着重要的调节作用：只有肝的疏泄功能正常，气血平和，经孕才能正常。

（2）肝藏血：肝是人体藏血的主要器官，肝藏血是指肝具有贮藏血液和调节血量的作用。《黄帝内经》曰："人动则血运于诸经，人静则血归于肝。"肝脏所化生的血液除营养周身外，皆藏于肝，其有余部分则下注血海而为月经。

另外，肝藏血还取决于肝的疏泄功能正常与否。由此可见肝对胞宫的重要影响。

（三）脾与胞宫

1. 经络上的联系

脾之经脉与任脉交于中极穴，任脉起于胞宫，故脾经通过任脉与胞宫相联系。

2. 功能上的一致性

（1）脾主运化表现在两个方面：其一，脾运化水谷精微，是气血生化之源，直接为女性行经、孕育提供营养物质，是后天生命之本。其二，脾运化水湿，以维持人体正常水液代谢，从而保证胞宫功能的正常。

（2）脾统血，脾主中气，其气主升，有统摄血液的功能，使血不致溢于脉外。因此，脾气健旺，上升正常，则血有所统摄，血液正常运行于脉道之内而不至于外溢，从而保证经期、经量和孕育的正常。

（四）胃与胞宫

1. 经络上的联系

（1）胃与脾相表里，胃之经脉"下夹脐，入气街中"，而冲脉"起于胞中，出气街，并胃之经脉夹脐上行"，有"冲脉隶于阳明"之说，故胃通过冲脉与胞宫相联系。

（2）胃之经脉与任脉交于承浆穴，任脉起于胞中，故胃又通过任脉与胞宫相联系。

2. 功能上的一致性

胃为水谷之海，主受纳腐熟水谷，胃中谷气盛，血海满溢，冲任得养，从而保证胞宫经孕正常。

二、胞宫与冲、任、督、带四脉的关系

1. 冲脉

（1）冲脉走行起于胞中，循会阴上出气街，循腹上行，散于胸中，与任脉会于咽喉而络于口。其支者伏行于背，下行至足，与肾脉相并。

（2）冲脉为十二经气血汇聚之所，是全身气血运行的要冲，故有"十二经之海"和"血海"之称。女性发育成熟之后，血海满盈，下行为月经，冲脉维持了胞宫的正常生理功能。

2. 任脉

（1）任脉起于胞中，出会阴，上行出毛际，分别与肝经、脾经、肾经交会于曲骨、中极、关元三穴，再上行至咽喉，循面入目。

（2）任脉主一身之阴：凡精血津液等阴液都属任脉总司，故有"阴脉之海"之称。任脉之气通，冲脉之血盛，气血下达胞宫，月经才能应时而下。任脉又与胞宫相连属，为人体妊养之本。任脉之气通是胞宫孕育胎儿的基础。

3. 督脉

（1）督脉起于胞中，与冲任二脉"一源而三岐"。督脉与任脉同出会阴，任脉行身前主阴，督脉行身后主阳，二脉交于龈交穴。

（2）督脉与任脉交于龈交穴，二者共同维持阴阳脉气平衡，从而保证胞宫的正常生理功能，维持经期、经量和胎孕正常。

4. 带脉

（1）带脉起于季胁，环绕身体一周，与冲、任、督三脉交会，下系胞宫。

（2）带脉加强了经脉之间的联系，约束了冲、任、督三脉。维持了胞宫的正常生理功能。

冲、任、督、带四脉内系胞宫，外连十二经脉，把胞宫与全身脏腑、经脉紧密相连，成为一个有机整体，从而保证了胞宫生理功能的正常。

三、胞宫与气血的关系

气是构成人体和维持人体生命活动最根本的物质。《素问·宝命全形论》曰："人以天地之气生，天地合气，命之曰人。"指出人是物质的，靠天地之气而生养。

《素问·六节藏象论》又曰："气和而生，津液相成，神乃自生。"这更说明人的生命活动是以气为物质基础的。

气对人体具有十分重要的作用。《难经·八难》曰："气者，人之根本也。"气不但能维持人体正常的体温，防御外邪，还具有推动和固摄血液的作用。人体的生长发育、脏腑经络的活动、血的运行、津液的输布都要靠气的推动才能完成。同时气又具有固摄血液的作用，气的固摄作用与推动作用相互协调，这样才能使血液正常运行。气的固摄和推动作用对女性十分重要，气的这一作用维持了胞宫的正常行经和孕育。

血是运行于脉道中的红色液体，是由脾胃运化水谷精微而来。《灵枢·决气》曰："中焦受气取汁，变化为赤，是谓血。"血行于脉中，内至脏腑，外达皮肉筋骨，对人体脏腑器官具有濡养作用，是人体不可缺少的营养物质。《难经·二难》曰："血主濡之。"就是对血的营养和滋润作用的概括。这种功能对女性胞宫起着重要的作用，是胞宫行经、孕育的物质基础。

气和血都是维持人体生命活动的基本物质，同来源于脏腑，依靠经络运行周身，循环不息，营养机体各部。女性以血为本，血赖气行，气血调和则五脏安和，经络通畅，冲任充盛。若脏腑功能失常，经络运行受阻，便可引起气血功能失调，冲任胞宫损伤，而出现一系列妇科病症。

此外，女性的经、孕、产、乳等生理特点都是以血为用，皆易耗伤阴血，所以女性机体常处于血分不足、气偏有余的状态。《灵枢·五音五味》曰："女性之生，有余于气，不足于血，以其数脱血也。"由于气血之间相互依存，相互资生，伤于血必影响到气，伤于气必影响到血。所以临证时应充分注意协调患者的气血平和，以维持胞宫生理功能的正常。

四、胞宫与天癸的关系

天癸是肾中产生的促进人体生长发育生殖的物质，直接参与男精女血的生理活动。

天癸源于先天肾气，受后天脾气的支援而不断发挥它的作用，促进女性生长发育，繁衍后代。《素问·上古天真论》曰："女子七岁，肾气盛，齿更发长；二七天癸至，任脉通，太冲脉盛，月事以时下，故有子；三七肾气平均，故真牙生而长极……七七任脉虚，太冲脉衰少，天癸竭，地道不通，故形坏而无子也。"说明了胞宫的行经，孕育等生理功能与天癸有密切关系。女子七岁以后，肾气开始发育，十四岁左右天癸开始成熟，以此推动冲任二脉通盛，发生月经初潮，并有生育能力，到二十一岁以后，肾气发育比较旺盛，生殖功能发育成熟，胞宫开始有规律地排出月经，并有孕育可能，到四十九岁左右，肾气衰弱，天癸竭，生育能力减退，冲任二脉的作用进一步衰退，胞宫的行经和孕育功能便停止了。

一定年龄范围的女性，胞宫出现周期性排血现象，同月亮的盈亏规律相似，称为"月经"，又称"月事""月信""月水""经水"等。行经为成熟女性的主要特征，如草木之开花结果。

"健康女子，时届二七，肾气充，任脉通，太冲脉盛，经血渐盈，应时而下"。女性初潮早自 12 岁，迟至 18 岁，均属正常。初潮时间的迟早一般因地而异，南方早于北方，城市早于农村。女性到 49 岁左右（现在因为营养状况改善，亦有不少女性迟至 56 岁左右）月经停止，称为"绝经"。从初潮到绝经，中间除妊娠、哺乳外，月经都是有规律地来潮，这是生理常态。此外，身体无病但两月一至的，称为"并月"，三月一至的，称为"居经"，一年一至的，称为"避年"，终身不行经而能受孕的，称为"暗经"。女性受孕以后仍按月行经而无损胎儿的，称为"激经"或"垢胎"。这些均属生理上个别现象，不属病态。

正常行经期一般为 3~5 天，最多不超过 7 天，其量中等，每天 30~100ml。经血一般为暗红色，开始较淡，中间较深，最后又转为淡红。女性经期一般无不适感觉，但个别女性经前和经期会有轻微腰酸腹痛，乳房及小腹发胀的症状，此属正常生理现象。

月经是脏腑、经络、气血、天癸协调作用于胞宫的正常生理现象。月经的主要成分是为脏腑所化生的血。在气的推动、统摄下，血通过经脉到达胞宫，在天癸作用下排出体外而成为月经。所以月经的产生是直接受脏腑经脉的盛衰和天癸影响的。一般脏腑无病，气血充足，经脉畅通，天癸正常，月经也就正常。

五、胞宫与孕产的关系

1. 妊娠

从受孕到分娩的这一阶段，称为妊娠。

女性发育成熟后，月经按月来潮，此时两精相合，就可以构成胎孕。《灵枢·决气》曰："两神相搏，合而成形。"

孕产的器官是胞宫。受孕以后，月经停止来潮，脏腑经络气血下注冲任，以养胎元。因此，妊娠期间孕妇血感不足，气偏有余，形成了阴聚于下、阳盛于上的特点。

妊娠初期，由于血聚于下以养胎，胞宫内实，冲脉气盛，肝胃之气受冲脉之气的影响，则易出现饮食偏嗜、恶心作呕、头晕等现象。症状轻者一般 20~40 天多能自然缓解。妊娠期间，孕妇体征也有一定变化，先是月经停止，白带增多，继而乳房增大，乳头变硬，颜色变深，且时有刺痛，并可挤出淡黄色初乳。妊娠四五个月，孕妇可自觉胎动，胎体日渐增大，小腹逐渐膨隆。妊娠六个月后，胎儿渐大，阻滞气机，液道不利，孕妇下肢常可出现轻度肿胀。妊娠后期，胎儿压迫膀胱和直肠，孕妇可出现小便频数、大便秘结等症状。

2. 分娩

胎儿、胎衣自母体阴道内娩出的过程，称为"分娩"。

分娩是正常生理现象。临产时出现腰腹阵阵作痛，小腹坠胀，逐渐加重，产门全开，阴户窘迫，似大小便俱急之象，胎儿、胎衣依次娩出。《达生篇》曰："渐痛渐紧，一阵紧一阵，是正产，不必惊慌。"因此助产医生需要帮助产妇对分娩建立正确的认识，消除产妇的恐惧心理和焦躁情绪。此外，产妇不宜过早用力分娩，以免消耗体力而到临产需要用力时却感乏力，影响产程的顺利进行。《达生篇》所讲的"睡、忍痛、慢临盆"为临产调护六字要诀，具有临床价值。

由于分娩带来的产伤和出血，损伤阴液，阴血骤虚，阳气易浮，因此在产后1~2日内，产妇常有轻重不等的发热、自汗、盗汗等阴虚阳盛的症状。

产后数日之内，胞宫尚未复原。故产妇小腹常有轻微阵痛，按之有包块。同时产后 20 天内，自阴道不断有余血浊液流出，称为"恶露"。恶露先是暗红色的血液，之后血色逐渐由深变浅，其量由多变少。

产妇产后的另一特征是分泌乳汁。产妇分娩后，脾胃化生之精微除供母体营养需要外，另一部分则随冲脉与阳明之气上行，化为乳汁，以供哺育婴儿之用。

第二章　女性的病理特点

妇科病主要集中在经、带、胎、产和杂病五个方面，这是与女性生理特点密切相关的。妇科病的病因、病机、转归等都有其特点和规律，现阐述如下。

第一节　病因

导致妇科病的因素有六淫、七情内伤、生活所伤等，此外和个体的体质强弱也有重要关系。六淫中以寒、热、湿多见，七情方面以怒、思、恐为主，生活所伤主要有饮食不节、劳逸失常、房劳多产、跌仆损伤等。这些都是致病条件，但是这些条件作用于机体后是否发病以及发病时所表现的形式和程度与体质强弱密切相关，由患者的脏腑，冲、任、督、带四脉和胞宫的功能盛衰来决定。《素问·评热病论》曰："邪之所凑，其气必虚。"正说明外因是变化的条件，内因是变化的根据，外因通过内因而起作用。

（一）六淫致病——寒、热、湿多见

风、寒、暑、湿、燥、火（热）正常称为"六气"，失常则为"六淫"，成为致病因素，皆能导致妇科病。因女性以血为本，六淫中寒、湿、热三邪更易与血相搏而导致妇产科诸症，概述如下。

（1）寒邪：寒为阴邪，性主收引，易伤阳气，有内寒和外寒之分。内寒致病多因女性素体阳虚，或过食生冷，寒自内生，影响冲任、胞宫、胞脉的功能，可导致痛经、妊娠腹痛、带下病及不孕等。外寒致病多由气候骤冷，或经期产后冒雨涉水，调摄失宜，寒邪内侵，影响冲任，血行不畅，胞脉阻滞，可导致月经不调、痛经、闭经、带下病、胎动不安、堕胎不产、产后发热、产后身痛等。

（2）热邪：热为阳邪，其性炎上，易耗气伤津，迫血妄行，也有内热、外热之分。内热可因素体阴液不足，虚热内生，或女性素体阳盛，或过食温燥辛辣之品，或五志过极化火导致阳热内盛，外热多因外感火热之邪所致。其热极者称为"热毒"，属热邪致病之重证。热邪扰及冲任及胞宫，易引起月经先期、月经过多、崩漏、经行吐衄、胎漏、胎动不安、恶露不绝、产后发热等。

（3）湿邪：湿为阴邪，其性重浊黏滞，易阻气机，亦可分为内湿和外湿。湿为有形之邪，且变化多端，易与寒邪相合而为寒湿，湿郁日久易于化热而成湿热，湿聚为痰则成痰湿，湿热蕴积日久易成湿毒。外湿多因久居湿地或冒雨涉水而致，

内湿多由脾失健运，水湿不化而生。湿邪下注，影响冲任胞脉，可引起带下病、经行泄泻、经行水肿、妊娠水肿、子满、阴痒、不孕等。

（二）七情内伤——怒、思为主

喜、怒、忧、思、悲、恐、惊七种情志称为"七情"，"七情"属精神致病因素。凡突然、强烈、长期的精神刺激或生活环境的改变，都可导致七情内伤，进而引起冲任损伤而导致妇科病。七情之中尤以怒、思对女性影响显著。郁怒伤肝，气机失畅，血行失常，可致月经后期、痛经、闭经、缺乳、癥瘕等。忧思伤脾，气结血滞，影响冲任，气血运行失畅，可致月经不调、闭经、崩漏、胎动不安、堕胎、小产等。

（三）生活所伤

妇科病的病因还有生活上不知戒慎，失于调摄，如饮食不节、劳逸失常、房劳多产、跌仆损伤等。从而影响脏腑、气血、冲任、胞宫的正常生理功能，导致妇科病。

（1）饮食不节：饮食能摄取水谷精微等营养物质，是维持机体正常生理功能的必要条件。中医学很早就认识到了饮食不节的危害性，如《素问·痹论》曰："饮食自倍，肠胃乃伤。"又如《素问·生气通天论》曰："高粱之变，足生大丁。"可见饮食不节、饥饱失常、饮食偏嗜等饮食失宜的行为最易影响脾、胃、肠的生理功能，导致妇科病的发生。若脾胃受损，化源不足，冲任虚损，往往引起月经病及妊娠病，如月经后期、月经过少、闭经、胎萎不长、不孕等；若脾失健运，寒湿内生，影响冲任，可出现带下病、月经后期、经行泄泻、崩漏、闭经、痛经、不孕等；若过食辛辣助阳之品或饮酒无度，致血热内盛或湿热内蕴，扰及冲任胞宫，可致月经过多、月经先期、崩漏、子烦、胎漏、胎动不安、恶露不绝等。

（2）劳逸失常：适当的劳动能增强体质，提高免疫力。但过劳或过于安逸都可影响脏腑气血的生理功能，如《素问·举痛论》曰："劳则气耗。"气能摄血载胎，若过于疲劳，容易耗气动血，损伤脾肾，影响冲任胞宫，导致月经过多、经期延长、崩漏、胎漏、胎动不安、堕胎、小产、阴挺下脱等。《素问·宣明五气》曰："久卧伤气，久坐伤肉。"过于安逸，气血运行不畅，也可引起妇科病，孕妇虽然应避免过劳负重，但也不宜长期坐卧，缺少活动。如《景岳全书·女性规》指出："凡富贵之家，过于安逸者，每多气血壅滞，常致胎元不能转动，此于未产之先，亦须常为运动，庶使气血流畅，胎易转动，则产亦易矣，是所当预为留意者。"女性因其生理上的特点，在月经期、妊娠期、产育前后要特别要注意劳逸结合。过劳易伤脾肾，过于安逸可致气血运行不畅，最终影响冲任胞宫，导致妇科病。

（3）房劳多产：房劳过度可耗伤肾气，致身体虚羸而易生疾病。女性在经期、孕期、产后更应该慎戒房事，以免导致月经病、妊娠病和产后病。古代医家强调不论男女，均应"节欲以防病"，尤其女性在上述特定时期更应节制。此外，若女性孕产过频过多（包括堕胎、小产及人工流产），则极易耗损气血，损伤冲任，导致经、带、胎、产诸病发生。如《经效产宝》曾指出："若产育过多，复自乳子，血气已伤，若产后血气未复，胃气已伤，诸证蜂起。"

（4）跌仆损伤：女性在月经期和妊娠期尤其应避免跌仆闪挫、登高持重等情况，否则可致气血失调，冲任受损，从而导致月经过多、崩漏、胎漏、胎动不安，甚至堕胎小产等。

（5）体质因素：由于先天禀赋和后天生活条件不同，体质强弱因人而异。如发育不良，身体瘦弱；阴阳失调，或偏于阴虚，或偏于阳虚；脏腑功能失常，或偏于肝郁，或偏于肾虚，或偏于脾虚；过于肥胖，形盛气弱等不同的体质，对疾病的抵抗力和易感性都有影响。如吴德汉在《医理辑要锦囊·觉后篇》中强调："要知易风为病者，表气素虚；易寒为病者，阳气素弱；易热为病者，阴气素衰；易伤食者，脾胃必亏；易劳伤者，中气必损。须知发病之日，即正气不足之时。"可见体质因素与发病类型密切相关，妇科经、带、胎、产诸疾的发生也不例外。如素性抑郁，肝郁气滞者，常致月经先后无定期、经行乳胀、痛经及产后缺乳等病症；素体肾虚者，往往出现闭经、崩漏、经断前后诸证、胎漏、胎动不安、不孕等；素体脾气虚弱者，往往多见月经先期、月经过多、崩漏、经行泄泻、经行水肿、子肿等病症。因此，临证时应根据患者体质禀赋，生活条件、个性嗜好等，详细分析疾病发生的原因，以助诊断和治疗。

总之，妇科病发生的原因有外感和内伤之别，外感中以寒、热、湿多见，内伤则以怒、思、恐等情志和精神因素为主，其他如房劳多产、饮食劳倦、跌仆损伤也可导致妇科病的发生。上述各种原因是妇科病发病的条件，而不是发病的决定因素，至于患者是否发病，还要看患者自身正气的强弱，即所谓"正气存内，邪不可干"。若正虚邪盛则易发生疾病。因此，若能避免过度消耗，调摄情志，加强锻炼，增强体质，则可减少疾病的发生。

第二节　病机

女性的正常生理功能是由脏腑经络气血协调作用而实现的，故脏腑功能失常，气血失调，致使冲任二脉损伤，可形成妇科病。因此，妇科病的病理机制可概括为三大方面：脏腑功能失常影响冲任胞宫而为病；气血失调影响冲任而为病；冲任胞宫直接受到损伤而为病。前两种病理机制都须在导致冲任功能失常时，才能引起经、带、胎、产疾病的发生。

一、脏腑功能失常

（一）肾

（1）肾精耗伤：肾为先天之本，元气之根，可贮藏精气。肾是人体生长发育生殖的根本。又胞脉者，系于肾。若先天不足、早婚、多产、房劳，可导致肾之精气耗伤。肾精耗伤可引起下列情况。

①冲任气衰，不能摄精。可致不孕。

②冲任不固，闭藏失职。可致月经先后不定期、崩漏、月经量或多或少、胎动不安、滑胎、子宫脱垂、妊娠小便不通。

（2）肾阴不足：肾主藏精，精为气血生成之本，是月经、胎孕的物质基础。若先天不足或早婚房劳，可导致肾阴不足。肾阴不足可引起下列情况。

①冲任血虚，血海不能按时满盈。可致经行后期、月经过少、痛经、闭经、不孕、胎动不安。

②阴虚内热，热伤冲任，迫血妄行。可致月经先期、崩漏、胎动不安、妊娠小便淋痛。

③阴虚阳亢，阳失潜藏，浮火妄动，上扰心神。可致围绝经期综合征、脏躁、子眩、子痫。

（3）肾阳不足：肾主水，司二便，主持和调节水液代谢，对脏腑有温煦作用。若禀赋不足或房劳伤肾，可导致肾阳不足。肾阳不足可引起下列情况。

①任脉不固，带脉失约。可致带下量多，质稀如水。

②冲任失于温煦，水湿泛溢肌肤。经期可致经行水肿，妊娠期可致子肿、小便不通。

③冲任虚寒，闭藏失职。可致崩漏、胎动不安、滑胎。

（二）肝

肝主疏泄，具有疏通、舒畅、条达的作用。若情志不畅，可导致肝气郁结，肝郁日久容易化热，肝经郁热易与湿邪相合而为肝经湿热。

（1）肝气郁结：疏泄失常，冲任蓄溢失司，可致月经先后不定期、经断复来、经量或多或少。气郁血滞，冲任失畅，可致经行后期、痛经、妊娠腹痛、产后腹痛、闭经。阻滞气机，升降失调，浊阴停滞，可导致子肿、经行水肿、产后小便不通。

（2）肝郁化热：热伤冲任，迫血妄行，可致月经先期、恶露不绝、崩漏、胎动不安。经期气火上逆，迫血上行，伤及阳络，可致经行吐衄。孕期肝热挟冲脉之气横逆犯胃，胃失和降，可导致妊娠恶阻、产后乳汁自溢。

（3）肝经湿热：肝热脾湿，伤及任带，任脉不固，带脉失约，可致带下量多、色黄或赤白相间、阴痒、阴蚀。

（4）肝血不足：肝藏血，肝具有贮藏血液和调节血液的作用。若因其他脏器损伤、失血、胎孕过多，可致肝血不足，冲任血少，血海不足，月经过少。血海不能按时满盈，可见月经后期、闭经。筋脉失养，可致子痫。

（三）脾

脾主运化，包括运化水谷精微和运化水湿两个方面。运化水谷精微为行经和孕育胎儿提供物质基础，运化水湿可维持人体水液代谢平衡。若饮食劳倦或忧思过度，可导致脾虚化源不足，脾阳虚弱，失于健运，水湿不化。

（1）脾虚化源不足：冲任血虚，胞脉失养，可致经行后期、月经过少、痛经、闭经；冲任血虚，胎失所养，可致胎动不安；阴虚血少，心神失养，可致脏躁；气血两虚，无血以化乳汁，可致缺乳。

（2）脾虚湿盛：水湿内停，伤及任带，可导致带下病；泛溢肌肤，可致子肿；若停聚胞中，可致胎水肿满；经期益甚，水湿失运，流注肠间，可致经行泄泻。

（3）中气不足：脾气主升，脾有统摄血液的作用。若饮食劳倦或忧思过度，可致中气不足。冲任不固，血失统摄，可致月经先期、月经过多、恶露不绝、崩漏；系胞无力，可导致子宫脱垂；不能上载其胎，可致胎动不安；胎重压迫膀胱，可致妊娠小便不通。

二、气血失调

气血失调是妇科病中一种常见的发病机制，由于月经、胎孕、产育、哺乳都是以血为用，机体常处于血分不足、气偏有余的状态。由于气血之间相互依存、相互滋生，伤于血则影响气，伤于气也会影响到血，临床上应分析病机是以血为主还是以气为主。在气血失调方面，气虚、气滞、血虚、血瘀、血热、血寒是妇科病常见的病机。

（1）气虚：气虚多因慢性疾病所引起。冲任不固，血失统摄，可致月经先期、月经过多、崩漏、恶露不绝；不能载胎，可致胎动不安、胎漏；胎重压迫膀胱，可致妊娠小便不通；血失阳气温煦，不能变化为赤，可致经色淡红、经质稀薄；带脉失约，系胞无力，可致子宫脱垂；膀胱气化无力，可致产后小便不通；摄纳无力，可致乳汁自出。

（2）气滞：气滞多因情志变化所致。血行不畅，冲任阻滞，可致月经后期；甚则不通，可致痛经；血行不畅，冲任闭阻，可致闭经；经脉壅滞，乳汁运行受阻，可致缺乳；气滞日久，气聚结块，积于小腹，可致癥瘕。

（3）血虚：血虚多因失血，大病久病，脾胃虚弱化源不足所致。冲任血少，血海不能按时满盈，可致经行后期、月经过少；胞脉失养，可致痛经、产后腹痛；

冲任血少，经脉失于濡养，可致产后发痉，无血可下，可致闭经；胎失所养，可致胎动不安；乳汁化源不足，可致子痫；阳无所附，阳浮于上，可致产后发热；肠道失润，可致产后大便难；产后血亏于下，气随血脱，心神失养，可致产后血晕；冲任血虚，可致经色淡红、经质稀薄。

（4）血瘀：血瘀多因寒凝、气滞所致。血瘀内停，冲任受阻，经行不畅，不通则痛，可致痛经、产后腹痛；血行不畅，冲任闭阻，可致闭经；瘀血留滞，可致癥瘕；瘀滞冲任，血不归经，可致崩漏、恶露不绝；气机不利，营卫不通，可致产后发热；血瘀气逆，气血并走于上，迫乱心神，可致产后血晕；血瘀阻滞，塞而不行，可致胎死不下。

（5）血热：血热多因感受热邪所致，临床有实热、虚热之分。实热多因素体阳盛，感受热邪，过食辛辣或过服暖宫药所致。冲任受损，迫血妄行，可致月经先期、月经过多、崩漏、恶露不绝；热伤胎元，迫血妄行，可致胎动不安、胎漏、小产；血被热灼，可致经血紫红、经质黏稠；热移膀胱，耗伤津液，可致妊娠小便淋痛。虚热多因久病或阴虚日久所致。热伏冲任，迫血妄行，可致经行先期、崩漏、恶露不绝、胎漏、胎动不安、小产；热灼膀胱之津液，可致妊娠小便淋痛；血被热灼，可致经色鲜红、经质黏稠。

（6）血寒：血寒多因受寒所致，临床有实寒和虚寒之分。实寒多因感受寒邪或过食生冷所致。血为寒凝，冲任失畅，血海不能按时满盈，可致经行后期、月经过少、痛经、产后腹痛、闭经、癥瘕、不孕。虚寒多因素体阳虚所致。脏腑经脉失于温煦，冲任虚寒，血行迟滞，不能按时满盈，可致月经后期、月经过少、痛经。

三、冲任胞宫受到损伤

冲、任二脉及胞宫受到损伤是妇科病重要的发病机制。不论寒、热、湿等六淫或怒、思、恐等七情内伤，还是饮食不节、劳逸失常、房劳多产、跌仆损伤等生活因素，都可影响患者脏腑功能而导致冲任胞宫的损伤，从而引起妇科病。

总之，脏腑、气血和冲、任、督、带等经络在生理上密切相关，功能上相互影响。局部的病变可以影响整体，同样整体的病变也可在局部得到突出表现。临证时应详细诊察，辨明病因病机，以确定相应的治则治法及方药。

第三章　妇科病的诊断

第一节　中医诊断与辨证

诊断与辨证是中医妇科病诊疗过程中的重要环节。通过望、闻、问、切四诊方法，了解和搜集患者的病证特点及整体情况，运用妇科学专业知识和八纲辨证、脏腑辨证等中医学理论，对疾病做出正确的判断，从而指导治疗。

诊断和辨证是两个问题，不可混淆。妇科病的诊断是运用妇科学的专业知识与技能，对疾病做出病名的诊断。如月经周期基本正常，仅以月经量较以往增多为主症者，称为月经过多。而妇科辨证则是医生根据望、闻、问、切四诊所获得的患者的症状特征，以及舌苔、脉象等，综合分析，运用中医学的辨证方法，确定疾病属性的过程。如自述周期正常，但经量过多，色淡质稀，伴神疲乏力，舌淡，脉细弱者，应辨证为月经过多气虚证。准确的诊断和辨证是确立正确治法和处方用药的前提和保障。

一、诊断要点

妇科病的诊断方法，基本以中医诊断学为基础。通过望、闻、问、切四种方法，了解疾病的发生发展过程以及疾病的特点和征象，收集临床资料，四诊合参，综合分析，掌握疾病的诊断和辨证依据。

（一）问诊

问诊在四诊中占有重要地位。通过问诊，医生可以了解引起疾病的相关因素、疾病发生发展过程、治疗经过、治疗效果、目前症状等，还可了解到患者的饮食起居、生活和工作环境、个人嗜好等。在问诊时应围绕患者自述耐心询问，态度严肃认真，注意问诊时的语言技巧，解除患者的顾虑和羞涩心理，获得真实而有价值的临床资料。

（1）问年龄：妇科病的发生与年龄关系密切，因为不同年龄的女性具有不同的生理特点，所患疾病亦有所不同。青春期少女常因肾气未充易患月经失调；育龄期女性多因胎产、哺乳、操劳过甚、七情过度伤及气血，致肝肾失养，气血失调，易患经、带、胎、产诸疾；老年女性脾肾虚衰，易发生围绝经期综合征及肿瘤等。

（2）问症状：患者感觉最痛苦的症状、体征及持续时间，也是患者就诊的原因。

如月经周期紊乱、月经量多或量少、带下量多、阴痒、痛经、不孕等及持续时间。

（3）问现病史：围绕患者自诉询问发病原因或诱因，疾病发生发展的过程，检查和治疗的经过及结果，目前症状的特点及性质等，为辨证提供相关资料。

（4）问月经史：包括询问患者月经初潮年龄、月经周期、经期、经量、经色、经质、伴随月经周期出现的症状以及末次月经时间。对绝经期女性，应询问绝经年龄及绝经后有无阴道出血等异常情况的发生。

（5）问带下：询问患者带下的量、色、质、气味等，以及带下异常出现的时间。

（6）问婚育史：询问患者是否已婚或再婚。若患者未婚，问诊时应询问有无性生活史及流产史；对已婚者，需了解结婚年龄、配偶年龄及其健康状况、性生活情况、孕产次数、分娩情况等；若为孕妇，需询问妊娠过程及有无妊娠疾病。

（7）问既往史：了解患者与现病史有关的其他系统的病症。如有严重贫血、严重感染、药物中毒等病史者，常可导致胎萎不长、堕胎、小产；有结核病史者，可导致月经过少或闭经、不孕；有血液病者，可导致崩漏。

（8）问家族史：了解患者有无遗传性、传染性疾病或肿瘤病史。了解直系亲属死亡的病因等。

（9）问个人史：了解患者个人的生活习惯、饮食特点、居住环境、职业及工作环境、个人性格、兴趣爱好、家庭状况等。如久居阴湿之地，易致寒湿入侵；嗜食辛辣，易生内热；家庭不和，常导致肝气郁结。

（二）望诊

根据妇科病的特点，妇科望诊除了望全身、舌象外，还应观察经血、带下、恶露的量、色和质地等，以获得临床辨证依据。

（1）望神态：神是人体生命活动的外在体现，所以通过望神态可以了解精气的盛衰，判断病情的轻重及预后。若神志昏迷，眼闭口开，手撒肢冷，或神情淡漠，见于妇科急性出血性疾病，如崩漏、异位妊娠破裂、产后血晕等，属危急重症；若神昏口噤，不省人事，两手握拳，属产后血晕之血瘀气逆证；若临产或新产后突然昏不知人，两目上视，四肢抽搐，或角弓反张者，多属产科痉证，如子痫；若神昏谵语，高热不退者，多为妇科热证。

（2）望形体：重点在于望形体的发育。一般女性14岁左右月经来潮，第二性征发育，乳房隆起，胸廓、肩部、臀部丰满。若年逾14岁，月经尚未来潮，第二性征尚未发育，多属肾气不足。若形体肥胖、多毛、面多痤疮，多属脾肾不足，痰湿内阻。妊娠女性，乳房胀大，乳头乳晕着色，孕4个月后小腹膨隆，并逐月增大。对已婚者还应望其阴户，若阴户红肿，多属湿热；阴户肌肤发白、粗糙或皲裂，多属肾精不足，肝血失养；若阴户肿块，伴红肿、黄水淋漓者，多属热毒；

若肿块皮色不变者，多属寒凝；若阴户有物脱出，多属阴挺。

（3）望面色：通过观察患者面部色泽的变化，了解患者脏腑气血的盛衰、邪气消长的情况。面色㿠白者，多属气虚、阳虚；面色苍白者，多属血虚或气血两虚；面色萎黄者，多属脾虚、血虚；面色㿠白虚浮者，多属阳虚水泛；面红目赤，多属阴虚火旺；面色晦暗，多属肾气亏虚；面色青紫，多属瘀血内停。

（4）望舌：包括观察患者的舌质、舌苔。舌质淡，为气虚、血虚、气血两虚或阳虚内寒；舌红者，多属血热；舌质暗红或紫暗，舌边尖有瘀斑瘀点者，属血瘀。舌苔白，属寒证、表证；苔薄者，属气虚或外感风寒；苔白腻，属湿浊内停。苔黄属热证、里证。少苔、无苔属阴虚火旺。

（5）望月经：通过观察患者月经的量、色、质地，掌握辨证依据。如气虚、血热、血瘀均可导致月经量多，辨别时必须根据月经的颜色和质地综合分析。一般月经量多、色淡、质稀者，多属气虚；量多、色深红、质稠者，多属血热；量多、色紫暗、有血块，多属血瘀。而月经量少、色淡、质稀，属血虚；量少、色暗、质稀，多属肾阳虚；量少、色紫暗、有血块，属血瘀。

（6）望带下：主要指观察患者带下的量、色和质地，也必须根据这三方面的情况综合分析。若带下量多、色白、质清稀，多属肾阳虚；量多、色白或黄白、质黏稠，多属脾虚湿盛；量多、色黄、质稠，多属湿热；带下色赤或赤白相间，多属湿热或热毒；若五色杂下，或黏稠如脓，则属热毒。

（7）望恶露：望恶露基本与望月经相同。一般来讲，恶露量多、色淡、质稀，多属气虚；量多质稠者，多属血热；量或多或少、色紫暗、有血块，多为血瘀；量多、色暗如败酱，应属感染邪毒。

（三）闻诊

闻诊是通过听觉和嗅觉诊察病患的方法，包括听声音、听胎心、闻气味等。

（1）听声音：包括听患者语音的高低、强弱，以及患者的呼吸、嗳气、叹息、咳嗽等声音。一般来讲，语音声音洪亮，声高气粗者，多属实证；语音低微，多属气虚；时常叹息，多属肝郁；若嗳气频繁，甚至恶心呕吐，多属胃气上逆。

（2）听胎心：于妊娠18~20周时用听诊器在孕妇腹壁能听到胎心音。正常胎心率速度较快，每分钟120~160次。

（3）闻气味：重点了解月经、带下、恶露的气味，为辨证提供依据。一般味腥者，多属寒湿；气味臭秽，多属热证；若腐臭难闻，多属热毒或恶性肿瘤。

（四）切诊

切诊包括切脉、按肌肤、扪腹部。

（1）切脉：女子之脉，较男子稍沉细。在生理和病理情况下，月经期、妊娠期、临产及产后脉象均有所不同。

①月经脉：经前或经期脉象滑利，或弦滑。若脉象滑数有力，多为热伏冲任，常见于月经过多、崩漏等出血性疾病；若脉沉迟而细，多属阳虚内寒，常见于月经过少、月经后期等；若脉细数者，多为阴虚内热，见于月经先期、崩漏等；脉缓弱，多为气虚，见于月经后先期、月经量多等；脉沉涩，多为血瘀，见于月经后期、月经量少、闭经、痛经等。

②妊娠脉：妊娠以后，阴血下注冲任以养胎，冲任气血旺盛，故脉象滑利，尺脉按之不绝，此为妊娠常脉。若脉象细软欠滑利或沉细无力，多见于胎漏、胎动不安、堕胎、胎萎不长、胎死腹中等。若妊娠晚期，脉弦滑劲急，多为阴虚肝旺、肝风内动之象，多见于子晕、子痫等。

③临产脉：临产前，切尺脉转急如切绳转珠，或脉见浮数散乱，为临产离经脉，是将产之候。或产妇双手中指两旁自中节至末节搏动应手者，也为临产之脉。

④产后脉：产后冲任气血多虚，故脉象多见缓滑无力，为产后常脉。若脉象浮滑而数，多属阴血未复，虚阳上泛，或外感实邪。若沉细无力，多属气血大虚之征。若脉沉细而涩，为血瘀之象。

（2）按肌肤：通过按肌肤，可以了解肢体的冷热、润燥及有无肿胀等。若手足不温，多属寒邪入侵或阳气不足。手足心热，多属阴虚火旺。头面四肢浮肿，按之凹陷不起者，为水肿。按之没指，随按随起者，为气肿。

（3）扣腹部：以了解腹部的冷热、软硬，有无疼痛及包块，包块的部位、大小、质地、活动度等。如腹痛拒按，多属实证；腹痛喜按，多属虚证；腹部包块坚硬，固定不移者，为实证；腹部包块时有时无，按之不坚，推之可移，为瘕；腹部扣之不温或凉者，多属寒证；腹部扣之灼热，多为热证。扣孕妇腹部还可了解胎动及胎儿发育的情况。

二、辨证要点

妇科病常用的辨证方法有脏腑辨证和气血辨证。

人体脏腑中与妇科病关系最为密切的是肾、肝、脾。肾病以虚为主，常见的有肾气虚证、肾阴虚证、肾阳虚证、肾阴阳两虚证；肝病以实为主，常见有肝郁气滞证、肝郁化热证、肝经湿热证、肝阳上亢证；脾病可见虚证或虚实夹杂证，如脾虚血少证、脾失统摄证、脾虚湿盛证、痰湿阻滞证、湿热下注证。

气血辨证中，常见有气虚证、气滞证、血虚证、血瘀证、血热证、血寒证。此外还有脏腑同病、气血同病者，如肝肾阴虚证、肾虚肝郁证、脾肾气虚证、肝郁脾虚证、心脾两虚证、气滞血瘀证、气虚血瘀证、阴虚血热证、阳虚血寒证等。

另外，妇科经、带、胎、产等疾病各有特点，分别有不同的辨证要点。月经病辨证，以辨月经的期、量、色、质为重点；带下病辨证，则以辨带下的量、色、质、味为重点；妊娠病辨证应分清属母病或子病，属母病者多以脾肾不足、肝郁、气血失调为主，属子病者应辨明胎儿情况以决定是否需要下胎以益母；产后病辨证，应根据恶露的量、色、质、味及乳汁、饮食、大便等各方面情况综合分析，以辨清疾病属虚或属瘀。并应结合全身症状及舌脉进行辨证。

（一）脏腑辨证

1. 肾病证

（1）肾气虚证

妇科证候：月经初潮较晚，月经周期或先或后，经量或多或少，经色淡暗，无血块，或闭经，孕后阴道少量出血，或伴腹痛，或屡孕屡堕，或不孕，阴道中有物脱出。

全身证候：腰膝酸软，头晕耳鸣，精神不振，倦怠乏力，小便频数，面色晦暗。

舌苔脉象：舌质淡，苔白，脉沉细弱。

（2）肾阴虚证

妇科证候：月经周期提前，月经量多或少，色鲜红、质稠，经间期出血，或崩漏、闭经，经行发热，经断复来，赤白带下，不孕，阴痒。

全身证候：头晕耳鸣，腰膝酸软，五心烦热，潮热颧红，咽干口燥，失眠盗汗，小便短赤，大便干燥。

舌苔脉象：舌质红，少苔或无苔，脉细数。

（3）肾阳虚证

妇科证候：月经后期、量少、色淡，痛经，经行水肿，经行泻泄，带下量多、色清，质稀，崩漏，闭经，妊娠肿胀，不孕。

全身证候：腰膝酸冷，甚或腰痛如折，头晕耳鸣，畏寒肢冷，倦怠嗜卧，性欲减退，小便清长，夜尿频多。

舌苔脉象：舌质淡，苔薄白润，脉沉细迟。

（4）肾阴阳两虚证

妇科证候：绝经前后诸证。

全身证候：腰膝酸软，头晕耳鸣，烘热汗出，畏寒肢冷，失眠多梦，四肢浮肿，泻泄。

舌苔脉象：舌质淡，苔薄白或少苔，脉沉细或细数。

2. 肝病证

（1）肝郁气滞证

妇科证候：月经后期，月经先后无定期，痛经，经行不畅，月经量或多或少，月经色紫暗且有血块，经行乳房胀痛，闭经，妊娠腹痛，产后缺乳，下腹部包块，婚久不孕。

全身证候：小腹胀痛，情志抑郁，胸闷不舒，善太息，嗳气，食欲不振。

舌苔脉象：舌质正常，苔薄白，脉弦。

（2）肝郁化热证

妇科证候：月经先期、月经量多，月经色紫红且有血块，崩漏，经行吐衄，妊娠恶阻，妊娠心烦，产后恶露不绝，产后乳汁自出。

全身证候：胸胁腹痛，头晕头痛，目赤肿痛，烦躁易怒，口干口苦。

舌苔脉象：舌质红，苔薄黄，脉弦数。

（3）肝经湿热证

妇科证候：带下量多、色黄、质黏稠、臭秽，外阴瘙痒。

全身证候：烦躁易怒，咽干口苦，胸胁胀闷，小便短赤，大便干结。

舌苔脉象：舌质红，苔黄腻，脉弦数或滑数。

（4）肝肾阴虚证

妇科证候：月经初潮延迟，月经后期，月经量少，月经色红、质黏稠，闭经，经行小腹隐痛，经行发热，经行乳房腹痛，赤白带下，阴痒。

全身证候：头晕耳鸣，腰膝酸软，五心烦热，潮热盗汗，失眠多梦，两目干涩，胁肋隐痛。

舌苔脉象：舌质嫩红，少苔，脉细数。

（5）肝阳上亢证

妇科证候：经行头痛，经行眩晕，妊娠眩晕。

全身证候：头目胀痛，面红目赤，烦躁易怒，耳鸣耳聋，失眠多梦。

舌苔脉象：舌质红，苔薄黄或少苔，脉弦细或弦细数。

3. 脾病证

（1）脾虚血少证

妇科证候：月经后期，月经量少、色淡、质稀，闭经。

全身证候：面色萎黄，头晕心悸，失眠多梦，倦怠乏力，食欲不振。

舌苔脉象：舌淡，苔薄白，脉细弱。

（2）脾失统摄证

妇科证候：崩漏，月经先期，月经量多、色淡、质稀，产后恶露不绝，恶露量多、色淡、质稀，乳汁自出，乳汁量少质稀，阴道中有物脱出。

全身证候：面色萎黄或㿠白，神疲肢倦，气短懒言，小腹空坠。

舌苔脉象：舌淡胖，有齿痕，苔薄白，脉缓弱。

（3）脾虚湿盛证

妇科证候：经行前后泄泻或浮肿，带下量多、色淡黄或黄、质黏，妊娠肿胀。

全身证候：脘腹痞闷，纳呆便溏，头晕头重，口中黏腻，形体虚胖。

舌苔脉象：舌淡胖，苔白腻或微黄腻，脉滑或缓滑。

（4）痰湿阻滞证

妇科证候：月经、量少、质黏，甚至闭经，婚久不孕，下腹部肿块。

全身证候：形体偏胖，胸胁胀闷，泛恶痰多，口淡黏腻。

舌苔脉象：舌淡胖，苔白腻，脉滑。

（5）湿热下注证

妇科证候：经行小腹疼痛，月经暗红、质稠、有块，带下量多、赤白带下、质稠、有臭味，孕后或产后小便淋痛。

全身证候：神疲乏力，胸闷烦躁，纳呆便溏，小便短赤。

舌苔脉象：舌苔黄腻，脉弦滑或滑数。

（二）气血辨证

1. 气病证

（1）气虚证

妇科证候：月经先期、量多、色淡、质稀，产后恶露不绝，恶露量多、色淡、质稀，产后小便不通，产后自汗，乳汁自出、量少质稀，阴道中有物脱出。

全身证候：神疲乏力，气短懒言，声音低微，自汗，活动后加重。

舌苔脉象：舌淡胖，苔薄白，脉缓弱。

（2）气滞证

妇科证候：月经后期、量少、色暗、有血块，经行小腹胀痛，经行乳房胀痛，妊娠腹痛，妊娠肿胀，下腹部肿块。

全身证候：胸胁胀痛，下腹胀痛，痛无定处，或气聚成块，推之可移。

舌苔脉象：舌质正常或稍暗，苔薄白，脉弦。

2. 血病证

（1）血虚证

妇科证候：月经后期、量少、色淡、质稀，甚至经闭不行，胎漏，胎动不安，胎萎不长，产后身痛，产后缺乳。

全身证候：面色萎黄或苍白，口唇、爪甲淡白，肌肤不润，四肢麻木，头晕眼花，心悸，失眠多梦。

舌苔脉象：舌质淡，苔薄，脉细弱。

（2）血瘀证

妇科证候：月经量多或量少，经期延长，经间期出血，色紫暗有血块，闭经，经行小腹刺痛，经行头痛，产后腹痛，产后恶露不绝，下腹部肿块，不孕。

全身证候：小腹疼痛，痛如针刺，痛有定处，或小腹结块，按之痛甚，推之不移，肌肤甲错。

舌苔脉象：舌质紫暗或舌边有瘀点瘀斑，脉涩。

（3）血寒证

①实寒证

妇科证候：月经后期、量少、色紫暗、有血块，痛经，得热痛减。

全身证候：面色青白，畏寒肢冷。

舌苔脉象：舌质暗，苔薄白，脉沉紧。

②虚寒证

妇科证候：月经后期、量少、色淡，带下量多、质稀清冷，不孕。

全身证候：神疲乏力，面色少华，腰膝酸冷，小便清长，大便稀溏。

舌苔脉象：舌质淡，苔薄白，脉沉迟无力。

（4）血热证

①实热证

妇科证候：月经先期、量多、色深红、质稠，经行吐衄，崩漏。

全身证候：面红目赤，口舌生疮，渴喜冷饮，心胸烦热，小便短赤，大便干结。

舌苔脉象：舌质红苔黄，脉滑数或洪大。

②虚热证

妇科证候：月经先期，经期延长，经色鲜红，或漏下不止，经行发热，吐衄或口舌糜烂，胎漏、胎动不安，恶露不绝。

全身证候：五心烦热，午后潮热，两颧潮红，或低热不退，口干不欲饮，盗汗失眠。

舌苔脉象：舌质红，少苔或无苔，脉细数。

第二节　妇科体格检查及常用的实验室辅助检查

（一）一般检查

一般检查包括对患者的体温、脉搏、呼吸、血压、体重、精神状态、面容、体态、全身发育及毛发分布情况、皮肤、淋巴结、头部器官、甲状腺、乳房、心、肺、脊柱、四肢等方面的检查。

（二）腹部检查

腹部检查时需注意患者腹部形态是否对称，有无隆起。除了解患者肝、脾、肾的情况外，还应检查有无压痛、反跳痛、肌紧张、包块及腹水等。如有肿块，应查清其位置、大小、形态、活动度、质地以及肿块与盆腔的关系。

（三）盆腔检查

1. 注意事项

（1）进行检查时应仔细认真，态度严肃，动作要轻柔。

（2）检查前患者排空膀胱，对排尿困难的患者可先予导尿。

（3）有阴道出血或正值经期的患者，一般不宜行盆腔检查，以防感染。如病情需要进行盆腔检查，应消毒外阴，使用无菌手套及器械。

（4）对未婚女性一般行肛腹诊，必要时需经患者本人同意，方可用一指进入阴道检查。男医生进行检查时，应有其他医护人员在场。

2. 检查方法

（1）外阴部检查：观察外阴的发育，阴毛的分布和多少，外阴有无炎症，皮肤色泽有无异常等；尿道口有无炎症及肉阜；前庭大腺有无炎症及肿大；阴道前后壁有无膨出；增加腹压时有无子宫脱垂、尿道失禁等。

（2）窥阴器检查：先将窥阴器两叶合拢，在其表面涂润滑剂（若取阴道分泌物作细胞涂片检查时则不宜使用润滑剂，以免影响涂片结果）。窥阴器倾斜45度，沿阴道后壁插入，然后转成正位，在直视下张开窥阴器两叶，直至完全暴露宫颈。

（3）双合诊：经阴道手指触诊，同时置另一手在腹部配合检查，称为双合诊，是盆腔检查最常用的方法之一。目的在于检查患者的阴道、子宫颈、子宫、输卵管、卵巢、宫旁结缔组织和韧带以及骨盆腔内壁的情况。

检查者佩戴无菌手套，以食指中指两指同时顺阴道后壁轻轻插入。检查阴道松紧度、长度，有无瘢痕、肿块或畸形，了解宫颈、穹窿部的情况。阴道、宫颈检查完毕后进行双合诊检查。此时起重要作用的是放置在腹部的手，检查者要设法把盆腔各器官置于双手之间以便能被扪到。通过两手配合扪触子宫的位置、大小、形态、软硬度、活动度及有无压痛。扪清子宫后，阴道内两指移向一侧穹窿部，另一手在腹壁由上至下与阴道内手指在同一侧穹窿互相对合。正常情况下输卵管不能触及，而卵巢偶可触及。检查附件时应注意有无增厚、压痛或肿块，如扪及肿块要了解其大小、形状、软硬度、活动度、有无压痛及与子宫的关系，同法检查对侧。有时肠管内粪块可被误认为肿块，但粪便受压会变形，有泥样感觉。

（4）三合诊：直肠、阴道、腹部联合检查，称为三合诊。检查者以一手的食指置入阴道，中指置入直肠，另一手置于下腹部进行检查，方法与双合诊相同。进行三合诊能更全面地了解盆腔内的情况，特别是要了解子宫大小及直肠子宫陷凹、宫旁组织、宫骶韧带的情况时，应采用三合诊检查。

（5）肛腹诊：检查者一手食指沾肥皂水伸入直肠内，另一手在腹壁协同检查，称为肛腹诊。适用于未婚无性生活的患者，以及阴道闭锁或阴道出血等不宜做阴道检查的患者。

3. 记录

（1）外阴：按检查所见记录。

（2）阴道：是否通畅，黏膜情况，分泌物的量、颜色、性状、有无臭味。

（3）子宫颈：硬度、大小、有无糜烂、糜烂程度，有无裂伤、外翻，有无接触性出血、举痛、摇摆痛等。

（4）子宫：位置、大小、硬度、活动度、有无压痛等。

（5）附件：有无压痛，如有包块应记录大小、软硬、活动度、表面光滑与否、包块与子宫及盆腔的关系。左右两侧情况应当分别记录。

（四）妇科常用实验室辅助检查

1. 宫颈积液检查

在月经周期中，子宫颈黏膜上皮腺体分泌功能受卵巢激素影响，宫颈积液的量和质随月经周期而有周期性的变化。故通过检查宫颈积液，可以了解卵巢的功能，对指导避孕、诊断不孕和月经失调等，有一定的参考价值。

宫颈积液是一种不均匀的混合物，含水 90% 以上，其中含有大分子的蛋白质（包括免疫球蛋白）、多糖和低分子的物质如游离糖、脂类、游离氨基酸以及起重要作用的无机盐等。此外还含有宫颈及阴道上皮细胞和白细胞。

在雌激素的影响下，宫颈积液含水量增加，故排卵期宫颈积液清澈透明，质稀薄似鸡蛋清，延展性增高，黏液拉丝可长达 10cm。在孕激素的影响下，宫颈积液变得黏稠、浑浊如胶胨状堵塞在子宫颈内，延展性大为降低，拉丝长度仅为 1~2cm。一般在经后 2~3 天，宫颈积液仍黏稠，以后愈接近排卵期，愈透明、稀薄，拉丝度也愈大。排卵后 48~72 小时后，又变得浑浊黏稠，拉丝度降低，直至月经来潮。

（1）检查方法：暴露宫颈，观察宫颈口黏液性状（稀薄或黏稠、清澈透明或浑浊），然后擦净宫颈及阴道穹窿的分泌物，用干燥的长弯钳或棉签伸入宫颈管内 0.5cm 处取样。取样时要注意，器械要干燥，勿损伤宫颈组织，以免引起出血而影响结果。将取出的黏液沿一个方向平铺在载玻片上，待干燥后镜检。

（2）临床应用：可借以了解卵巢功能，常用于诊断不孕症、月经不调等。涂片出现典型羊齿状结晶多表示接近排卵期。闭经患者如持续出现典型羊齿状结晶，说明雌激素水平过高；如无羊齿状结晶或仅有不典型结晶，表明雌激素水平过低；如涂片全系排列成行的椭圆体而无羊齿状结晶出现，则有妊娠可能。但应注意妊娠期宫颈积液涂片也可见到不典型羊齿状结晶（有先兆流产可能），而在月经周期后半期由于孕激素的影响也可能出现较少椭圆体，必要时应时定期复查。如遇有习惯性流产史者，此次妊娠后，宫颈积液涂片无羊齿状结晶出现，表示此次妊娠预后较好。宫颈积液涂片结晶在反映雌激素水平方面不如阴道涂片准确，但其优点是检查方法简便易行。

2. 阴道脱落细胞检查

阴道脱落细胞主要来源于阴道上段及宫颈阴道部的上皮。随着体内雌激素、孕激素水平的变化，阴道上皮细胞表现为不同的增生程度和成熟度。阴道脱落细胞检查是一种简便、经济的卵巢功能检查方法。

（1）检查方法：取标本前 24 小时阴道内未经任何刺激影响（如性交、阴道检查、灌洗及局部上药等）。用清洁干燥的木刮片自阴道侧壁上 1/3 处轻轻刮取分泌物，薄而均匀地涂于玻片上，并置入固定液内。固定液可用 95% 乙醇溶液或等量的 95% 乙醇与乙醚配制而成的溶液。固定时间在 5 分钟以上。

（2）临床应用：阴道脱落细胞学检查可以了解各种月经病、不孕症患者的卵巢功能及其动态变化，有助于诊断和正确处理病情及观察治疗效果。

雌激素影响时涂片中无底层细胞，以致密核表层细胞计数，划分为四级。

①雌激素轻度影响：致密核表层细胞占 20% 以下。见于行经后期或早卵泡期，或患者接受小量雌激素治疗时。

②雌激素中度影响：致密核表层细胞占 20%~60%。见于卵泡迅速发育成熟时，或在排卵前期及患者接受中等剂量雌激素治疗时。

③雌激素高度影响：致密核表层细胞占 60%~90%。在正常排卵期或患者接受大剂量雌激素治疗时可见。

④雌激素过高影响：表层细胞比例增高时，致密核表层细胞占 90% 以上，称 MI 右移。见于体内雌激素水平过高或患有卵巢颗粒细胞瘤及卵泡膜细胞瘤的患者。

雌激素低落时以底层细胞计数，划分为四级。

①雌激素轻度低落：底层细胞在 20% 以下，见于卵巢功能低下者。

②雌激素中度低落：底层细胞占 20%~40%，见于哺乳期或闭经期者。

③雌激素高度低落：底层细胞占 40% 以上，底层细胞比例增加，称为 MI 左移。见于绝经症状严重者或卵巢功能缺损者。

④雌激素极度低落：阴道上皮萎缩，脱落细胞均来自底层。在卵巢切除或绝经期可出现。

3. 诊断性刮宫检查

主要目的为刮取患者的子宫内膜做病理检查，以明确诊断，指导治疗。诊断性刮宫检查除了可了解子宫腔内的全部情况（如宫腔的形状、大小、有无内容物；

宫壁是否光滑、有无肿物、硬度等）外，还可将刮出的组织全部送检，以确定病变性质。

对不孕症患者应在月经前或月经来潮 12 小时内进行诊断性刮宫检查，以了解卵巢功能。老年患者子宫萎缩时，操作宜谨慎，避免造成子宫穿孔。如疑有癌变，只要所取组织足以做病理切片即可，不必多做搔刮，以防癌扩散及出血。若为了了解癌变范围，可作分段刮宫，先刮子宫颈管，再探宫腔刮取内膜，并将刮取组织分别固定、送检。

4. 子宫内膜活组织检查

子宫内膜对卵巢激素有很高的敏感性，子宫内膜活组织检查可间接反映卵巢功能，直接反映子宫内膜病变。子宫内膜活组织检查可判断子宫发育程度及有无宫颈管或宫腔粘连，为妇科临床常用的诊断方法。

5. 输卵管通畅检查

输卵管通畅检查常用的方法有输卵管通气试验、输卵管通液试验和子宫输卵管碘油造影检查。三者均需要在月经干净后 3~7 天内且无性交的情况下进行。

（1）输卵管通气试验：患者排空膀胱后，取膀胱截石位，消毒、铺巾、暴露宫颈、探明宫腔方向，将子宫导管轻轻插入宫颈管内，然后缓缓注入气体（二氧化碳或氧气），速度为 60ml/min，压力 70~100mmHg。凭借医生于下腹壁的听诊及感受压力变化并询问患者，以判断输卵管是否通畅。如输卵管通畅，气体经输卵管进入腹腔，压力很快下降至 20~30mmHg，同时在下腹部可听到气体通过输卵管进入腹腔的气泡声。如果压力升至 160~200mmHg 持续不见下降，患者感到下腹部胀痛，下腹壁听诊未闻及气泡声，说明输卵管阻塞。

（2）输卵管通液试验：方法同输卵管通气术，只是以液体代替气体，通常用无菌生理盐水或 0.25% 普鲁卡因溶液。注入的液体不能过冷，速度不宜过快，以每分钟 5ml 为宜，注入 20ml 液体无阻力，液体无外溢，患者无胀感，表示输卵管通畅，否则为输卵管梗阻。但此方法不能确定输卵管梗阻的部位。输卵管通液试验较为安全简单。试验提示不通者，需要再次试验，必要时做子宫输卵管碘油造影检查判断。

（3）子宫输卵管碘油造影检查：该检查是在 X 线下将显影剂注入子宫腔及输卵管，使之显影，以了解子宫形态、输卵管是否通畅及梗阻部位的一项检查方法。常用的显影剂为 40% 碘化油，术前必须先做碘过敏试验。将 10ml 碘化油通过导管徐徐注入宫腔，并同时透视观察，在输卵管完全显影后拍片，当即冲洗观察效果，显示造影成功后拔出导管，拭净阴道内碘油。24 小时后再拍 1 张，若盆腔内有碘油弥漫，表示输卵管通畅，若碘油散在但量少，提示输卵管通而不畅或一侧粘连梗阻。如果输卵管不通，可由碘油的积聚来确定输管阻塞部位。造影同时可以了解和判断宫腔和输卵管有无畸形。

6. 穿刺检查

（1）腹部穿刺：通过穿刺针或导管直接从腹前壁刺入腹腔，吸取其内容物进行肉眼观察、化验、病理学检查，可以进一步明确诊断。

［适应证］一般用于协助诊断性质不明的腹腔积液。如疑为异位妊娠破裂出血或腹腔炎性渗出液或性质不明的盆腔肿物。

［方法］患者术前需排空膀胱，一般取仰卧位或侧卧位。腹腔穿刺点一般选择在患者的左下腹部，脐与左髂前上棘连线中外 1/3 交界处。按常规消毒皮肤，铺洞巾，用 0.5% 普鲁卡因在穿刺点及其四周皮下作浸润麻醉（术前需做普鲁卡因过敏试验）。用腰椎穿刺针垂直刺入选定的穿刺点，通过腹壁后感觉抵抗消失，拔出针芯，即有腹水或其他液体溢出，依送检项目需要量用注射器吸取即可。如需持续放液作为引流或减压者，则应用腹腔穿刺器。事先选好适宜的套管与导管（可用导尿管或塑料管），在局麻下进行。取液后即将穿刺针拔出，再次消毒局部，覆以无菌干纱布，加胶布固定。穿刺引流时，须注意固定导管。

［注意事项］对腹腔液体过少、无移动性浊音者不宜经腹壁穿刺；吸取穿刺液时应观察其性状、颜色、黏稠度；脓性穿刺液应送至实验室做细菌培养及药敏试验；若为查明腹水是否由盆腔肿瘤引起，可放至腹壁变松软易于检查时止；积液量多者，在放液过程中应密切观察患者的血压、脉搏、呼吸、心率等，随时控制放液量及速度。

（2）阴道后穹窿穿刺术：该技术是妇科临床常用的一种诊断技术。

［适应证］常用于判断直肠子宫陷凹积液的性质和靠近该部位肿块的性质。如异位妊娠或卵泡破裂等引起的内出血、盆腔炎性积液或积脓。

［方法］患者排尿或导尿后，取膀胱截石位（估计积液较少时可取半卧位）。一般不需要麻醉。常规消毒外阴、阴道，铺无菌巾，窥阴器暴露宫颈及穹窿部（注意有无穹窿膨出），再次消毒。用宫颈钳夹持宫颈后唇向前牵引，充分暴露阴道后穹窿，以 18 号腰麻针接 10ml 注射器，穿刺点应选在与宫颈平行而稍向后的方向，刺入 2~3cm，然后抽吸。如抽不出液体，可边退出针头边继续抽吸。

［注意事项］穿刺不要过深，亦不要过分向前或向后，以免损伤盆腔器官，尤其避免损伤直肠。若抽出鲜血，可放置 1~2 分钟，血凝者应改变穿刺部位、方向、深度；若抽出鲜血未凝（放置 6 分钟以上），则为内出血，可结合病史确定诊断；若抽出为淡红色且稀薄的血性液体，多为盆腔炎性渗出物。预估肠曲与子宫后壁有粘连者，有阴道上子宫切除术手术史者，均不宜做阴道后穹窿穿刺术。

第四章 妇科病的治疗原则与主要治法

一、妇科病的治疗原则

1. 月经病的治疗原则

（1）调经治本：调经治本之法，是治疗月经病的根本原则。应遵循古人"谨守病机"和"谨察阴阳所在而调之，以平为期"的宗旨，辨证求因，审因论治。具体原则又有调理气血、补肾、健脾、疏肝之不同。其中又以补肾健脾为要。《景岳全书·女性规》曰："故调经之要，贵在补脾胃以资血之源，养肾气以安血之室，知此二者，则尽善矣。"

（2）标本兼顾，分步调治：治疗月经病还应遵循急则治其标，缓则治其本，标本兼顾的原则。对于某些急症、重症，可先采取治标之法，但治标的同时，尚应兼顾治本，标本兼顾才能收到较好疗效。待病情稍缓后，则应以治本为主。另外，尚应根据经期、经前、经后不同的生理特点，顺应其势，分步调之。经期当泻则泻，宜养血活血通经，经后调补阴血，经前则温肾助阳。

2. 带下病的治疗原则

（1）除湿止带：带下病主要因湿邪致病，故治疗原则为除湿止带。除湿之法，根据病因病机，有健脾除湿、温阳祛湿、清热利湿等。而对于肾虚不固，滑脱不禁者，还应补肾涩精止带。

（2）内外合治：对于湿热湿毒型带下病，应在采用内治法的同时，配合外治法。如采用熏洗法、冲洗法等，内外合治，祛邪除秽。

3. 妊娠病的治疗原则

（1）治病与安胎并举：在妊娠期间，不管治疗何病，治病均需顾及胎元，即治病不忘安胎，治病与安胎并举。安胎之法，多以培补脾肾为主，若因母体有病影响胎元，则应先治病，适当配合补肾培脾，病去则胎元自安。

（2）安胎无益者，宜从速下胎：胎元不正，安之无益，胎死腹中或胎堕难留，安之无用。遇到这种情况，应从速下胎以益母。多以刮宫或引产去胎，或按产科处理。

（3）注意妊娠用药禁忌：妊娠期间，凡峻下、滑利、祛瘀、破血、耗气及一切有毒之品，因能伤胎，故应禁用。其他慎用之品，在病情需要的情况下可适当选用，但应严格掌握剂量，防止伤动胎元。

4. 产后病的治疗原则

（1）勿拘于产后，勿忘于产后：产妇产后多亡血、伤津、耗气、瘀血内阻、多虚多瘀，故需本着"勿拘于产后，勿忘于产后"的原则。具体来说，应针对病情，遵循虚则补之，实则攻之，寒者温之，热者清之的治法，辨证论治。

（2）选方用药需照顾气血：产妇产后多虚多瘀，冲任气血尚未调和，故选方用药时需照顾气血。行气不可过于耗散，消导应兼扶脾，寒证不能过于温燥，热证不可过于寒凉，勿犯虚虚实实之戒使补而不滞，泻而不伤。

5. 妇科杂病的治疗原则

应根据不同疾病，兼顾女性生理特点，谨守病机，辨证求因，审因论治。

二、妇科病的主要治法

妇科病的治疗着重整体的调节，应用四诊法、八纲辨证进行辨证分析。根据"辨证求因""审因论治"的法则，同时针对女性的不同生理时期的特点和不同疾病的病理特征，来制定具体治疗方法。内治法为主要治疗手段，通过调补脏腑、调理气血，使冲任通盛，女性生理功能恢复常态。但有些以局部症状为主要表现的妇科病还需应用外治法，外治法可使药物直达病所。根据病情需要，有时需内治法与外治法合用。

（一）内治法

1. 滋肾补肾

临床上根据肾气虚、肾阳虚、肾阴虚、肾精亏虚及肾阴阳两虚之不同，给予平补、温补、滋补、阴阳双补等治疗方法。用药注意不宜峻补，治阳者宜阴中求阳，补阴者应阳中求阴，则生化无穷，泉源不竭。常用方法如下。

（1）补益肾气：适用于肾气虚证。如肾气不充，肾精亏虚，冲任不足所致的妇科病。常用方剂有寿胎丸、归肾丸、大补元煎、固阴煎、补肾固冲丸、毓麟珠等。

（2）温补肾阳：适用于肾阳虚证。常用方剂有肾气丸、右归丸、右归饮、内补丸、二仙汤、健固汤、四神丸、真武汤等。

（3）滋养肾阴：适用于肾阴不足，肾精亏虚证。常用方剂有六味地黄丸、左归饮、左归丸、两地汤、知柏地黄汤等。若阴不敛阳，阳失潜藏，治宜滋阴潜阳，常用方剂有羚角钩藤汤、镇肝熄风汤；若肾阴不足，不能上济心火，致心肾不交者，治宜滋阴降火，养心安神，常用方剂有交泰丸、天王补心丹等；肾阴匮乏，致肝阴不足，治宜滋养肝肾，常用方剂有调肝汤、一贯煎等。

（4）阴阳双补：适用于肾阴阳俱虚证。常用方剂如二至丸合二仙汤。

2. 疏肝养肝

适用于肝气郁结、肝血不足等证。常用方法如下。

（1）疏肝解郁：适用于肝气郁结证。常用方剂有逍遥散、柴胡疏肝散、下乳涌泉散等。

（2）疏肝清热：适用于肝郁化火证。常用方剂有丹栀逍遥散。若肝经湿热，宜疏肝清热利湿，常用方剂有龙胆泻肝汤。

（3）养血柔肝：适用于肝血不足证。常用方剂有四物汤、八珍汤、养精种玉汤等。

3. 健脾和胃

适用于脾气虚弱、脾虚血少、脾虚湿盛、胃失和降等证。常用方法如下。

（1）健脾益气：适用于脾气虚弱证。常用方剂有四君子汤、补中益气汤、举元煎、固冲汤、固本止崩汤等。

（2）健脾养血：适用于脾虚血少证。常用方剂有八珍汤、圣愈汤、归脾汤、人参养荣汤等。

（3）健脾利湿：适用于脾虚湿盛证。常用方剂有参苓白术散、完带汤、全生白术散等。

（4）和胃降逆：适用于胃失和降证。常用方剂有橘皮竹茹汤、小半夏加茯苓汤、旋覆代赭汤等。

4. 调理气血

调理气血必须根据患者临床症状辨病在气在血，分清虚、实、寒、热，然后再确定治法。因气病可及血，血病可及气，临证用药时若病在气分，以治气为主，佐以治血；若病在血分，以治血为主，佐以治气。常用方法如下。

（1）补中益气：适用于气虚、气陷证。常用方剂如圣愈汤、补中益气汤、举元煎等。

（2）理气行滞：适用于肝郁气滞证。常用方剂有柴胡疏肝散、金铃子散、天台乌药散、天仙藤散、香棱丸等。

（3）补血和血：适用于血虚证。常用方剂有四物汤、当归补血汤、胶艾汤、人参养荣汤等。

5. 温经散寒

适用于寒滞证。常用方剂如金匮温经汤、良方温经汤、少腹逐瘀汤、艾附暖宫丸等。

6. 清热凉血

适用于血热证。常用方剂有清经散、清热固经汤、保阴煎等。

7. 活血化瘀

适用于血瘀证。常用方剂有失笑散、桃红四物汤、血府逐瘀汤、膈下逐瘀汤、桂枝茯苓丸、生化汤、大黄䗪虫丸等。

8. 清热解毒

适用于热毒证。常用方剂如五味消毒饮、仙方活命饮、薏苡附子败酱散等。

9. 利湿祛痰

适用于痰湿证。常用方剂如苍附导痰丸、启宫丸、温胆汤等。

10. 调理冲任

适用于冲任失调证。肾为冲任之本，冲脉隶于阳明附于肝，故调理冲任是通过调理肝肾、脾胃等脏腑功能来实现的。

（二）外治法

外治法是中医治疗学的重要组成部分，也是治疗妇科病的常用方法。外治法主要适用于外阴、阴道、宫颈及乳房等部位的病变。常用的方法有外阴局部熏洗法、外阴阴道冲洗法、阴道塞药法、局部贴敷法等。常用清热解毒药如金银花、大黄、蒲公英、败酱草、半枝莲、白花蛇舌草、土茯苓、鱼腥草等；杀虫止痒药如黄柏、苦参、蛇床子、地肤子、鹤虱、百部、白鲜皮等；祛腐生肌药如枯矾、冰片、硼砂、白及、珍珠粉等。

1. 外阴局部熏洗法

用药液熏蒸和洗涤外阴，以达到局部清热解毒、消肿止痛的目的。适用于外阴炎、阴道炎等。常用的方剂有蛇床子散、塌痒汤等。

方法：将药物包煎，提取药液 1000~2000ml，趁热先熏蒸外阴，待药液温度适宜后，再淋洗、浸浴外阴。每次 10~20 分钟，每日 1~2 次，7 日为 1 疗程。经期停用。

2. 外阴阴道冲洗法

用药液直接冲洗外阴、阴道，以达到治疗目的。适用于各种外阴炎、阴道炎、宫颈炎等。常用方剂有狼牙汤。

方法：将药物煎汤或配制好药液，等药液温度适宜时，先冲洗外阴，再用阴道冲洗器冲洗阴道。每日 1 次，7 日为 1 疗程。经期停用。

3. 阴道塞药法

将药物放置于阴道、宫颈处，以达到清热、解毒、止痒、杀虫、祛腐生肌等治疗目的。适用于各种阴道炎、宫颈炎、宫颈癌等。

方法：将中药研成细末，制成栓剂、膏剂、粉剂或胶囊等剂型。待阴道清洁后，将药物放置于阴道内。可由患者自行操作，每日或隔日1次，或将药物置于带线的棉球上，由医生放置于患者宫颈上，24小时后由患者自行取出，每周2~3次。

4. 局部贴敷法

将药物直接贴敷于患处，以达到解毒、消肿、止痛散结等目的。适用于阴肿、阴疮、阴痒、乳痈、回乳等。

方法：将药物制成水剂、膏剂、粉剂等。用水剂浸湿纱布或膏剂涂于纱布上或散剂加水调和后置于纱布上，贴敷于患处，也可用散剂直接撒于患处。每日或隔日1次，至痊愈为止。

第五章　妇科病的预防

一、疾病预防的意义

预防为主，是我国新时期的卫生工作方针。疾病的预防包括两方面的内容，一是未病先防，做好各种预防工作，防止疾病的发生；二是既病防变，一旦疾病已经发生，则应早期诊断、早期治疗，防止疾病发生传变。

女性由于自身的生理特点，在经、孕、产、乳等特殊生理周期和不同年龄阶段，机体内阴阳气血常发生急骤变化，病邪容易侵袭机体。因此，做好女性的摄生保健工作，对于防止病邪的干扰，减少妇科病的发生，提高女性的健康水平，具有十分重要的意义。

二、女性四期卫生与调摄

1. 月经期

月经是女性特有的生理现象，多数女子 14 岁左右月经初潮，49 岁左右绝经。月经期为冲脉血海由满而溢的变化过程。此时血室开放，胞脉逐渐空虚。由于生理上产生一时性的特殊变化，此时情绪易于波动，机体抗病能力差，外邪极易乘虚而入，导致疾病发生。宋代陈自明《妇人大全良方》曰："若遇经行，最宜谨慎，否则与产后症相类。若被惊恐劳役，则气血错乱，经脉不行，多致劳瘵等证。"月经期应注意以下几个方面。

（1）保持清洁：经期血室正开，不宜盆浴、洗涤阴道。严禁房事，以免湿热毒邪、病虫损伤冲任、胞宫而发生妇科病。同时注意清洁外阴。卫生巾和内裤要柔软、勤更换。

（2）寒温适宜：经水为血所化，血得热则行，遇寒则凝。经行之际，胞脉渐空，若感受外邪容易发生月经病。因此经期应注意饮食、起居的寒温适宜。不宜冒雨、涉水、游泳，勿饮食生冷，避免寒湿之邪侵袭，少食辛辣炙煿之品，不宜饮酒，尽量避免暑热损伤。

（3）调畅情志：月经期经血下泄，阴血偏虚，肝气偏盛，此时情绪易于波动。若遇忧思、惊恐、悲伤、郁怒等情志刺激，可引起冲任气血失和而发生月经先期、月经过多、痛经、闭经等症状。故经期要保持心情舒畅和情绪稳定，以免加重经期不适或引发月经病。

（4）避免过劳：过度劳累，劳则耗气，气虚血失统摄，冲任不固，易发生月经过多、经期延长甚至崩漏等。故经期不宜参加重体力劳动和剧烈体育运动。

2. 妊娠期

妊娠期是女性生理的一个特殊阶段。孕后阴血下注冲任以滋养胎儿，此期血感不足，气常偏盛，机体极易出现阴阳气血失衡，外加此时抗病能力下降，易感外邪。若摄生不当，常可发生妊娠病。因此妊娠期应注意以下几个方面。

（1）调畅情志，注重胎教：孕妇的精神状态与情志变化不仅影响自身的健康，而且直接影响胎儿的生长发育。因此妊娠期间要保持良好的精神状态，情绪稳定，心情愉快，避免不良的精神刺激。胎教方面，孕妇要加强道德品行的修养，注意言行端正，性情温和，多接触和回想美好、健康、愉快的事物，以期达到外感内应，以利于胎儿的智力发育。

（2）寒温适宜，避免外邪：妊娠期女性阴血下聚以养胎、机体抵抗力较平时降低，若此时调摄失宜，虚邪贼风容易乘虚而入，不仅影响孕妇，而且直接影响胎儿的发育和健康，甚至引起流产或胎儿的畸形。因此孕妇在妊娠期要生活规律，起居有常，寒温适宜，注意顺应四时气候的变化来增减衣物，避免来往于人群较多的公共场所，以防外邪侵袭。

（3）调节饮食，合理营养：胎儿的生长发育有赖于孕妇气血的供养，而气血充盛与否，直接与孕妇的饮食及其脾胃功能有关。因此妊娠期女性要注意饮食的调理。饮食宜清淡、富于营养，宜选择含有丰富蛋白质的肉类、鱼类、蛋类、豆类及含有丰富维生素和纤维素的蔬菜、水果等。尤其要注意多食用含钙、铁丰富的食品。饮食注重科学合理搭配，不要偏食。切勿暴饮暴食，以免损伤脾胃。妊娠期饮食不宜过咸，以防子肿的发生。此外，应戒烟戒酒，减少被动吸烟，以免影响胎儿的健康。

（4）劳逸结合，慎戒房事：妊娠期女性要劳逸结合，使体内气血调和，百脉流畅，以利于胎儿的生长发育。不宜过于安逸或劳累，劳逸失度会导致气血不和。过逸则气滞，易发生胎位不正、难产，过劳则气衰，常引起妊娠腹痛、胎动不安、堕胎、小产等。胞络者系于肾，孕后房事易于伤肾损胞，影响冲任而发生胎动不安、堕胎、小产。故妊娠后应谨慎房事，尤其在妊娠期前3个月和后7个月，应尽量避免房事。

（5）注意卫生，服饰宽松：孕妇需注意个人卫生，经常洗澡，勤换衣裤，进行乳房清洁护理，以免因产后乳疾而影响哺乳。孕妇的服饰宜柔软舒适、宽大合体，切勿胸腹束缚过紧，以免影响孕妇的呼吸、气血的运行与胎儿的生长发育。

（6）谨慎用药，以防畸胎：妊娠期尤其是妊娠早期谨慎应用大寒大热、破气行血、滑利峻下及有毒的中药和明确对胎儿有致畸作用的抗生素、激素等西药，以保证胎儿的健康发育。若孕妇有并发症时应及时治疗，选择对胎儿无影响的药物。此外，孕妇应避免接触放射线和化学制剂。

（7）定期检查，防病为主：定期检查能及时了解孕妇与胎儿的健康状况，及时发现异常情况并给予纠正，以免妊娠病的发生与发展。因此定期检查是妊娠期卫生保健的重要措施。

3. 分娩期

（1）了解分娩过程：分娩是自然的生理现象，要使产妇对临产有充分的精神准备，应使其了解分娩的整个过程，引导其尽量消除紧张、恐惧的心理和焦躁的情绪。古人提出"睡、忍痛、慢临盆"，强调产妇在有临产征兆时要忍痛勿慌张，积蓄精力，不要因过早用力而消耗体力，从而避免难产或产后出血等情况的发生。

（2）注意寒温适宜：产妇有产时产后伤气耗血，气血骤虚，百脉空虚，营卫不固的特点。此时外邪极易侵袭产妇身体而发生产后发热、产后身痛等疾病。因此产妇要注意衣着厚薄适宜，居室温度适宜，不可当风坐卧，同时又要保持室内空气流通。

（3）强调劳逸结合：产后适当下地活动，有利于恶露的排出和子宫恢复。产后注意休息，不宜过早劳动、过度操劳，以防因气虚、冲任不固导致产后血崩、产后恶露不绝、阴挺等。

（4）保持外阴清洁：产后血室开放，易感邪毒，故此时保持外阴清洁干燥非常必要。产妇应勤换内裤和卫生垫，严禁房事，以免毒邪重伤冲任、胞脉而发生产后腹痛、恶露不绝、产后发热等。

（5）保持心情愉快：产后多虚多瘀。若情志不遂，极易导致气血失调而发生产后腹痛、缺乳、恶露不绝、产后血崩等。因此产妇应保持精神愉快、心情舒畅，使气血平和，以防他病。

（6）注重饮食调理：乳汁为气血所化生，气血来源于脾胃所化水谷精微，脾胃功能健运，气血旺盛，乳汁才会充足。若饮食调理不当，不仅影响产妇的健康，而且影响乳汁的产生。因此饮食除了要富于营养容易消化吸收外，还要注意不贪食生冷、辛辣之品，也不要饮食过饱，防止损伤脾胃。

（7）倡导母乳喂养：母乳具有营养丰富，易于婴儿消化和吸收，且可增强婴儿抗病能力的特点。一般产后半小时即可哺乳，每隔 3~4 小时 1 次，哺乳期通常为 10 个月。产妇每次哺乳前要洗手、清洗乳房乳头，避免不洁之物带入婴儿口中。

4. 绝经期

绝经期是女性生殖功能逐渐衰退的时期。此时期的女性肾气虚衰，天癸衰竭，冲任二脉虚损，阴阳易于失衡，脏腑功能失常，临床上常出现围绝经期综合征。表现为月经紊乱伴有肝肾不足、心神失养等相关症状。因此要注重调护，使其安全顺利地度过这一时期。

（1）广泛开展绝经期卫生知识宣教：针对性的宣传教育可使绝经期女性了解此期自身的生理特点，了解因阴阳失衡而产生的某些不适症状经过一段时间的调节后会自然缓解或消失，以消除不必要的思想负担及顾虑，保持乐观态度。同时家人和同事要给予其生活、工作方面的关心、帮助和理解。

（2）保持心情愉快：调整心态，避免精神过度紧张和不良刺激，防止围绝经期综合征的发生。

（3）注意劳逸结合：生活起居有常，参加适当的运动和体育锻炼，如散步、打太极拳等，使体内气血调和，阴阳平衡。

（4）定期进行身体健康普查：身体健康普查包括宫颈涂片及乳腺检查，如发现绝经后出血、带下异常、腹部或乳房肿块及疼痛等，应尽早去医院诊治。

第六章　妇科病饮食调理

第一节　常用食材

1. 粳米

粳米为禾本科草本植物粳稻的种子。又名大米、硬米。粳米含糖类、蛋白质、脂肪、维生素 B_1、维生素 B_2、无机盐、磷、钙等。味甘，性平，归脾、胃经。功能健脾胃、除烦渴。可用于脾胃虚弱引起的纳差、疲倦乏力、大便频溏以及脾胃气阴耗伤引起的口渴、不欲饮食等。

2. 糯米

糯米为禾本科草本植物糯稻的种子。又名江米、酒米。糯米含蛋白质、脂肪、糖类、维生素 B_1、维生素 B_2、烟酸、钙、磷、铁等。味甘，性微温，归脾、胃、肺经。功能健脾胃、益肺气。适用于脾胃虚弱引起的体倦乏力、纳差、腹泻、自汗。素有痰热或脾胃运化无力者不宜食用。

3. 小米

小米为禾本科草本植物粟的种子。又名粟米。小米含蛋白质、淀粉、脂肪、B族维生素、钙、磷、铁等。味甘、咸，性凉，归脾、胃、肾经。功能养脾胃、益肾气、除烦热、利小便。适用于脾胃虚引起的反胃呕吐、脾虚腹泻、烦热消渴、口干、热结膀胱、小便不利等。

4. 玉米

玉米为禾本科草本植物玉蜀黍的种子。玉米含蛋白质、脂肪、淀粉、钙、磷、铁、B族维生素、烟酸、胡萝卜素、槲皮素等。味甘，性平，归脾、胃经。功能调中健胃、利尿通淋。适用于脾胃虚弱引起的食欲不振、纳差、水湿停滞、小便不利、水肿。

5. 小麦

小麦为禾本科草本植物小麦的种子。小麦含大量淀粉、蛋白质、糖类、脂肪、粗纤维，少量谷甾醇、卵磷脂、精氨酸、淀粉酶、蛋白酶、B族维生素等。味甘，性凉，归心、肾经。功能养心益肾、除热止渴、利尿通淋。适用于心阴不足，内热上扰引起的心烦不寐、神志恍惚、悲伤欲哭、烦热口干、小便不利等。

6. 大麦

大麦为禾本科草本植物大麦的种子。大麦含淀粉、蛋白质、钙、磷、铁、尿囊素等。味甘、咸，性凉，归脾、胃经。功能健胃消食、利尿通淋。适用于脾胃不健所致的食积饱满、消化不良；湿热壅滞下焦所致的白带量多色黄、小便淋漓涩痛。因其性凉，脾胃虚寒者不宜食用。

7. 荞麦

荞麦为蓼科草本植物荞麦的种子。又名乌麦、甜荞。荞麦含蛋白质、B 族维生素、9 种脂肪酸等。味甘，性凉，归脾、胃、大肠经。功能下气消积、健脾除湿。适用于肠胃积滞、胀满腹痛、湿热泄泻、痢疾、带下。脾胃虚寒者忌用。

8. 豇豆

豇豆为豆科草本植物豇豆的种子或荚果。又名长豆、饭豆、腰豆。豇豆含蛋白质、脂肪、淀粉、钙、磷、铁、B 族维生素、烟酸等。味甘，性平，归脾、肾经。功能健脾和胃、补肾止带。适用于脾胃虚弱引起的食少便溏、带下清稀。气滞便结者不宜食用。

9. 赤小豆

赤小豆为豆科草本植物赤小豆或赤豆的种子。又名红豆。赤小豆含蛋白质、脂肪、糖类、磷、钙、铁、B 族维生素、烟酸、皂苷等。功能健脾利湿、消肿解毒。适用于水肿、足癣、产后缺乳、妊娠肿胀、经行腹泻、黄疸、小便不利、痔疮、肠痈。

10. 绿豆

绿豆为豆科植物绿豆的种子。又名青小豆。绿豆含蛋白质、脂肪、糖类、钙、磷、铁、胡萝卜素、B 族维生素和烟酸等。味甘，性凉，归心、胃经。功能清热解毒、消暑利水。适用于热病所致的心烦、口渴、发热、妊娠热淋、小便不利、妊娠肿胀、泻痢、疮疹、药物中毒。脾胃虚寒者忌食。

11. 黑豆

黑豆为豆科草本植物大豆的黑色种子。黑豆又名乌豆、黑大豆。含丰富的蛋白质、不饱和脂肪酸、卵磷脂、钙、磷、铁、钾、钠、胡萝卜素、B 族维生素、烟酸、叶酸、胆碱、大豆黄酮、皂苷等。味甘，性平，归脾、肾经。功能补肾益精、健脾利湿、清热解毒。适用于肾虚精亏所致的消渴多饮、小便频数；肝肾阴虚所致的头晕目眩、视物昏花、须发早白、脚气水肿、拘挛腰痛、腹中挛急作痛、泻痢腹痛、服药中毒、饮酒过多等。本品生用、煎煮偏寒，炒食性温，过食不易消化。

12. 黄豆

黄豆为豆科草本植物大豆的黄色种子。黄豆含丰富的蛋白质、钙、磷、铁、钾、钠、胡萝卜素、B族维生素、烟酸、叶酸、胆碱、大豆黄酮、皂苷等。味甘，性平，归脾、胃经。功能健脾利湿、益血补虚、解毒。适用于脾虚气弱引起的消瘦少食、贫血、营养不良、湿痹拘挛、妊娠水肿、小便不利等。不宜多食，多食则胀气。

13. 刀豆

刀豆为豆科植物刀豆的种子。又名刀豆子，挟剑豆。刀豆含蛋白质、脂肪、淀粉、尿激酶、刀豆氨酸、血细胞凝集素等。味甘，性温，归肺、脾、肾经。功能温中下气、益肾补元。适用于脾胃虚弱引起的呕逆上气、肾虚腰痛、疝气等。胃热盛者慎服。

14. 豆腐

豆腐为豆科植物大豆种子的加工制成品。豆腐含蛋白质、脂肪、糖类、钙、镁等。味甘，性凉，归脾、胃、大肠经。功能清热解毒、生津润燥、催乳。适用于口渴喜饮、烦热、小便短赤、产后乳少等。

15. 菠菜

菠菜为藜科草本植物菠菜的全草或茎叶。菠菜含叶绿素、胡萝卜素、B族维生素、维生素C、叶酸、钙、磷、铁、锌等。味甘，性凉，归大肠、胃经。功能清热除烦、润燥通便、生津止渴。适用于肠燥便秘、胃热烦渴、消渴多饮等。

16. 白菜

白菜为十字花科草本植物白菜及其变种的幼株。又名黄芽菜、娃娃菜。白菜含B族维生素、叶酸、维生素C、钙、铁、蛋白质、脂肪、粗纤维等。味甘，性寒，归胃、肝、肾、膀胱经。功能清热除烦、通利肠胃、利尿消肿。适用于烦热口渴、妊娠肿胀、大便不通等。

17. 蕹菜

蕹菜为旋花科草本植物蕹菜的茎和叶。又名瓮菜、空心菜。蕹菜含蛋白质、脂肪、糖类、钙、磷、铁、胡萝卜素、B族维生素、维生素C及烟酸等。味微甘，性寒，归胃、大肠经。功能清热凉血、利尿除湿、解毒。适用于血热妄行所致的鼻衄、吐血、便血、痔疮出血、尿血、疮肿、湿疹、毒蛇咬伤等。

18. 茼蒿

茼蒿为菊科草本植物茼蒿的茎叶。又名蒿菜、蓬蒿菜、菊花菜。味辛、甘，性平，归肝、肺经。功能化痰止咳、清利头目、和中健胃。适用于肝热头昏目眩和脾胃不和引起的饮食减少。脾胃虚寒腹泻者不宜食用。

19. 芹菜

芹菜为伞形科甘露醇植物水芹或旱芹的全草。芹菜含芹菜素、挥发油、有机酸、胡萝卜素、维生素C、烟酸、多种氨基酸、糖类、蛋白质、钙、磷、铁等。味甘、苦，性凉，归肝经。功能清热平肝、利湿通淋。适用于湿热蕴结引起的烦渴、小便淋漓涩痛、崩漏带下、水肿、头痛、面红耳赤等。

20. 洋葱

洋葱为百合科草本植物洋葱的鳞茎。又名玉葱、葱头。洋葱含B族维生素、维生素C、胡萝卜素、钙、磷、铁、咖啡酸、桂皮酸、芥子酸、原儿茶酸、槲皮素、多糖、挥发油、前列腺素等。味甘、微辛，性温，归脾、胃经。功能健胃消食、理气宽中。适用于脾胃失和引起的饮食减少、腹胀、腹泻。不宜加热过久，多食易生目眵，热病后不宜进食。

21. 大蒜

大蒜为百合科草本植物大蒜的鳞茎。又名胡蒜、独头蒜。大蒜含蛋白质、脂肪、钙、磷、铁、维生素C、胡萝卜素、糖类。味辛、甘，性温，归脾、胃、肺经。功能温中健胃、消食理气、解毒杀虫。适用于饮食积滞、饮食不洁、食物中毒、呕吐腹泻、脘腹冷痛、痢疾、蛲虫病、钩虫病、肺痨、百日咳。现代用于原发性高血压、高脂血症、流行性感冒、流行性脑脊髓膜炎等。

22. 香菇

香菇为侧耳科植物香蕈的子实体。又名冬菇。香菇含蛋白质、氨基酸、脂肪、粗纤维、B族维生素、维生素C、烟酸、钙、磷、铁等。味甘，性平，归胃经。功能补脾益气。适用于脾胃虚弱引起的食欲减退、少气乏力。

23. 黑木耳

黑木耳为木耳科植物木耳的子实体。黑木耳含糖类、蛋白质、粗纤维、钙、磷、铁、烟酸、胡萝卜素、B族维生素、麦角甾醇、卵磷脂、鞘磷脂、黑刺菌素等。味甘，性平，归肺、胃、大肠经。功能凉血止血、润肺益胃、通利肠道。适用于阴虚内热引起的吐血、便血、血痢、痔疮出血、崩漏；肺燥咳嗽；胃阴不足引起的咽干口燥。

24. 白萝卜

白萝卜为十字花科草本植物莱菔的根。又名萝卜、芦菔。白萝卜含葡萄糖、蔗糖、果糖、腺嘌呤、精氨酸、胆碱、淀粉酶、B族维生素、维生素C、钙、磷、锰、硼等。生者味辛、甘，性凉；熟者味甘，性平。归肺、胃经。功能生用清热生津、凉血止血、化痰止咳；熟者健脾和胃、消食下气。适用于消渴口干、鼻衄、咯血、痰热咳嗽、咽喉疼痛、失音、腹痛作胀、痢疾、腹泻、饮食不消、反胃呕吐。

25. 胡萝卜

胡萝卜为伞形科草本植物胡萝卜的根。又名红萝卜。胡萝卜含丰富的蔗糖、淀粉、胡萝卜素、B族维生素、叶酸、硼、钙、磷、铁、氟、锰、钴等。味甘，性平，归肺、脾经。功能健脾化滞、润燥明目。适用于脾虚消化不良、食积腹胀、肝虚目暗、夜盲、小儿疳积目昏。

26. 藕

藕为睡莲科植物莲的肥大根茎。又名莲藕。藕含淀粉、蛋白质、天门冬素、维生素 C 等。味甘，性寒，归心、脾、胃经。功能清热润肺、凉血行瘀、健脾开胃、止泻固精。适用于热病心烦、口渴喜饮、胃热津伤、噎膈反胃、衄血、吐血、便血、月经不调。

27. 冬瓜

冬瓜为葫芦科攀援草本植物冬瓜的果实。冬瓜含蛋白质、糖类、粗纤维、胡萝卜素、B族维生素、维生素 C、烟酸等。味甘、淡，性凉，归肺、大肠、膀胱经。功能清热化痰、除烦止渴、利尿消肿。适用于热病烦渴、妊娠水肿、湿热带下、小便不利等。

28. 丝瓜

丝瓜为葫芦科攀援草本植物丝瓜或粤丝瓜的鲜嫩果实。丝瓜含皂苷、丝瓜苦味质、瓜氨酸、木聚糖、脂肪、蛋白质、B族维生素、维生素 C 等。味甘，性凉，归肝、胃经。功能清热化痰、止咳平喘、凉血解毒。适用于湿热蕴结引起的发热烦渴、痰热咳嗽、咳痰黄稠、咽喉肿痛、痔疮便血、产后乳汁不通等。

29. 南瓜

南瓜为葫芦科蔓生藤本植物南瓜的果实。又名倭瓜。南瓜含瓜氨酸、精氨酸、天门冬素、胡芦巴碱、腺嘌呤、胡萝卜素、B族维生素、维生素 C、脂肪、淀粉、葡萄糖、蔗糖、戊聚糖、甘露醇、钙、铁等。味甘，性温，归脾、胃经。功能补中益气、化痰排脓、驱虫。适用于脾虚气弱引起的肺痈，蛔虫病。

30. 苦瓜

苦瓜为葫芦科攀援草本植物苦瓜的果实。又名凉瓜、癞瓜。苦瓜含苦瓜苷、

5-羟色胺、谷氨酸、丙氨酸、脯氨酸、α-氨基丁酸、半乳糖醛酸、果胶等。味苦，性寒，归心、脾、胃经。功能清热解毒、清肝明目。适用于热病或暑热烦渴、烦热目赤或疼痛。脾胃虚寒者慎用。

31. 茄子

茄子为茄科草本植物茄子的果实。茄子含胡芦巴碱、水苏碱、胆碱、龙葵碱、B族维生素、维生素C、烟酸、胡萝卜素、蛋白质、脂肪、糖、钙、磷、铁等。味甘，性凉，归脾、胃、大肠经。功能清热凉血、利尿消肿、化瘀散血。适用于痰热咳嗽、血热便血、痔疮出血、月经不调、跌仆肿痛。

32. 芦笋

芦笋为百合科植物石刁柏的嫩茎。又名石刁柏、小百部。芦笋含叶酸。味苦、甘，性微温，归肺、胃、大肠经。功能健脾益气、滋阴润燥、生津解渴、抗癌解毒。适用于肺痨久咳不止、全身倦怠乏力、食欲不振等。

33. 马齿苋

马齿苋为马齿苋科草本植物马齿苋的茎叶或全草。又名太阳草、马齿菜、晒不死。马齿苋含胡萝卜素、B族维生素、维生素C、烟酸、糖类、蛋白质、钙、磷、铁等。味甘、酸，性寒，归肝、脾、大肠经。功能清热解毒、利尿通淋、凉血止血。适用于湿热痢疾、腹泻、痈肿恶疮、肠痈、热淋、小便不利、湿热带下、月经过多、崩漏、产后出血、尿血、便血等。

34. 苹果

苹果为蔷薇科乔木苹果的果实。苹果含蔗糖、还原糖、苹果酸、柠檬酸、酒石酸、奎宁酸、醇类、果胶、维生素C、钾、钠等。味甘、微酸，性凉，归肺、脾、胃经。功能清热除烦、生津止渴、益脾止泻、助消化。适用于饮酒过度引起的烦热口渴、消化不良、少食腹泻。

35. 桃子

桃子为蔷薇科小乔木桃的成熟果实。桃子含葡萄糖、果糖、蔗糖、蛋白质、脂肪、胡萝卜素、B族维生素、维生素C、烟酸、苹果酸、柠檬酸、钙、磷、铁、钾、钠等。味甘、微酸，性平，归肝、大肠经。功能养阴生津、润肠通便、平喘。适用于胃阴不足引起的口中干渴、肠道燥热、产后大便干结难解。

36. 柿子

柿子为柿科乔木柿的果实。又名米果、猴枣。柿子含蔗糖、葡萄糖、果糖、蛋白质、胡萝卜素、维生素C、瓜氨酸、碘、铁等。未成熟果实含鞣质。味甘、涩，性寒，归心、肺、大肠经。功能清热润肺、化痰止咳、消瘿。适用于燥热咳嗽、肠道积热、痔疮出血、瘿瘤、便溏腹泻、痰湿内盛。柿子未熟透时不宜食用，易致胃柿石症。

37. 番茄

番茄为茄科草本植物番茄的果实。又名洋柿子、西红柿。番茄含糖类、蛋白质、脂肪、苹果酸、柠檬酸、胡萝卜素、B族维生素、维生素C、烟酸、钙、磷、锌、铁、硼、锰、铜、碘、腺嘌呤、胡芦巴碱、胆碱、番茄碱等。味甘、酸，性微寒，归肝、脾、胃经。功能清热、生津、止渴。适用于温病烦渴、胃热口渴、口干等。

38. 无花果

无花果为桑科木本植物无花果的花托。又名映日果、文冠果、奶浆果。无花果含葡萄糖、果糖、蔗糖、蛋白质、维生素C、钙、磷等。味甘，性平，归肺、脾、胃经。功能补脾益胃、润肺利咽、润肠通便。适用于脾胃虚弱、消化不良、产后缺乳、咽喉疼痛、咳嗽、肠燥便秘、痔疮出血、脱肛。

39. 栗子

栗子为壳斗科乔木植物栗的种子。又名板栗、毛栗。栗子含蛋白质、脂肪、糖类、B族维生素、脂肪酶等。味甘、咸，性温，归脾、胃、肾经。功能健脾养胃、补肾强筋、活血止血。适用于脾胃虚弱或脾肾阳虚引起的便溏腹泻、久泻不止、便血；肾气亏虚引起的腰膝酸软无力等。气滞腹胀，湿热壅盛者不宜食用。

40. 菱角

菱角为菱科水生草本植物菱、乌菱的种仁。又名水栗、水菱。菱角含淀粉、葡萄糖、蛋白质、B族维生素、维生素C等。鲜品味甘，性凉；熟者味甘，性平。归胃、大肠经。鲜者功能清热除烦止渴，熟者益气健脾。适用于热病烦渴、饮食不化。

41. 乌鸡

乌鸡为雉科动物乌骨鸡的肉。又名乌骨鸡。乌鸡含蛋白质、脂肪、B族维生素、烟酸、钙、磷、铁等。味甘，性平，归肝、脾、肾经。功能补肝肾、清虚热、补中健脾。适用于肝肾阴虚所致的骨蒸潮热、盗汗、口渴；脾胃虚弱所致的腹泻、久痢、饮食减少；脾肾两虚所致的月经不调、不孕不育。

42. 牛肉

牛肉为牛科动物黄牛或水牛的肉。牛肉含蛋白质、脂肪、钙、磷、铁、B族维生素和胆甾醇等。味甘，性平，归脾、胃经。功能补脾胃、益气血、强筋骨。适用于脾虚食少、水肿、虚损羸瘦、筋骨不健、腰膝酸软等。

43. 猪肚

猪肚为猪科动物猪的胃。又名猪胃。猪肚含蛋白质、脂肪、糖类、钙、磷、铁、B族维生素。味甘，性温，归脾、胃经。功能补虚损、健脾胃。适用脾虚腹泻、尿频、遗尿、小儿疳积。

44. 猪肠

猪肠为猪科动物猪的肠脏。猪肠含蛋白质、脂肪、糖类、钙、磷、铁等。味甘，性平。功能润肠、补虚。适用于久泻脱肛、痔疮、便血。

45. 鸡蛋

鸡蛋为雉科动物家鸡的卵。又名鸡卵、鸡子。鸡蛋含丰富的蛋白质、卵磷脂、糖类、钙、磷、铁、维生素A、B族维生素等。蛋清味甘，性凉；蛋黄味甘，性平，归心、肾经。功能滋阴润燥、养心安神、息风安胎。适用于病后产后体虚、胎动不安；热病后期余热未尽、心烦、咳嗽、声音沙哑、呕逆不食。

46. 鹌鹑蛋

鹌鹑蛋为雉科动物鹌鹑的卵。鹌鹑蛋含蛋白质、糖类、脑磷脂、卵磷脂、维生素A、B族维生素、维生素D、无机盐、钙、磷、铁等。味甘，性平，归肝、肾经。功能补虚损、补中气、强筋骨。适用于久病劳损引起的体倦乏力、缺乳、头晕目眩、腰膝酸软等。

47. 鲫鱼

鲫鱼含蛋白质、脂肪、维生素A、B族维生素、钙、磷、铁等。味甘，性平，归脾、胃、大肠经。功能健脾开胃、利水消肿。适用于脾胃虚弱引起的食少乏力、呕吐、腹泻、妊娠肿胀、小便不利；气血虚弱引起的产后乳汁不足等。

48. 鲤鱼

鲤鱼又名赤鲤鱼。鲤鱼含蛋白质、脂肪、氨基酸、肌酸、烟酸、维生素A、B族维生素、维生素C、钙、磷、铁等。味甘，性平，归脾、肾经。适用于脾胃虚弱引起的饮食减少、食欲不振、妊娠水肿、小便不利、脚气、黄疸；气血不足引起的乳汁减少等。

49. 鲢鱼

鲢鱼又名白鲢、大头鱼。含蛋白质、脂肪、B族维生素、钙、磷、铁等。味甘，性温，归脾、肺经。功能温中益气。适用于脾虚气弱引起的少气乏力；脾胃虚寒引起的饮食减少。

50. 泥鳅

泥鳅含蛋白质、脂肪、钙、磷、铁、维生素 A、B 族维生素、维生素 C 和烟酸等。味甘,性平,归脾、肺、肝经。功能补脾益气、除湿消肿。适用于脾胃虚弱引起的体倦乏力、黄疸、小便不利。

51. 带鱼

带鱼又名鞭鱼、刀鱼。含蛋白质、脂肪、钙、磷、铁、碘、维生素 A、B 族维生素、维生素 C 和烟酸等。味甘,性温,归胃经。功能补气养血、和中开胃。适用于血虚营养不良引起的毛发枯黄、产后乳汁不足、食欲不振、恶心、体倦等。

52. 鲳鱼

鲳鱼又名镜鱼、平鱼。鲳鱼含蛋白质、脂肪、钙、磷、铁及少量维生素。味甘,性平,归胃经。功能补脾益胃。适用于气血不足引起的疲倦乏力、食欲不振、产后缺乳等。

第二节　常用药材

1. 黄芪

性味:甘,微温。

归经:归肺、脾经。

功能主治:生用益气固表,利水消肿,托毒生肌。主治自汗、盗汗、血痹、浮肿、痈疽不溃、溃久不敛。炙黄芪补中益气。主治内伤劳倦、脾虚泄泻、脱肛、气虚血脱、崩漏带下及一切气衰血虚之证。《药性论》云:"黄芪治发背,内补,主虚喘,肾衰,耳聋,疗寒热。"

用法用量:内服,煎汤 9~15g,大剂 30~60g。入丸、散或熬膏。

注意事项:实证及阴虚阳盛者忌服。

2. 人参

性味:甘、微苦,温。

归经:归脾、肺经。

功能主治:大补元气,固脱生津,安神定志。主治劳伤虚损、食少倦怠、反胃呕吐、大便滑泄、虚咳喘促、自汗、暴脱、心悸健忘、眩晕头痛、崩漏、小儿慢惊、久虚不复及一切气血津液不足之证。《本草蒙荃》云:"人参定喘嗽,通畅血脉,泻阴火,滋补元阳。"

用法用量:内服,煎汤 3~9g,大剂 10~30g,亦可熬膏,或入丸散。

3. 扁豆

性味：甘，微温。

归经：归脾、胃经。

功能主治：健脾补中，和胃化湿。主治脾气虚弱、纳差、暑湿吐泻。

用法用量：煎服，10~15g。炒后健脾止泻作用增强，故用于健脾止泻及作散剂时宜炒用。

4. 白术

性味：甘、苦，温。

归经：归脾、胃经。

功能主治：健脾益气，燥湿利尿，止汗安胎。主治脾虚泄泻、痰饮水肿、气虚自汗、胎动不安。

用法用量：煎服，10~15g。炒后健脾止泻作用增强，故用于健脾止泻及作散剂时宜炒用。

5. 茯苓

性味：甘、淡，平。

归经：归心、肝、肾经。

功能主治：利水消肿，渗湿健脾，宁心安神。主治水肿、痰饮、脾虚泄泻、带下、心悸、失眠。

用法用量：煎服 9~15g。

6. 陈皮

性味：微苦、辛，温。

归经：归脾、肺经。

功能主治：理气健脾，燥湿化痰。主治脾胃气滞、湿痰、寒痰咳嗽。

用法用量：煎汤 6~10g，或入丸、散。

注意事项：气虚体燥，阴虚燥咳，吐血及内有实热者慎服。

7. 莲子

性味：甘、涩，平。

归经：归脾、肾、心经。

功能主治：固精止带，补脾止泻，益肾养心。主治妇女带下、脾虚泄泻、心悸、失眠。

用法用量：煎服，10~15g。去心打碎用。

8. 山药

性味：甘，平。

归经：归脾、肺、肾经。

功能主治：益气养阴，补脾肺肾，固精止带。主治脾胃虚弱、纳差腹泻、肺虚咳喘、肾虚带下、尿频以及消渴等。

用法用量：煎服 10~30g。研末吞服，每次 6~10g。补阴生津宜生用，健脾止泻宜炒用。

注意事项：实热致喘者慎用。

9. 砂仁

性味：辛，温。

归经：归脾、胃、肾经。

功能主治：化湿行气，温中止泻，安胎。主治湿阻中焦及脾胃气滞证，如脾胃虚寒吐泻、妊娠恶阻、胎动不安。

用法用量：煎服 3~6g，入汤剂宜后下。

注意事项：阴虚血燥者慎用。

10. 肉桂

性味：辛、甘，热。

归经：归肾、脾、膀胱经。

功能主治：补元阳，暖脾胃，除积冷，通血脉。主治命门火衰、肢冷脉微、亡阳虚脱、腹痛泄泻、寒疝奔豚、腰膝冷痛、经闭癥瘕、阴疽、流注、虚阳浮越、上热下寒。

用法用量：内服煎汤 1.5~4.5g，或入丸、散。外用研末调敷或浸酒涂搽。

注意事项：阴虚火旺者忌服，孕妇慎服。

11. 附子

性味：辛、甘，热。有毒。

归经：归心、脾、肾经。

功能主治：回阳补火，散寒除湿。主治阴盛格阳、大汗亡阳、心腹冷痛、脾虚冷痢、水肿、小儿慢惊、风寒湿痹、痿痹拘挛、阴疽疮疡及一切阻塞癟冷之疾。

用法用量：内服煎汤 6~15g，或入丸剂。外用研末调敷。

注意事项：阴虚阳盛、真热假寒、孕妇均禁服。

12. 干姜

性味：辛，热。

归经：归脾、胃、肾、心、肺经。

功能主治：温中散寒，回阳通脉，温肺化饮。主治腹痛、呕吐、泄泻、寒饮喘咳。

用法用量：煎服，3~10g。

注意事项：本品辛热燥烈，阴虚内热，血热妄行者忌服。

13. 吴茱萸

性味：辛、苦，热。有小毒。

归经：归肝、脾、胃、肾经。

功能主治：散寒止痛，降逆止呕，助阳止泻。主治寒凝疼痛、胃寒呕吐、虚寒泄泻。

用法用量：煎服1.5~4.5g。外用适量。

注意事项：本品辛热燥烈，易耗气动火，故不宜久用。阴虚有热忌服。

14. 山萸肉

性味：酸、涩，微温。

归经：归肝、肾经。

功能主治：补益肝肾，收敛固涩。主治腰膝酸软、头晕耳鸣、遗尿尿频、崩漏、月经过多、大汗不止。

用法用量：煎服5~10g，急救固脱20~30g。

注意事项：素有湿热而小便淋涩者不宜用。

15. 白及

性味：苦、甘、涩，寒。

归经：归肺、胃、肝经。

功能主治：收敛止血，消肿生肌。主治各种出血证、痈肿疮疡、手足皲裂、水火烫伤。

用法用量：煎服3~10g，大剂量可用至30g，亦可入丸、散。入散剂，每次用6~15g，研末吞服，每次1.5~3g。外用适量。

16. 仙鹤草

性味：苦、涩，平。

归经：归心、肝经。

功能主治：收敛止血，止痢，截疟，补虚。主治各种出血证，腹泻、痢疾、疟疾寒热、脱力劳伤。

用法用量：煎服，10~15g，大剂量可用至30~60g。外用适量。

17. 土茯苓

性味：甘、淡，平。

归经：归肝、胃经。

功能主治：解毒，除湿，通利关节。主治杨梅毒疮、肢体拘挛、淋浊带下、湿疹瘙痒、痈肿疮毒。

用法用量：煎服，15~60g。外用适量。

注意事项：肝肾阴虚者慎服。服药时忌茶。

18. 鸡内金

性味：甘，平。

归经：归脾、胃、小肠、膀胱经。

功能主治：消食开胃，涩精止淋。主治饮食积滞、小儿疳积。

用法用量：煎服，3~10g。研末服，每次1.5~3g。

19. 神曲

性味：甘、辛，温。

归经：归脾、胃经。

功能主治：消食和胃。主治饮食积滞。

用法用量：煎服，6~15g。炒焦后有止泻作用。

20. 麦芽

性味：甘，平。

归经：归脾、胃、肝经。

功能主治：消食开胃，回乳消胀。主治米面薯芋食滞、断乳、乳房作胀、胁痛、脘腹痛等。

用法用量：煎服，10~15g，大剂量可用至30~120g。生麦芽消食健胃，炒麦芽多用于回乳消胀。

注意事项：哺乳期女性不宜服用。

21. 山楂

性味：酸、甘，微温。

归经：归脾、胃、肝经。

功能主治：消食化积，行气散瘀。主治饮食积滞、泻痢腹痛、疝气痛、胸腹胁痛、痛经。

用法用量：煎服，10~15g。生山楂、炒山楂多用于消食散瘀，焦山楂、山楂炭多用于止泻痢、便血。

注意事项：脾胃虚弱而积滞者或胃酸过多者应慎用。

22. 地榆

性味：苦、酸、涩，微寒。

归经：归肝、大肠经。

功能主治：凉血止血，解毒敛疮。主治血热出血证、烫伤、湿疹、疮疡痈肿。

用法用量：煎服，10~15g，大剂量可用至30g，或入丸、散。外用适量。止血多炒用，解毒敛疮多生用。

注意事项：本品性寒酸涩，虚寒性便血、下痢、崩漏及出血有瘀者慎用。大面积烧伤患者，不宜用地榆制剂外涂，以防其所含鞣质被大量吸收而引起药物性肝炎。

23. 败酱草

性味：苦，寒。

归经：归胃、大肠经。

功能主治：清热解毒，凉血止痢。主治热毒血痢、疮痈肿毒、湿热带下。

用法用量：煎服 10~15g，鲜品 15~30g。外用适量。

24. 黄连

性味：苦，寒。

归经：归心、脾、胃、胆、大肠经。

功能主治：清热燥湿，泻火解毒。主治湿热痞满、呕吐吞酸、湿热泻痢、高热神昏、心烦不寐、血热吐衄、痈肿疮毒、目赤牙痛、消渴、湿疹、湿疮、耳道流脓。

用法用量：煎服，2~5g。外用适量。

注意事项：本品大苦大寒，过服久服易伤脾胃，故脾胃虚寒者忌用；苦燥易伤阴津，阴虚津伤慎用。

25. 黄芩

性味：苦，寒。

归经：归肺、胆、脾、胃、大肠、小肠经。

功能主治：清热燥湿，泻火解毒，止血，安胎。主治湿温、暑湿、胸闷呕恶、湿热痞满、黄疸泻痢、肺热咳嗽、高热烦渴、血热吐衄、痈肿疮毒、胎动不安。

用法用量：煎服，5~10g。清热多生用，安胎多炒用，清上焦热可炙用，止血可炒炭用。

26. 黄柏

性味：苦，寒。

归经：归肾、膀胱、大肠经。

功能主治：清热燥湿，泻火除蒸，解毒疗疮。主治热淋涩痛、黄疸、骨蒸劳热、盗汗、疮疡肿毒、湿疹瘙痒。

用法用量：煎服，3~12g。外用适量。

注意事项：本品大苦大寒，过服久服易伤脾胃，故脾胃虚寒者忌用。

27. 苦参

性味：苦，寒。

归经：归心、肝、胃、大肠、膀胱经。

功能主治：清热燥湿，杀虫利尿。主治泻痢、便血、黄疸、带下、阴肿阴痒、湿疹湿疮、皮肤瘙痒、疥癣、小便不利。

用法用量：煎服，5~10g。外用适量。

28. 苍术

性味：苦、辛，温。

归经：归脾、胃、肝经。

功能主治：燥湿健脾，祛风除湿。主治痰阻中焦证、风湿痹证、风寒挟湿表证、夜盲症、眼目昏涩。

用法用量：煎服，5~10g。

注意事项：阴虚内热，气虚多汗者忌服。

29. 补骨脂

性味：苦、辛，温。

归经：归肾、脾经。

功能主治：补肾壮阳，固精缩尿，温脾止泻，纳气平喘。主治腰膝冷痛、遗尿、尿频、五更泄泻、虚寒喘咳。

用法用量：煎服，5~15g。

注意事项：本品性质温燥，易助火伤阴，故阴虚火旺及大便秘结者忌服。

30. 女贞子

性味：苦、甘，凉。

归经：归心、肝、肾经。

功能主治：滋阴凉血，益肾平肝。主治肝肾阴虚、腰酸耳鸣、须发早白、眼目昏暗、视物昏花、阴虚发热。

用法用量：煎服，10~15g。

注意事项：该品寒滑，脾胃虚寒泄泻及阳虚者不宜服用。

31. 墨旱莲

性味：甘、酸，寒。

归经：归肝、肾经。

功能主治：补益肝肾，益阴乌发，养生保健，凉血止血。主治肝肾不足、眩晕耳鸣、视物昏花、腰膝酸软、发白齿摇、咯血、吐血、衄血、尿血、血痢、崩漏、外伤出血。

用法用量：煎汤，0.3~1g。熬膏、捣汁或入丸、散。外用捣敷、研末撒或捣绒塞鼻。

注意事项：脾胃虚寒、大便溏泻者忌用。

32. 何首乌

性味：苦、甘、涩，微温。

归经：归肝、肾经。

功能主治：养血滋阴、润肠通便、截疟、祛风、解毒。主治主治血虚头昏目眩、心悸、失眠、腰膝酸软、须发早白、耳鸣、遗精、肠燥便秘、久疟体虚、风疹瘙痒、疮痈、瘰疬、痔疮。

用法用量：煎服，10~30g。

注意事项：大便溏泄及湿痰较重者不宜用。

33. 菟丝子

性味：辛、甘，平。

归经：归肾、肝、脾经。

功能主治：补肾益精，养肝明目，止泻，安胎。主治腰痛、尿频、宫冷不孕、目暗不明、便溏泄泻、胎动不安。

用法用量：煎服，10~20g。

注意事项：本品为平补之品，但偏补阳。阴虚火旺，大便燥结、小便短赤者不宜服。

34. 益智仁

性味：辛，温。

归经：归肾、脾经。

功能主治：温肾固精缩尿，健脾开胃摄唾。主治下元虚寒、遗尿、小便频数、脾胃虚寒、腹痛吐泻、口涎自流。

用法用量：煎服，3~10g。

35. 赤石脂

性味：甘、涩，温。

归经：归大肠、胃经。

功能主治：涩肠止泻，收敛止血，敛疮生肌。主治久泻、久痢、崩漏、便血、疮疡久溃不敛。

用法用量：煎服，10~20g。外用适量，研末撒患处或调敷。

注意事项：湿热积滞泻痢者忌服。孕妇慎用。

36. 诃子

性味：苦、涩，平。

归经：归肺、大肠经，

功能主治：涩肠止泻，敛肺止咳，利咽开音。主治久泻、久痢、久咳、失音。

用法用量：煎服，3~10g。涩肠止泻宜煨用，敛肺清热、利咽开音宜生用。

37. 乌梅

性味：酸、涩，平。

归经：归肝、脾、肺、大肠经。

功能主治：敛肺止咳，涩肠止泻，安蛔止痛，生津止渴。主治肺虚久嗽、虚劳咳喘、久痢、久泻、蛔厥腹痛、呕吐、虚热消渴。

用法用量：煎服，3~10g，大剂量可用至30g。外用适量，捣烂或炒炭研末外敷。止泻止血宜炒炭用。

注意事项：外有表邪或内有实热积滞者均不宜服。用量较大时可导致上腹不适、恶心呕吐等不良反应。胃酸过多、经期、产前、产后不宜服用。

38. 莱菔子

性味：辛、甘，平。

归经：归肺、胃经。

功能主治：下气平喘，消食化痰。主治咳嗽痰喘、食积气滞、胸闷腹胀、下痢后重。

用法用量：内服煎汤9~15g，或入丸散。外用研末调敷。

注意事项：气虚者慎服。

39. 黄精

性味：甘，平。

归经：归脾、肺、肾经。

功能主治：滋肾润肺，补脾益气。主治阴虚肺燥、干咳少痰、劳嗽咳喘、纳差、腹泻、头晕耳鸣、腰膝酸软、须发早白、消渴等。

用法用量：煎服 10~30g。

注意事项：实热者慎用。

40. 麦冬

性味：甘、微苦，微寒。

归经：归心、肺、胃经。

功能主治：养阴润肺，益胃生津，清心除烦。主治干咳痰粘、劳热咳喘、口渴咽干、大便干燥、心烦不眠、舌绛而干等。

用法用量：煎服，10~30g。

注意事项：实热致喘者慎用，脾虚便溏者忌服。

41. 石榴皮

性味：酸、涩，温。

归经：归大肠经。

功能主治：涩肠止泻，杀虫，收敛止血。主治久泻、久痢、遗精、带下、虫积腹痛、崩漏、便血。

用法用量：煎服：3~10g。入汤剂生用，入丸、散多炒用，止血多炒炭用。

42. 椿根白皮

性味：苦、涩，寒。

归经：归大肠、肝经。

功能主治：清热燥湿，收敛止带，止泻，止血。主治赤白带下、久泻久痢、湿热泻痢、崩漏、月经过多、便血、痔疮下血。

用法用量：煎服，6~15g。外用适量。

43. 牡蛎

性味：咸，微寒。

归经：归肝、胆、肾经。

功能主治：重镇安神，潜阳补阴，软坚散结。主治心神不安、心悸失眠、肝阳上亢、头晕目眩、瘰疬、癥瘕积聚、自汗盗汗、带下、崩漏、久泻不止。

用法用量：煎服，10~30g，宜打碎先煎。外用适量。收敛固涩宜煅用，益阴潜阳宜生用。

44. 芦根

性味：甘，寒。

归经：归肺、胃经。

功能主治：清热泻火，生津止渴，除烦，止呕，利尿。主治热病烦渴、肺热燥咳、内热消渴、疮疡肿毒。

用法用量：煎服，干品 15~30g，鲜品加倍，或捣汁用。

注意事项：脾胃虚寒者忌服。

45. 白茅根

性味：甘，寒。

归经：归肺、胃、膀胱经。

功能主治：凉血止血，清热利尿。属止血药下属中的凉血止血药。主治血热吐血、衄血、尿血、热病烦渴、黄疸、水肿、热淋涩痛、急性肾炎水肿。

用法用量：煎服，9~30g，鲜品 30~60g，捣汁外用。

注意事项：脾胃虚寒、溲多不渴者禁服。

第三节　食疗药膳

1. 莲子党参藕茶

组成：莲子 10g，党参 10g，藕片 10 片。

制法：莲子、党参、藕片加适量水，煎取汁。

功效：健脾益气，养心安神。

用途：适用于气虚型月经先期、月经过多。

2. 川芎月季花茶

组成：川芎 3g，月季花 6g，茶叶 6g。

制法：川芎用冷开水洗净，晾干切碎，月季花冷开水洗净晾干，再将茶叶一同放入茶杯内，冲入沸水加盖焖泡 10 分钟。

功效：行气解郁，活血调经。

用途：适用于气滞血瘀所致的月经先后无定期、经行腹痛、乳房胀痛。

3. 墨旱莲白茅根茶

组成：墨旱莲 15g，白茅根 30g，茶叶、红糖各适量。

制法：墨旱莲、白茅根、茶叶加水适量浓煎后去渣，调入红糖溶化后饮用。

功效：滋阴补肾，清热调经。

用途：适用于月经先期、月经过多等。

4. 归芎益母茶

组成：当归 30g，川芎 12g，益母草 45g。

制法：以上 3 味中药加水煎汤，去渣取汁。

功效：养血调经，行气止痛。

用途：适用于月经过少、月经后期、痛经。

5. 赤小豆大枣饮

组成：赤小豆 100g，大枣 30g。

制法：赤小豆、大枣煮熟后食用。

功效：祛湿利水。

用途：适用于经行水肿、妊娠肿胀。

6. 莲心枸杞甘草茶

组成：莲子心 1.5g，枸杞子 10g，甘草 3g。

制法：将莲子心、枸杞子、甘草冲洗后放入砂锅中，加水适量煎取汤汁。

功效：清心安神。

用途：适用于经行情志异常、经行失眠、妊娠心烦。

7. 枸杞合欢茶

组成：枸杞子 12g，合欢花 10g，菊花 20g，沙苑子 10g，蜂蜜适量。

制法：将枸杞子、合欢花、菊花、沙苑子洗净，放入砂锅内，加水适量，煮沸 10 分钟，去渣取汁，调入蜂蜜即可。

功效：滋阴潜阳，疏风止痛。

用途：适用于经行头痛。

8. 健脾祛湿茶

组成：炒扁豆 30g，炒山药 15g，茯苓 15g，炒薏苡仁 15g，荷叶 10g。

制法：以上 5 味中药粉碎后，加水适量，煎煮 30 分钟后去渣取汁。

功效：健脾和中，化湿止泻。

用途：适用于经行泄泻、妊娠肿胀、白带过多。

9. 姜枣红糖饮

组成：生姜 20g，大枣 20g，红糖 10g。

制法：生姜、大枣加水适量煎 10 分钟，加入红糖溶化后服用。

功效：活血调经，散瘀止痛。

用途：适用于寒凝血瘀所致的痛经、闭经。

10. 玫瑰月季益母茶

组成：玫瑰花、月季花各10g，益母草30g，红茶6g。

制法：先将益母草洗净，加水适量煎煮5分钟，去渣取汁，放入玫瑰花、月季花及红茶，加盖浸泡10分钟即成。

功效：活血祛瘀，理气止痛。

用途：适用于气滞血瘀所致的闭经、痛经。

11. 芹菜牛肉末粥

组成：芹菜120g（洗净切碎），熟牛肉末15g，粳米100g。

制法：芹菜与粳米分别洗净，一同煎煮，待熟时加入熟牛肉末，稍煮即成。

功效：清热凉血补虚。

用途：适用于血热型月经先期、月经过多。

12. 四汁粥

组成：益母草50g，鲜生地黄200g，鲜生姜10g，鲜藕200g，大米50g，蜂蜜20g。

制法：取益母草、鲜生地黄、鲜藕、鲜生姜分别洗净捣烂，榨取汁液。大米拣去杂质，用水淘洗干净，放入锅内，加水600ml，大火煮沸，改小火煎煮，待米煮熟时加入上述药汁煮至汤稠，再调入蜂蜜即可。

功效：滋阴养血，消瘀调经。

用途：适用于阴虚内热所致的月经先期、月经过多。气虚便溏者不宜服用。

13. 莲心薏苡仁枸杞粥

组成：莲子心15g，薏苡仁15g，枸杞子10g，粳米50g。

制法：将莲子心、薏苡仁、枸杞子分别洗净，与淘洗干净的粳米一起放入锅内，加水适量，先用大火煮沸，再改小火熬煮成粥。

功效：健脾养心，补益肝肾。

用途：适用于肝脾两虚之月经先期、月经先后不定期。

14. 黑木耳大枣粥

组成：黑木耳30g，大枣15g，冰糖10g，粳米100g。

制法：将黑木耳用温水浸泡1小时后洗净，大枣洗净，与淘洗干净的大米一同入锅，加水适量，先用大火烧开，再转小火熬煮成粥，调入冰糖即成。

功效：补血止血。

用途：适用于气虚型月经过多、月经先期。

15. 山药芡实薏苡仁粥

组成：山药、芡实、薏苡仁各 30g，大枣、花生、桂圆肉各 20g，粳米 200g。

制法：以上食材、药材加水适量，入锅内共煮成粥。

功效：健脾补血。

用途：适用于脾虚血亏之经行头晕、月经过少、月经后期。

16. 补气养血止痛粥

组成：黄芪 15g，当归 15g，白芍 12g，泽兰 12g，糯米 100g，红糖 10g。

制法：将黄芪、当归、白芍、泽兰洗净，加水适量煎煮 15 分钟，去渣取汁，加入糯米煮粥，熟时加入红糖即可。

功效：补气血，健脾胃，止疼痛。

用途：适用于虚证痛经。

17. 栗子山药枸杞粥

组成：栗子 50g，山药 50g，枸杞子 30g，粳米 100g。

制法：栗子去皮壳，山药去皮切片。枸杞子、大米洗净，与栗子、山药同煮成粥，加入少许盐或糖调味即成。

功效：滋肾阴，固冲任。

用途：适用于肾阴虚所致的赤白带下。

18. 车前子茯苓粥

组成：车前子 20g，茯苓 30g，蒲公英 30g，粳米 100g，白糖 15g。

制法：将车前子、蒲公英洗净，用纱布包好，放入锅中，加水适量煮沸，煮沸 10 分钟后捞出。茯苓压成细粉，放入锅中再加入淘洗干净的粳米，以大火煮沸，放入白糖和之前煮好的车前子、蒲公英搅匀，改用小火，煮至成粥。

功效：清热除湿，消肿止带。

用途：适用于湿热下注所致的带下黄臭、阴痒、小便黄浊。

19. 生地黄茅根藕节粥

组成：生地黄 30g，白茅根 30g，藕节 30g，生山药 30g，阿胶 10g，糯米 80g。

制法：将生地黄、白茅根、藕节、生山药洗净，切碎，糯米淘洗干净，同入锅内，加水适量同煮成粥，阿胶烊化后兑入，搅匀即成。

功效：清热凉血止血。

用途：适用于血分蕴热之月经先期、月经过多、崩漏。

20. 黑芝麻核桃木耳粥

组成：黑芝麻 30g，核桃仁 30g，黑木耳 10g，粳米 100g。

制法：将黑芝麻、核桃仁、粳米淘洗干净，与泡发后的黑木耳一同捣碎，入锅熬成粥。

功效：润燥滑肠，清热通便。

用途：适用于妊娠大便不通。

21. 枸杞菊花车前益母草粥

组成：枸杞子 30g，怀菊花 15g，车前子 15g，益母草 30g，粳米 60g。

制法：上述 4 味中药洗净，入锅内加水适量，煮沸 10 分钟，去渣取汁，加入粳米熬煮成粥。

功效：清肝明目，息风止眩。

用途：适用于妊娠高血压综合征。

22. 赤小豆鲤鱼粥

组成：赤小豆 100g，鲤鱼 500g，茯苓 15g，粳米 100g。

制法：鲤鱼去鳞、鳃及内脏，洗净，入锅加水适量煮熟，将鱼刺挑出，再将赤小豆、茯苓、粳米淘洗干净入锅内同煮成粥。

功效：利水消肿。

用途：适用于经行肿胀、妊娠水肿。

23. 寿胎粥

组成：菟丝子 20g，桑寄生 10g，川续断 10g，阿胶（烊化）10g，桑椹 10g，糯米 50g。

制法：上述 5 味中药洗净，入砂锅内加水适量，煮沸 10 分钟，去渣取汁，再入糯米，熬取成粥。

功效：补肾安胎。

用途：适用于习惯性流产。

24. 益母山楂粥

组成：益母草、山楂各 30g，粳米 50g。

制法：益母草、山楂洗净入锅内，加水 500ml，煎煮 10 分钟后，去渣取汁，再加入淘净之粳米熬煮成粥。

功效：养血活血，化瘀止痛。

用途：适用于产后腹痛、产后恶露不下。

25. 猪蹄丝瓜粥

组成：猪蹄 2 只，丝瓜 100g，葱白 2 根，粳米 100g，麻油、精盐各适量。

制法：猪蹄洗净，切块，丝瓜洗净刮去硬皮，切片，葱白洗净切段。一同入锅内加水适量，大火煮开后，改小火煮至猪蹄熟烂即成，加入麻油、精盐调味。

功效：疏肝理气，通乳。

用途：适用于肝郁气滞所致的产后缺乳。

26. 公英地丁粥

组成：蒲公英 60g，紫花地丁、金银花各 30g，粳米 100g，白糖适量。

制法：上述 3 味中药洗净，入锅加水适量，煎煮 5 分钟后去渣取汁，加入粳米煮成粥，加白糖调味。

功效：清热解毒。

用途：适用于产后急性乳腺炎初期。

27. 参芪当归生姜羊肉汤

组成：生晒参 10g，黄芪 15g，当归 15g，生姜 30g，羊肉 500g。

制法：上述 3 味中药与羊肉同煮至羊肉烂熟后加入生姜及少量调料。

功效：补气养血。

用途：适用于气血不足之月经后期、月经过少、闭经、痛经。

28. 当归黑豆牛肉汤

组成：当归 20g，黑豆 30g，牛肉 100g。

制法：将黑豆炒熟，牛肉切片。将当归与黑豆、牛肉一起放入锅内，加适量清水煮熟，再加入调料即成。

功效：温补脾肾，养血调经。

用途：适用于气血虚弱之月经后期、月经过少、月经先后不定期。

29. 归芪茯苓乌鸡汤

组成：当归、黄芪、茯苓各 10g，乌骨鸡 1 只。

制法：乌骨鸡活杀去毛及内脏，洗净，将上述 3 味中药放入鸡腹内缝合，入砂锅内加水 1000ml，大火煮开改小火炖至烂熟，去药渣后调味。

功效：健脾益心养肝。

用途：适用于气血两虚型月经后期、月经过少、痛经、闭经等。

30. 黑木耳菠菜汤

组成：黑木耳 30g，菠菜 200g，葱白 1 根，精盐、植物油各适量。

制法：黑木耳泡发，择洗干净，菠菜洗净，切段，葱白洗净，切段。把炒锅置大火上烧热，加入植物油烧六成热时下入葱花炒香，加入清水烧沸，下黑木耳、菠菜、精盐，煮 5 分钟即成。

功效：益气养血，生津止渴，滋阴补肾。

用途：适用于月经过多、月经先期、缺铁性贫血。

31. 山萸菟丝牛肉汤

组成：山茱萸 15g，菟丝子 15g，当归 10g，白芍 10g，陈皮 6g，生姜 10g，大枣 15g，牛肉 150g，精盐适量。

制法：将牛肉洗净，斩成小块，其他用料洗净，生姜捣烂备用。全部放入锅内，加水适量，大火煮开后改小火炖至牛肉熟烂，加精盐调味即可。

功效：补养肝肾，调经止痛。

用途：适用于肝肾亏损之月经过少、月经后期、痛经、闭经。

32. 威灵仙炖猪肾

组成：猪肾 1 个，威灵仙 10g，精盐适量。

制法：将威灵仙粉碎成细末。猪肾剖开，去除白色筋膜，洗净，加入威灵仙和精盐，放入蒸碗中，加开水适量，隔水蒸炖 2 小时即成。

功效：补肾散寒止痛。

用途：适用于经行身痛。

33. 当归木耳炖羊肉

组成：当归 30g，鸡血藤 30g，黑木耳 50g，生姜 15g，羊肉 500g，精盐适量。

制法：将黑木耳泡发、洗净，羊肉洗净切成薄片，均放入锅中，加水煮沸，除去浮沫，然后将黑木耳羊肉汤倒入砂锅内，加入当归、鸡血藤和生姜，炖至羊肉熟烂，加入精盐调味即成。

功效：养血活血，补虚止痛。

用途：适用于血虚型经行身痛、产后身痛等。

34. 首乌枸杞鹌鹑汤

组成：制何首乌 30g，枸杞 30g，活鹌鹑 1 只，生姜 15g，大枣 10 枚。

制法：将活鹌鹑宰杀，去毛洗净，生姜洗净切片，其他用料洗净。全部放入砂锅内，加清水适量，小火炖至熟烂，加精盐调味即成。

功效：滋补精血。

用途：适用于经行头痛、产后身痛、月经过少、月经后期。

35. 猪肉莲子芡实汤

组成：猪肉 200g，莲子 50g，芡实 50g，茯苓 30g，精盐适量。

制法：将猪肉洗净切块，与莲子、芡实、茯苓一同放入锅内，加水适量，煨汤，熟后加少量精盐调味即成。

功效：补肾健脾，宁心安神。

用途：适用于经行泄泻。

36. 山药茯苓莲子炖猪肚

组成：山药 100g，茯苓 50g，莲子 30g，猪肚 1 个，精盐适量。

制法：将猪肚去肥脂，用精盐和生粉擦洗干净，入沸水，除去黏液。茯苓、莲子洗净，山药去皮、切片。一并放入猪肚中，用绳扎好切口，入砂锅中，加水 1500ml，慢火炖至烂熟，加入食盐和其他调料调味后即成。

功效：健脾和中，祛湿止带。

用途：适用于脾虚湿盛之白带过多、经行泄泻。

37. 益气生精汤

组成：黄芪 30g，人参 10g，山药 30g，香菇 30g，麻雀脑 5 个，母鸡 1 只，黄酒 30g，生姜 10g，葱白 1 根。

制法：母鸡宰杀后去毛及内脏，洗净，与麻雀脑一同入锅，加水适量，煮七成熟时，加入黄芪、人参、山药、香菇及佐料，用小火煨烂，出锅即可。

功效：益气生精，养血助孕。

用途：适用于气血两虚之月经后期、月经过少、闭经、不孕。

38. 龙马首乌童子鸡

组成：海龙 10g，海马 10g，制何首乌 15g，黄精 15g，未打鸣之小公鸡 1 只，虾仁 15g，料酒、食盐、葱、姜各适量，水淀粉 15g，清汤 500ml。

制法：小公鸡宰杀后去毛及内脏，洗净切块，放沸水内焯一下捞出，与海龙、海马、虾仁、葱、姜、清汤适量，装入小盆内，上笼蒸至熟烂；制何首乌及黄精用纱布包好，以剩余之清汤煮 10 分钟左右捞出，入淀粉勾芡收汁，浇在鸡块上即可。

功效：补肾壮阳，益气生精。

用途：适用于肾阳虚所致婚久不孕、小便频数、崩漏、带下过多。

39. 桃仁莲藕炖猪骨

组成：桃仁 10g，莲藕 250g，猪骨 500g，精盐适量。

制法：桃仁去皮，莲藕洗净，切片，猪骨切块，共放锅内，加水 500ml，大火煮开，改小火慢煮 1~2 小时，加入精盐调味即成。

功效：活血化瘀，补血生精。

用途：适用于产后发热。

40. 韭菜炒羊肝

组成：韭菜 100g，羊肝 150g，葱、生姜、食用油、精盐各适量。

制法：韭菜洗净切段，羊肝洗净切片，炒锅烧热，放油，入羊肝爆炒后出锅，韭菜炒熟，与羊肝混匀，加入葱、姜、精盐，调味后即成。

功效：补肝肾，益精血。

用途：适用于月经过少、月经后期、月经先后不定期。

41. 藕汁鸡蛋羹

组成：鲜藕汁 100g，三七粉 5g，鸡蛋 1 个，益母草膏 15g。

制法：将鸡蛋打入碗内，加三七粉，用筷子搅匀。将藕汁倒入锅内，加开水 200ml，煮沸后搅入鸡蛋和益母草膏，酌加食油、精盐、味精等佐料，煮至鸡蛋熟即可。

功效：凉血止血，活血化瘀。

用途：适用于肝经郁热所致的月经先后无定期。

42. 木耳烩鲤鱼

组成：黑木耳 50g，鲤鱼 1 条，芹菜、生姜、蒜末、精盐、味精各适量。

制法：黑木耳泡发，鲤鱼去鳞及内脏，洗净，芹菜洗净切丝，生姜、大蒜切碎。将炒锅放火上加热，放入植物油，待油热时倒入木耳、生姜、蒜末等，翻炒几下出锅备用。将植物油倒入炒锅烧热，入鲤鱼煎炸至熟，加精盐、清水少许，焖至鱼肉熟透后，再将炒熟的木耳等加入拌炒即成。

功效：补气养心，凉血止血。

用途：适用于健忘失眠、月经过多、月经先期、赤白带下。

43. 红白豆腐

组成：鸭血 500g，豆腐 250g，鸡汤 1000g，小辣椒 1 个，生姜、大蒜、葱花、食用植物油、精盐、黄酒、味精、胡椒粉、麻油各适量。

制法：将鸭血洗净切成 2cm 见方的丁，豆腐切成同样大小的丁，入沸水内焯一下待用。生姜及大蒜切成末，小辣椒切成菱形小片待用。炒锅上火，放油烧热，把生姜末、蒜末及小辣椒入锅煸香，注入鸡汤，用适量精盐、黄酒、味精调味，倒入鸭血丁和豆腐丁，烧热至沸腾，一起倒入砂锅中，加盖用小火煨 10 分钟，撒入胡椒粉和葱花，滴上几滴麻油即成。

功效：气血双补。

用途：适用于月经过少、月经后期。

44. 银耳豆腐珍珠丸

组成：水发银耳 50g，豆腐泥 100g，鸡蛋清 3 个，熟火腿片 10g，小白菜叶 25g，干淀粉 25g，精盐 3g，味精 2.5g，黄酒 25g，葱姜汁 3g，熟鸡油 15g，猪骨汤 1000ml。

制法：将水发银耳去根蒂，洗净后撕成小片；豆腐泥一同放入大碗中，加味精、鸡蛋清、干淀粉、精盐，搅拌上劲，再挤成核桃大小的丸子，入开水锅中煮熟，捞出盛入大汤碗内。汤锅置大火上，加入猪骨汤，放入水发银耳、熟火腿片、小白菜叶烧沸，下葱姜汁、黄酒，淋入熟鸡油，放入豆腐丸，装汤盘内即成。

功效：健脾养胃，生津润燥。

用途：适用于经行泄泻，带下过多。

45. 扁豆花馄饨

组成：白扁豆花 30g，猪里脊肉 250g，小麦粉 250g，葱、生姜、胡椒粉、精盐、味精各适量。

制法：将白扁豆花、猪里脊肉、葱、生姜、胡椒粉、精盐、味精按常法制馅，再用面粉做成面皮，包成馄饨，下沸水煮熟食用。

功效：健脾和胃，解暑祛湿。

用途：适用于脾虚湿盛所致的带下病等。

46. 凉拌三鲜

组成：马齿苋、空心菜、芹菜各 200g，精盐、味精、白糖、醋、麻油各适量。

制法：将马齿苋、空心菜、芹菜洗净，入开水中焯一下后捞出，加入佐料搅拌均匀即成。

功效：清热解毒，除湿止带。

用途：适用于湿毒型带下病。

47. 啤酒炖牛腩

组成：白萝卜、南瓜各 50g，桂圆 20g，牛腩肉 500g，黄油 30g，面粉 20g，啤酒、精盐、味精、白糖、猪油、牛肉汤、葱、生姜各适量。

制法：将牛腩肉剁成块，热水烫两遍后洗净，白萝卜、南瓜、桂圆用油盐水浸过。锅内加入黄油化开，放入面粉炒黄，加牛腩肉块、葱、生姜、啤酒炖至七成熟，再加入白萝卜、南瓜、桂圆炖至肉烂味浓，加入精盐、味精、白糖、啤酒调味即成。

功效：补气养血。

用途：适用于崩漏、月经先期、月经过多、贫血。

48. 鳜鱼补养汤

组成：鳜鱼 1 条，黄芪 15g，党参 15g，山药 30g，当归 12g，黄酒 30ml，葱、生姜、精盐、味精适量。

制法：将鳜鱼剖杀去鳞、鳃及内脏，洗净备用。黄芪、党参、当归、山药入布袋内扎紧口，与鳜鱼一同入锅，再加黄酒、葱、生姜、精盐、味精和清水适量，先用大火煮开，再转用小火炖 15 分钟，捞出药袋即成。

功效：调补气血，健脾益胃。

用途：适用于崩漏、月经先期、月经过多、产后缺乳。

49. 核桃仁炒丝瓜

组成：核桃仁 100g，丝瓜 200g，植物油、生姜末、精盐、味精、黄酒、湿淀粉、鸡油、鸡汤各适量。

制法：将丝瓜洗净，去皮，切成片，核桃仁放入沸水中浸泡后捞出，剥去皮。炒锅上火，放油烧热，下生姜末炒香，投入丝瓜、核桃仁，煸炒片刻，加入精盐、黄酒、鸡汤、味精，翻炒一下，再用湿淀粉勾芡，淋上鸡油，出锅装盘即成。

功效：清热润肠，补肾强腰。

用途：适用于妊娠便秘、产后大便难。

50. 栗子核桃黑豆炖猪肾

组成：猪肾 2 个，栗子 50g，核桃仁 30g，黑豆 30g，精盐、葱、生姜、味精、黄酒各适量。

制法：将猪肾剖开，除去筋膜，洗净血水，捞出控干，切成片，栗子去皮，核桃仁及黑豆洗净，与猪肾一同放入砂锅内加水适量，大火烧开，转小火炖 1 个小时左右至肉烂熟，加入葱花、姜末、精盐、黄酒、味精调味后即成。

功效：补肾助阳，强壮腰膝。

用途：适用于妊娠腰痛、产后身痛。

51. 鸡腿香菇炖豆腐

组成：鸡腿肉 100g，香菇 50g，豆腐 100g，花雕酒 30ml，葱、生姜、精盐、味精、植物油各适量。

制法：将鸡肉洗净，切丝，香菇洗净，豆腐切块。炒锅烧热，放入植物油烧热，放入葱花、生姜末炒香，放入鸡肉丝、香菇、豆腐、花雕酒、精盐、味精，加水适量，烧沸后改小火炖 10 分钟，出锅即成。

功效：健脾益胃，润燥解毒。

用途：适用于围产期痔疾、妊娠便秘、产后大便秘结。

52. 海鲜白玉羹

组成：鱿鱼 30g，海参 30g，虾仁 30g，豆腐 250g，鸡蛋 1 个，韭黄 15g，胡椒粉、盐、味精、麻油、淀粉各适量。

制法：将海参、鱿鱼、虾仁、豆腐分别切成 1cm 见方的小丁，并用开水烫一下后捞出。韭黄洗净，切成 1.5~2cm 长的段备用。锅内放入汤烧开，下入鱿鱼、海参、虾仁、豆腐及胡椒粉、精盐、味精等稍煮，然后用湿淀粉勾芡，再将鸡蛋打碎，入汤中搅匀，随后放入韭黄和少许麻油即成。

功效：健脑补肾，通经下乳。

用途：适用于产后缺乳、月经后期、月经过少、闭经。

53. 山药藕粉莲子羹

组成：生山药 50g，莲子 100g，藕粉 60g，白糖适量。

制法：将山药洗净去皮、切片，莲子洗净，浸泡发好，一起放入锅中，加清水适量，煮至熟透。再将藕粉倒入碗中用冷水搅成稀糊，慢慢下入锅中，边下边搅，再加白糖调味即成。

功效：补中益气，养心安神。

用途：适用于经行神志异常、妊娠心烦。

54. 桂圆莲子百合羹

组成：桂圆肉 20g，莲子 20g，百合 20g，冰糖 20g。

制法：先用开水浸泡莲子，脱去薄皮，百合洗净，开水浸泡。将桂圆肉与莲子、百合、冰糖倒入大碗中，加足水，上笼蒸透，即可食用。

功效：补益心脾，清心安神。

用途：适用于心脾两虚所致的经行失眠、妊娠心烦、月经后期、月经过少。

55. 十全大补糕

组成：党参 50g，白术 50g，茯苓 50g，当归 50g，白芍 50g，熟地黄 50g，黄芪 50g，肉桂 10g，川芎 30g，甘草 30g，炒麦芽粉 50g，面粉 50g，白糖 50g，发酵粉 10g。

制法：将上述 10 味中药洗净烘干，磨成细粉，再与麦芽粉、面粉、白糖一起加水和匀，加入发酵粉待发酵后做成薄块糕点，放烤箱内烤熟。

功效：健脾益气，养血调经。

用途：适用气血两虚之月经后期、月经过少、痛经、闭经。

56. 酸梅蒸鱼头

组成：酸梅 3 个，鲢鱼头 1 个，生姜丝 15g，白糖、精盐、豆豉、黄酒、植物油适量。

制法：将鲢鱼头去鳃，洗净，用刀斩成块，摆入盘中备用。酸梅去核，捣烂。豆豉洗净，捣碎。酸梅、豆豉、生姜丝装入碗中，加入豉油、植物油、精盐、白糖，调拌均匀，浇在鱼头上待用。取装有鱼头的盘子上笼，蒸熟后取出即成。

功效：补益脑髓，健脾和胃。

用途：适用于崩漏、月经先期、月经过多。

临床诊治篇

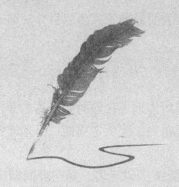

第七章　月经病

第一节　月经先期

月经周期提前1~2周，连续3个周期以上者，称为"月经先期"。本病可见于排卵型功能失调性子宫出血的黄体不健和盆腔炎症所致的子宫出血。

该病中医又称"经早""经行先期""经期超前"等。其主要病机是气虚和血热。气虚者，或素体虚弱，或饮食失节，或思虑过度，以致脾气亏损，统摄无权；或房劳多产，久病伤肾，使肾气亏损，封藏失职，冲任不固。血热者，或素体阳盛，又过食辛辣，或外感热邪，或素体阴虚，或情志内伤，郁而化热，热伤冲任，迫血妄行，以致月经提前而至。

【诊断要点】

（1）月经周期提前7天以上，连续3个周期以上者。可伴有月经过多。

（2）妇科检查盆腔无明显器质性病变者，多属排卵型黄体功能不健引起的子宫出血；若为盆腔炎症引起的月经先期，宫体多有压痛，附件多有增厚或有炎性包块存在。

（3）基础体温测定显示为双相，卵泡期短，仅7~8天，黄体期短于10天。

（4）诊断性刮宫术子宫内膜活检表明经期子宫内膜呈分泌期变化，或呈早期分泌期变化。

【鉴别诊断】

（1）月经先后无定期与月经先期均表现为行经时间基本正常，但月经先后无定期，月经来潮时间时而提前，时而错后，无固定周期；而月经先期之月经来潮时间只有提前，而无错后。

（2）经间期出血若月经来潮提前10天以上者，需与经间期出血相鉴别。经间期出血发生在排卵期，一般出血量较少，持续时间较短，可结合基础体温测量（BBT）加以判断。

（3）无排卵型功能失调性子宫出血月经先期伴有月经量多者，要注意与无排卵型功能失调性子宫出血（简称功血）相鉴别。功血为月经周期、行经时间、月经血量都发生严重紊乱，完全没有规律的子宫出血。而月经先期合并月经量多则表现为规律的月经周期，经血量多但行经时间基本正常。BBT提示功血多无排卵，而月经先期多有排卵。

【辨证要点】

月经先期的辨证，首先应辨月经量、色、质的差异，同时结合全身症状和舌脉。一般经期提前，月经量或多或少，色淡或色暗，质清稀，舌胖大或嫩，脉沉弱无力者，为气虚体；经期提前，量多或稍少，色红或紫红，质黏稠，时有血块，舌红或暗红，脉数或细数或弦者，为血热证。

【治疗方法】

（一）辨证论治

1. 脾气不足证

［证候］月经提前，经量增多，色淡质稀，神疲懒言，膨体困倦，或小腹空坠，面色萎黄，纳差，便溏，舌体淡胖有齿痕苔薄白，脉沉细无力。

［治法］益气健脾，固冲止血。

［方药］补中益气汤。黄芪 15g，党参 12g，炒白术 10g，陈皮 10g，山药 15g，茯苓 2g，升麻 6g，炙甘草 10g。月经量多或适值经期者，酌加煅龙骨（先煎）30g、煅牡蛎（先煎）30g、仙鹤草 15g。

2. 肾气亏虚证

［证候］经期提前，血量或多或少，色淡暗，质稀，腰膝酸软，头晕耳鸣，小便频数，面色晦暗，舌质淡，苔薄白或白润，脉沉细。

［治法］补益肾气，调理冲任。

［方药］归肾丸。熟地黄 15g，山药 15g，山萸肉 12g，茯苓 6g，当归 12g，枸杞子 15g，菟丝子 15g，炒白术 10g。伴畏寒肢冷者，加炮姜 6g、鹿角胶 10g、乌贼骨 15g、艾叶炭 10g。

3. 阴虚血热证

［证候］行经量少或量多，色红质稠，可见两颧潮红，咽干口燥，手足心热，舌红少苔，脉细数。

［治法］滋阴清热，凉血调经。

［方药］两地汤。生地黄 12g，地骨皮 12g，玄参 10g，麦冬 12g，白芍 12g，阿胶（烊化）10g，刺黄柏 15g，女贞子 15g，墨旱莲 15g。经量多者，加藕节 15g、地榆 12g；手足心热重者，加鳖甲 15g、白薇 10g。

4. 肝郁血热证

［证候］月经先期而至，血量或多或少，色紫红，质黏稠，或有乳房胀痛，胸

胁满闷，少腹胀痛，烦躁易怒，口苦咽干，舌质红苔薄黄，脉弦数。

［治法］疏肝解郁，清热凉血。

［方药］丹栀逍遥散。牡丹皮 12g，炒栀子 10g，当归 12g，赤芍、白芍各 10g，柴胡 10g，香附 10g，枳壳 10g，生甘草 6g。月经量多者，去当归，加煅牡蛎（先煎）24g、炒地榆 12g、藕节炭 12g；经行不畅，夹有血块者，加益母草 15g、三七 6g；失眠多梦者，加合欢皮 15g、夜交藤 15g。

5. 阳盛血热证

［证候］行经提前，量偏多，色鲜红或紫红，质黏稠，面红唇赤，心烦口渴，尿黄便干，舌质红苔黄，脉数或滑数。

［治法］清热凉血，调经止血。

［方药］清经散加味。牡丹皮 12g，地骨皮 12g，生地黄 15g，白芍 10g，茯苓 12g，炒地榆 10g，青蒿 10g，藕节炭 15g，白茅根 15g。痛经且经血色暗有块者，加炒蒲黄 10g、仙鹤草 12g、三七粉（冲）3g 以化瘀止血。

（二）中成药

（1）丹栀逍遥丸：每次 6g，每日 3 次，口服。用于月经先期之肝郁血热证。

（2）调经促孕丸：每次 9g，每日 2 次，口服。自月经周期第 5 天起连续服 20 天，3 个月为 1 个疗程。用于月经先期之气虚证。

（3）人参归脾丸：每次口服 1 丸（9g），每日 2 次，用于月经先期之脾气不足证。

（三）针灸治疗

1. 体针

（1）基本取穴：关元、血海、三阴交。

（2）加减：阳盛血热加曲池、太冲；肝郁血热加行间、地机；阴虚血热加然谷、复溜；脾气虚加脾俞、公孙；肾气虚加肾俞、太溪。

（3）针刺方法：关元直刺 0.5~1 寸，血海直刺 0.5~1 寸，三阴交直刺 0.5~1.5 寸，3 穴均用平补平泻法。曲池直刺 0.8~1.2 寸，太冲直刺 05~0.8 寸，两穴均用泻法。行间直刺 0.5~0.8 寸，用泻法。地机直刺 0.5~0.8 寸，用平补平泻法。然谷直刺 0.5~0.8 寸，用平补平泻法。复溜直刺 0.8~1 寸，用补法。脾俞直刺 0.5~0.8 寸，公孙直刺 0.5~0.8 寸，两穴均用补法。肾俞斜刺 0.5~0.8 寸，太溪直刺 0.5~0.8 寸，两穴皆用补法。

2. 耳针

（1）基本取穴：子宫、内分泌、卵巢、肝、脾、肾。

（2）针刺方法：每次取 2~3 穴，中等刺激，留针 15~20 分钟，隔日 1 次，也可耳穴埋针。

（四）西医治疗

（1）醋酸甲羟孕黄体功能不足：可在黄体期补充黄体酮：嘱患者在基础体温上升的第 2 天开始口服醋酸甲羟孕酮，每次 4mg，每日 2 次，连续口服 10 天。

（2）卵泡发育障碍致黄体功能不健：可嘱患者口服己烯雌酚 0.525mg 或 17B 雌二醇 1mg 或妊马雌酮 0.625mg，从月经结束后第 5 日开始，连续口服 20~22 天。

（3）盆腔炎症引起的出血：应予抗炎。如替硝唑胶囊，每次口服 0.2g，每日 1~2 次；克林霉素注射液，每日 1.2g，静脉滴注。

【预防与调护】

（1）注意节制饮食，勿过食辛辣、肥腻等助湿生热之品，以免损伤脾胃，影响摄血功能。

（2）劳逸结合，不宜过度劳累或剧烈运动，以防脾肾亏虚致封藏失司。

（3）保持心情愉快，避免七情过极，五志化火，热扰冲任而致经行先期。

第二节　月经后期

月经周期延后 7 天以上，甚至四五十天以上为一个周期而行经，称为"月经后期"。或称"经迟""经行后期"。多见于不同程度的排卵功能不良。月经后期伴经量过少，常可发展为"闭经"。其主要病机为虚、实两个方面。虚者可因久病体虚，营血不足；或长期慢性失血，饮食不当，劳倦过度，损伤脾胃，生化之源不足；或素体阳虚，或久病阳衰，均可导致血源不足，脏腑失于温养，影响血的生化与运行，使血海不能如期满溢，而致月经后期。实者可因外感寒邪、痰湿蕴结或素多忧思抑郁，气不宣达，可使寒凝或气滞，血行受阻，冲任气血运行不畅，血海不能如期满溢，而致月经后期。

【鉴别诊断】

（1）月经先后不定期：此病月经周期缩短或延长不定，可交替错杂。月经后期者，月经周期有规律地表现为经行延迟，反复发生，不出现先期。若与先期错杂交替出现，则为月经先后不定期。

（2）早孕：受孕者月经停闭，尤其是月经稀发、月经不规律者早孕，应注意与月经后期鉴别。受孕后往往出现早孕反应。尿妊娠试验（＋），血 hCG 升高，B 超探查可见子宫增大，宫腔内有胎囊、胎芽、胎动等。

（3）并月：是生育期女性月经有规律的二月一行，不影响生育者。居经是月经三月一行，不影响生育，且身体健康，无其他不适。月经后期者，作为妇科的常见病，多伴有局部或全身不适的症状，或难以孕育。

【辨证要点】

月经后期的辨证，首先应辨月经量、色、质的差异，同时结合全身症状和舌脉。一般以月经后期而行，伴量少，色淡红，舌质淡，脉细弱者为血虚证；以月经延后，量少色暗有血块，苔白，脉沉紧者为血寒证；以月经后期，量少色淡，质清稀，小腹隐痛，喜用热敷，舌淡，苔白，脉沉细弱者为虚寒证；以月经后期，量少色暗，或有血块，苔薄，脉弦者为气滞证。挟瘀者，经行下腹胀痛较甚，舌质紫暗或有瘀斑；以经期错后，量少，色淡，质黏，舌淡胖，苔白腻，脉滑者为痰湿证。

【治疗方法】

（一）辨证论治

1. 肾虚证

［证候］经期错后，量少，色淡，质清稀，腰酸腿软，头晕耳鸣，带下清稀，面色晦暗，或面部色斑。舌淡色暗，苔薄白，脉沉细。

［治法］补肾益气，养血调经。

［方药］大补元煎。人参 10g，山药 15g，熟地黄 12g，杜仲 15g，当归 15g，山茱萸 12g，枸杞子 15g，炙甘草 6g。月经量少者，酌加紫河车 6g、肉苁蓉 15g、丹参 15g 以养精血，促行经；带下量多者，酌加鹿角霜 10g、金樱子 12g、芡实 15g 以固涩止带；月经错后过久者，酌加肉桂 3g、牛膝 15g 以温经活血，引血下行。

2. 血虚证

［证候］经期错后，量少，色淡质稀，小腹空痛，头晕眼花，心悸失眠，皮肤不润，面色苍白或萎黄。舌淡，苔薄，脉细无力。

［治法］补血养营，益气调经。

［方药］人参养荣汤。人参 10g，白术 10g，茯苓 15g，炙甘草 6g，当归 15g，白芍 12g，熟地黄 12g，肉桂 3g，黄芪 15g，五味子 6g，远志 10g，陈皮 9g，生姜 3 片，大枣 5 枚。月经过少者，去五味子，酌加丹参 15g、鸡血藤 30g；经行小腹隐隐作痛者，重用白芍，酌加阿胶（烊化）10g、香附 10g。

3. 血虚寒证

［证候］经期错后，量少，色淡质稀，小腹隐痛，喜热喜按，腰酸无力，小便

清长，面色苍白。舌淡，苔白，脉沉迟无力。

［治法］温经扶阳，养血调经。

［方药］大营煎。当归 15g，熟地黄 10g，枸杞子 15g，炙甘草 6g，杜仲 15g，牛膝 12g，肉桂 3g。经行小腹痛者，酌加巴戟天 12g、小茴香 10g、香附 10g；虚甚者，加人参 10g。

4. 血实寒证

［证候］经期错后，量少，经色紫色暗有块，小腹冷痛拒按，得热痛减，畏寒肢冷。舌苔白，脉沉紧或沉迟。

［治法］温经散寒，活血调经。

［方药］温经汤。人参 10g，当归 12g，川芎 10g，白芍 10g，肉桂 6g，莪术 10g，牡丹皮 10g，甘草 6g，牛膝 12g。经行腹痛者，加小茴香 10g、香附 10g、延胡索 10g 以散寒止痛；月经过少者，酌加丹参 15g、益母草 20g、鸡血藤 20g 以养血活血调经。

5. 气滞证

［证候］经期错后，量少，经色暗红或有血块，小腹胀痛，精神抑郁，胸闷不舒。舌质淡红苔薄白，脉弦。

［治法］理气行滞，活血调经。

［方药］乌药汤。乌药 10g，香附 10g，木香 10g，当归 15g，白芍 10g，川芎 10g，熟地黄 10g，甘草 6g，砂仁 3g。小腹胀痛甚者，酌加莪术 6g、延胡索 10g；乳房胀痛明显者，酌加柴胡 10g、川楝子 10g、王不留行 15g；月经过少者，酌加鸡血藤 20g、丹参 15g。

6. 痰湿证

［证候］经期错后，量少，色淡，质黏。头晕，心悸气短，脘闷恶心，带下量多。舌淡胖，苔白腻，脉滑。

［治法］燥湿化痰，活血调经。

［方药］芎归二陈汤。陈皮 10g，半夏 10g，茯苓 15g，甘草 6g、生姜 3 片，川芎 10g，当归 15g。脾虚食少，神倦乏力者，酌加人参 10g、白术 10g；脘闷呕恶者，酌加砂仁 3g、枳壳 10g；白带量多者，酌加苍术 10g、车前子 15g。

（二）中成药

（1）艾附暖宫丸：每日 2 次，每次 6g，吞服。经前 2 周服，用于虚寒型月经后期。

（2）益母草膏：每日 2 次，每次 2 匙（或冲剂 1~2 包）温开水调服。经前有腹胀、腹痛时即服，或经行量少、血行不畅时服用。

（3）调经活血片：每日 2~3 次，每次 5 片，吞服。经前二周服。用于气滞或气滞挟瘀者。

（4）乌鸡白凤丸：每日 3 次，每次 3g，吞服。经后服，用于血虚兼腰酸、带多者。

（5）十全大补丸：每日 3 次，每次 3g，吞服。经后服，用于气血虚弱者。

（三）针灸治疗

1. 体针

（1）基本取穴：气海、气穴、三阴交。

（2）加减：血虚加脾俞、膈俞；肾虚加肾俞、太溪；实寒加天枢、归来；虚寒加命门、肾俞；气滞加太冲、蠡沟。

（3）针刺方法：气海直刺 0.5~1.0 寸，血虚、肾虚、虚寒等虚证用补法或加灸法，实寒用灸法，气滞用泻法；气穴直刺 0.8~1.2 寸，用平补平泻法；三阴交直刺 0.5~1.0 寸，用平补平泻法。脾俞斜刺 0.5~0.8 寸，用补法；膈俞斜刺 0.5~0.8 寸，用补法；肾俞斜刺 0.5~0.8 寸，用补法；实寒者加灸法；太溪直刺 0.5~0.8 寸，用补法。命门直刺 0.5~1.0 寸，用补法或加灸法；天枢直刺 0.8~1.2 寸，归来直刺 0.8~1.2 寸，两穴均加用灸法；太冲直刺 0.5~0.8 寸，用平补平泻法；蠡沟直刺 0.5~0.8 寸，用泻法。

2. 耳针

（1）基本取穴：子宫、卵巢、内分泌、肝、脾、肾、皮质下、盆腔。

（2）针刺方法：每次选择 2~4 个穴位，毫针刺，施捻转手法，每日 1 次，每次留针 15~30 分钟。或用胶布将王不留行籽贴在上述穴位上，每日定时按压 4~6 次。

（四）西医治疗

（1）孕激素疗法：黄体酮每日 1 次，每次 20mg，肌内注射，连续注射 3~5 天；或口服醋酸甲羟孕酮，每日餐前服 10mg，连服 5~7 天，停药后可出现撤退性出血。

（2）人工周期疗法：口服己烯雌酚，于月经第 5 天开始，每晚口服 1 次，连续服用 20 天，至第 16 天，每日加服醋酸甲羟孕酮 10mg（或肌内注射黄体酮 10mg）5 天。

【预防与调护】

（1）月经后期应及时治疗，一般情况预后良好，可恢复正常月经周期。如不按计划治疗，本病可发展成闭经。尤其是 40 岁以上女性，多次人流手术，影响子宫内膜功能和卵巢功能，久而卵巢早衰，提早绝经。

（2）月经期间应调饮食，慎起居。避免受寒、淋雨、涉水及过食生冷，不宜多吃盐，不宜多食辛辣，不宜饮浓茶和咖啡。

（3）劳逸结合，经前经期不宜过度紧张、劳累或剧烈运动，并保持心情愉快。

（4）避免经期同房、游泳等，减少计划外妊娠、人工流产等可能导致冲任受损，固摄失司的情况发生。注意生活习惯，不宜坐浴，不宜穿紧身裤。

第三节　月经先后不定期

月经周期有时超前，有时延后均在 7 天以上者，称为"月经先后不定期"，又称"经乱"。本病相当于西医的功能失调性子宫出血，多见于青春期初潮 1 年内和围绝经期。

其主要病机是冲任调节气血功能失衡，而致血海的蓄溢失常。病因以肝郁和肾虚为多见。肝郁者情志抑郁，影响肝的疏泄和藏血功能，导致血海蓄溢的功能失调有时疏泄过度，则月经先期，有时疏泄不及，则月经后期。肾虚者因素体肾气不足或久病失养或年近围绝经期，肾的功能衰弱，藏泄失常，冲任失调，血海的蓄溢功能紊乱而致月经或先或后。

【诊断要点】

（1）月经周期紊乱，提前或延后 7 天以上，连续出现三个月经周期以上，但月经的经期和经量基本正常。

（2）育龄期女性表现月经后期时，首先要排除妊娠可能。

（3）辅助检查：基础体温测定、B 超、子宫内膜活检及血内分泌检查有助于诊断。

【鉴别诊断】

崩漏：月经先后无定期虽有月经周期紊乱，先后交替不定，但经行持续时间正常，在 3~7 天内自止。而崩漏者无周期可循，经行来去不定，多少不定，周期、经期、经量皆紊乱。

【辨证要点】

月经先后无定期的辨证主要根据患者月经血量、色、质及兼证综合分析。一般以经量多少不定，有块，色暗红，小腹胀满，连及胸胁，甚至情志抑郁者辨为肝郁证；经量偏少，色淡质清稀，腰骶酸痛，小便频数等属肾虚证。

【治疗方法】

（一）辨证论治

1.肾虚证

［证候］经行或先或后，量少，色淡，质稀。头晕耳鸣，腰酸腿软，小便频数。舌淡，苔薄，脉沉细。

［治法］补肾益气，养血调经。

［方药］固阴煎。人参10g，熟地黄12g，山药15g，山茱萸12g，炙甘草6g，五味子9g，菟丝子15g。腰骶酸痛者，酌加杜仲12g、巴戟天12g；带下量多者，酌加鹿角霜9g、沙苑子12g、金樱子12g。

2.肝郁证

［证候］经行或先或后，经量或多或少，色暗红，有血块，或经行不畅。胸胁、乳房、少腹胀痛，精神郁闷，时欲太息，嗳气食少。舌质正常，苔薄，脉弦。

［治法］疏肝解郁，和血调经。

［方药］逍遥散。柴胡9g，当归15g，白芍12g、白术10g，茯苓12g，甘草6g，薄荷4.5g，生姜6g。经来腹痛者，酌加香附10g、延胡索10g；夹有血块者，酌加泽兰15g、益母草15g；有热者，加牡丹皮12g、栀子12g；脘闷纳呆者，酌加枳壳10g、厚朴10g、陈皮6g；兼肾虚者，酌加菟丝子15g、熟地黄12g、续断15g。

（二）中成药

（1）六味地黄丸：每日2次，每次5g，吞服。用于偏肾阴虚者。

（2）乌鸡白凤丸：每日2次，每次3g，吞服。用于肝肾两虚者。

（3）左归丸：每日2次，每次3g，吞服。用于肾虚者，偏肾阴虚。

（4）右归丸：每日2次，每次3g，吞服。用于肾虚者，偏肾阳虚，有畏寒等症状。

（5）逍遥丸：每日2次，每次5g，吞服。用于肝郁者。如兼肾虚者，可与乌鸡白凤丸或六味地黄丸等同服。

（三）针灸治疗

1.体针

（1）基本取穴：气海、三阴交。

（2）加减：肝郁加太冲、期门；肾虚加肾俞、阴谷；脾虚加脾俞、足三里。

（3）针刺方法：气海直刺0.5~1.0寸，肝郁用泻法，肾虚用补法；三阴交直刺

0.5~1.0 寸，用平朴平泻法；太冲直刺 0.5~0.8 寸，期门斜刺 0.5~0.8 寸，两穴均用平补平泻法；肾俞斜刺 0.5~0.8 寸，阴谷直刺 0.8~1.2 寸，两穴均用补法；脾俞斜刺 0.5~0.8 寸，足三里直刺 0.5~1.2 寸，两穴均用补法。

2. 梅花针

（1）叩刺部位：足太阴脾经、足少阴肾经、足厥阴肝经、冲脉与任脉在脐以下腹部及腰骶部的走行路线。

（2）叩刺方法：中等强度刺激，每日叩刺 1 次。

（四）西医治疗

（1）黄体功能不足：可在黄体期补充黄体酮。如在基础体温上升的第 2~3 日起口服醋酸甲羟孕酮，每次 4mg，每日 2 次，连续口服 10 日。

（2）卵泡发育障碍致黄体功能不健：可于月经第 5 日起，每日口服 1 次己烯雌酚 0.25mg，连服 20~22 日为一个周期。

【预防与调护】

（1）注意节制饮食，勿过食辛辣、肥腻等助湿生热之品，以免损伤脾胃，影响摄血功能。

（2）劳逸结合，经前经期不宜过度紧张劳累或剧烈运动。

（3）保持心情愉快，避免不良的情志刺激。

第四节　经期延长

月经周期基本正常，行经时间 7 天以上，甚或 14 天方止者，称为"经期延长"。又称"经水不断""经事延长"等。黄体萎缩不全、黄体发育良好但萎缩时间延长导致子宫内膜不规则脱落、盆腔炎、子宫内膜炎等均可引起本病。

本病主要因瘀血阻滞冲任，新血不得归经或阴虚内热，虚火妄动，扰动血海或气虚不能摄血导致。

【诊断要点】

（1）月经周期正常，但行经时间延长，长达两周。

（2）黄体萎缩不全者，妇科检查多无明显器质性病变；慢性盆腔炎者，宫体有压痛，附件增厚压痛。

（3）基础体温测定（BBT）呈双相，但高温相下降缓慢。

（4）经期第 5~6 日行诊断性刮宫，内膜呈增生期和分泌期反应。

【鉴别诊断】

（1）崩漏：阴道流血淋漓不断，易与经期延长相混淆。但崩漏出血时间超过14天，伴月经周期紊乱；经期延长者行经时间虽在7天以上，但往往在2周内停止，且月经周期正常。

（2）妊娠引起的出血流产或异位妊娠表现为阴道流血，有时出血同月经量，时间7天以上，应与经期延长相鉴别。前者有停经史，尿妊娠免疫检查为阳性，并伴有恶心、呕吐等早孕反应。经期延长者无停经史，尿妊娠试验为阴性。

【辨证要点】

主要根据月经的量、色、质及全身症状综合分析。一般经量或多或少，经色紫暗，有血块，伴腹痛拒按者，属血瘀证；量少，色鲜红，质稠，伴口干咽燥、手足心热或潮热颧红者，属虚热证；经量多，色淡，质稀，伴倦怠乏力，气短懒言，小腹空坠者，属气虚证。

【治疗方法】

（一）辨证论治

1. 血瘀证

［证候］经血淋漓八九日至十余日方净，量少或量多，色紫暗，有块，小腹疼痛拒按，舌质紫暗或有瘀斑瘀点，脉弦涩。

［治法］活血化瘀止血。

［方药］桃红四物汤。桃仁10g，红花10g，当归12g，川芎10g，熟地黄15g，白芍2g，生蒲黄（包）10g，五灵脂10g。血瘀化热，兼见大便干结、口渴心烦者，加生地黄15g、白茅根30g、藕节炭10g以清热化瘀止血。

2. 阴虚血热证

［证候］月经持续八至十余日，量少，色红，质稠。咽干口燥，或有潮热颧红，或见五心烦热。舌红少津，少苔或无苔，脉细数。

［治法］养阴清热止血。

［方药］两地汤。生地黄15g，玄参15g，白芍12g，麦冬15g，阿胶（烊化）10g，地骨皮10g，女贞子15g，墨旱莲12g。兼倦怠乏者，加太子参15g，黄芪15g，五味子10g以益气养阴。

3. 气虚证

［证候］经行过期不止，量多色淡，质稀，倦怠乏力，气短懒言，小腹空坠，

面色㿠白，舌淡苔薄，脉缓弱。

[治法] 益气摄血，固冲止血。

[方药] 举元煎。党参 15g，黄芪 5g，白术 12g，升麻 9g，炙甘草 6g，阿胶（烊化）10g，乌贼骨 15g。冲任不固者加炮姜 6g，山茱萸 10g，煅牡蛎（先煎）15g 以温经固涩止血。

（二）中成药

（1）补中益气丸：每次服 6g，每日 2~3 次。功能补中益气，升阳举陷。用于气虚证。

（2）归脾丸：每次服 1 丸（重 9g），每日 2 次。功能益气摄血。用于心脾两虚，不能摄血者。

（3）云南白药粉：每次服 0.25~0.5g，每日 3 次。功能化瘀止血，解毒消肿。用于血瘀证。

（4）宫血宁胶囊：每次服 1~2 粒，每日 3 次。功能凉血，收涩，止血。用于血热证。

（三）针灸治疗

（1）基本取穴：断红穴（握拳后，在第二、三掌指端下 1 寸，近中指侧 2 分处）。

（2）针刺方法：针尖向下（刺手食指指尖方向），进针 5 分，留针 15 分钟后出针。

（四）西医治疗

（1）孕激素：自下次月经来潮前 8 日起，每日肌内注射黄体酮 20mg 或口服醋酸甲羟孕酮 10~12mg，共 5 日。调节下丘脑-垂体-卵巢轴的反馈功能，使黄体及时萎缩，内膜完整脱落。

（2）人绒毛膜促性腺激素（hCG）：于基础体温上升后开始，隔日肌内注射 hCG 5000~10000 个单位，共 5 次。促进黄体功能。

【预防与调护】

（1）注意经期保健，经前、经期避免剧烈运动和重体力劳动。

（2）注意心理健康，保持心情愉快。

（3）经期不宜食用滋腻及寒凉食物或药物，以免滞血。

（4）注意预防计划外受孕，防止人流术后感染，减少盆腔炎的发病。

（5）加强体育锻炼，增强体质。

第五节　经间期出血

患者月经周期基本正常，凡在两次月经之间，即氤氲之时，有周期性的阴道出血发生，称为"经间期出血"。一般出血量不多，持续2~3天，多能自止。若出血量多，持续时间长，进一步可发展为崩漏。多见于育龄期女性。氤氲之时，重阴必阳，阳气内动。若体内阴阳调节功能正常，则能适应这一变化。若素有肾阴不足、湿热内蕴或有瘀血存留等，引动阳气，损伤血络，冲任不固，可致出血。

本病相当于西医学之排卵期出血。其发生多与患者排卵期雌激素高峰波动，子宫内膜失去雌激素的支援而出现的部分内膜脱落有关。

【诊断要点】

（1）子宫出血有规律地发生在两次月经中间，一般出血少于正常月经量。
（2）妇科检查盆腔正常。
（3）患者体温呈双相型体温，出血发生在体温曲线由低向高转化时。

【鉴别诊断】

（1）月经先期：月经周期缩短为14~21天，血量为正常月经偏多，基础体温下降至低温时出血；而经间期出血则发生于两次月经中间，血量少于正常月经量，持续时间短，在基础体温由低向高转化时出血。

（2）月经过少：月经周期正常，但月经量每次都少；经间期出血常发生在两次月经中间，有少量出血，月经量一般正常。

（3）赤白带下、经漏：无周期性，随时可以有少量出血；而经间期出血有周期性，发生在两次月经中间。

【辨证要点】

主要根据出血的量、色、质及全身症状进行辨别。若出血量少、色鲜红、质稠，伴腰酸腿软、五心烦热者，属肾阴虚证；若出血量稍多、色深红、质黏，伴平时带下量多色黄、小腹时痛者，属湿热证；若出血量或少或多，色紫黑或夹小血块，伴少腹胀痛或刺痛者，属血瘀证。

【治疗方法】

（一）辨证论治

1.肾阴虚证

［证候］经间期出血量少或稍多，色红，质稍稠，无血块。头晕耳鸣，腰酸膝

软，五心烦热，夜寐不安。舌质红少苔，脉细数。

［治法］滋肾养阴，固冲止血。

［方药］两地汤合二至丸。生地黄15g，玄参12g，白芍12g，麦冬15g，阿胶（烊化）10g，地骨皮12g，女贞子15g，墨旱莲12g。若兼见头晕、乏力心悸者，加太子参15g、炙黄芪15g以补气；胸闷烦躁，情志不畅者，加山栀子、合欢皮、灯心草以清泻心肝郁火。

2. 湿热证

［证候］经间期出血量稍多，色深红，质黏稠，无血块。或赤白带下，平时带下量多色黄，小腹时痛，神疲乏力，骨节酸痛，胸闷烦躁，纳差。舌苔黄腻，根部稍厚，脉弦细或滑数。

［治法］清热利湿，固冲止血。

［方药］清肝止淋汤。当归10g，白芍15g，生地黄15g，丹皮15g，黄柏10g，怀牛膝10g，醋香附10g，阿胶（烊化）10g，黄芩10g，黑豆20g。若出血多，去怀牛膝、当归，加藕节15g、侧柏叶10g祛湿凉血止血；骨节酸楚，湿盛者，加生薏苡仁、苍术各15g。

3. 血瘀证

［证候］经间期出血量少或稍多，色紫黑或有血块，少腹一侧胀痛或刺痛，胸闷烦躁，舌质紫暗或有瘀点，脉细涩。

［治法］化瘀止血。

［方药］逐瘀止血汤。当归尾10g，赤芍12g，生地黄15g，大黄12g，丹皮15g，枳壳12g，桃仁10g，炙龟甲10g，三七粉（冲服）3g。若出血偏多，去赤芍、当归，加失笑散祛瘀止血；腹痛明显者，加延胡索10g、川楝子10g理气止痛。

（二）中成药

（1）乌鸡白凤丸：每次服6g，每日2~3次。补肾涩精止血。用于肾阴虚证。

（2）宫血宁胶囊：每次服1~2粒，每日3次。凉血收涩止血。用于血热证。

（3）荷叶丸：每次服9g，每日2~3次。凉血止血。用于血热证。

（4）血府逐瘀口服液：每次服10ml，每日2~3次。化瘀止血。用于血瘀证。

【预防与调护】

（1）注意心理健康，保持心情舒畅。

（2）加强体育锻炼，增强体质。

（3）注意避孕，防止多次流产损伤冲任。

第六节　月经过多

连续数个月经期出血量较平常明显增多，但月经间隔时间及月经持续时间皆有规律，无经间出血、性交后出血者，称为"月经过多"。本病可见于功能失调性子宫出血、子宫肌瘤、盆腔炎症、子宫内膜异位症等生殖系统疾病。宫内节育器或凝血功能障碍也可诱发。

该病中医又称"经水过多"。其主要病因是气虚、血热和血瘀。气虚者素体虚弱，中气不振，脾失统摄，冲任不约，月经量多。血热者素体阳盛，七情过极，五志化火，或嗜食辛温，感受热邪，热伏血海，扰动胞宫，致经血量增多。血瘀者情志不遂，肝气郁结，或经行产后，感受外邪，阻滞胞脉气机，瘀血停留，积于脉络，新血不得循经，致经血量增多。

【诊断要点】

（1）月经量明显增多：一天的月经量在 80ml 以上，且连续 2 个周期以上者，可伴经期延长或缩短，但仍有规律。

（2）妇科检查及辅助检查：功能失调性子宫出血表现为排卵性月经过多，其周期正常，基础体温双相，阴道脱落细胞检查和血内分泌激素检查都提示雌激素偏高，妇科检查和 B 超检查无明显异常。放环后月经过多者在放环前月经基本正常，放环后出现月经过多，妇科检查和 B 超检查也无明显异常。子宫及其附件异常引起者，妇科检查和影像学检查可显示是否具有肿块、粘连等异常及异常部位。如果排除以上出血原因，应考虑是否有血液系统疾病或肝病等凝血功能障碍。

【鉴别诊断】

崩漏：崩漏与月经过多都表现为阴道下血量多。但崩漏者，月经周期紊乱，非时下血，如山崩地陷，不能自止；月经过多者，月经周期有规律，经行虽量多，但能自止，且月月反复，有规律可循。

【辨证要点】

以月经量多而周期、经期规律为辨证要点，结合经色和经质的变化以及全身的症候分辨虚实、寒热。一般以经行量多，经色淡红，质清稀，舌淡，苔薄，脉缓弱，为气虚证；以经行量多，色鲜红或深红，质黏稠，舌红，苔黄，脉滑数者为血热证；以经行量多，色紫色暗，质稠有血块，舌紫色暗或有瘀点，脉涩有力者为血瘀证。

【治疗方法】

（一）辨证论治

1. 气虚证

［证候］行经量多，色淡红，质清稀。神疲体倦，气短懒言，小腹空坠，面色㿠白。舌淡，苔薄，脉缓弱。

［治法］补气升提，固冲止血。

［方药］举元煎。人参10g，炙黄芪15g，炙甘草6g，炒升麻6g，炒白术10g。值经期者，酌加阿胶（烊化）10g、艾叶炭10g、乌贼骨15g、煅牡蛎（先煎）15g；伴经期延长者，加益母草20g、炒蒲黄10g；心悸不眠者，加炒枣仁10g、珍珠母15g；腰痛者，加炒杜仲10g、补骨脂10g、赤石脂10g。若患者失血较多，贫血较重，可用当归补血汤加减，重用黄芪。

2. 血热证

［证候］经行量多，色鲜红或深红，质黏稠。口渴饮冷，心烦多梦，尿黄便结。舌红，苔黄，脉滑数。

［治法］清热凉血，固冲止血。

［方药］保阴煎加炒地榆、槐花。生地黄15g，熟地黄15g，黄芩10g，黄柏10g，白芍15g，山药10g，续断10g，甘草6g，炒地榆10g，槐花15g。经血黏稠有腐臭味或平时白带淋漓，下腹坠痛者，重用黄芩、黄柏，酌加马齿苋15g、败酱草10g、生薏苡仁20g；热甚伤津，口干而渴者，酌加天花粉10g、玄参10g、麦冬12g以生津止渴。

3. 血瘀证

［证候］经行量多，色紫色暗，质稠有血块。经行腹痛，或平时小腹胀痛。舌紫色暗或有瘀点，脉涩有力。

［治法］活血化瘀，固冲止血。

［方药］桃红四物汤加三七、茜草。当归15g，熟地黄15g，白芍10g，川芎8g，桃仁9g，红花6g，三七9g，茜草10g。经行腹痛甚者，酌加延胡索15g、香附12g；血瘀挟热兼口渴心烦者，酌加黄芩12g、黄柏12g、炒地榆15g。

（二）中成药

（1）三七粉：每日3次，每次1.5g，冲服。可与其他止血药同服，加强止血作用。

（2）三七总苷片：每日3次，每次4~6片，出血减少后减量，改服3片，吞服。用于血瘀者。

（三）西医治疗

1. 药物治疗

（1）对无避孕要求或不愿意用激素治疗的患者，可选用抗纤溶药。如氨甲环酸 1g，2~4 次 / 天。或选用抗前列腺素（PG）合成药，如氟芬那酸 0.2g，3 次 / 天；甲芬那酸 0.5g，3 次 / 天。于月经第 1 天起服用，连续服用 5 天。

（2）对有避孕要求的患者，可选用内膜萎缩治疗。如使用左炔诺孕酮宫内释放系统，可以每日宫腔释放左炔诺孕酮 20μg，有效期 5 年。

（3）其他患者可选用达那唑治疗：每天 200mg，口服 2 个月后改为每周 2 次，每次 20mg。

2. 手术治疗

对药物治疗无效且无生育要求的患者，可手术切除子宫。或可采用经宫颈子宫内膜切除（TCRE）术，适用于不宜或不愿切除子宫且无生育要求者。

【预防与调护】

（1）保持心情愉快，防止七情过极，五志化火，热扰冲任而致月经过多。

（2）平时应注意饮食调养，保持机体正气充足，同时勿过食辛辣、肥腻等助湿生热之品，以免损伤脾胃，影响摄血功能。

（3）劳逸结合，经前经期不宜过度紧张、劳累或剧烈运动，以防脾肾亏虚，统摄、封藏失司。

（4）避免经期同房、游泳等，防止计划外妊娠、人工流产等可能导致女性冲任受损，固摄失司的事件发生。

（5）如已出现月经过多症状应及时就医，控制病情。

第七节 月经过少

月经周期基本正常，经量明显减少，甚至点滴即净，或经期不足两天，经量亦少者，均称为"月经过少"。本病常见于功能失调性子宫出血、多囊卵巢综合征、卵巢早衰、人流术后宫腔粘连等。

月经过少的病机有虚有实，虚者多因素体虚弱，大病、久病、失血或饮食劳倦伤脾，或房劳伤肾，而使血海亏虚，经量减少；实者多由瘀血内停，或痰湿壅滞，经脉阻滞，血行不畅，经血减少。

【诊断要点】

（1）月经周期基本正常，经量明显减少，不足 30ml，甚至点滴即净，或经期缩短不足两天，经量亦少。

（2）妇科及辅助检查：青春期或未生育者，盆腔检查或 B 超可见子宫小。经产女性注意检查有无子宫内膜的损伤。借助宫腔镜、子宫内膜病理检查有助诊断。

（3）有可引起本病的病史，如人流手术病史、服用特殊药物病史及妇科病史。

【鉴别诊断】

（1）激经：早期妊娠，仍每月按时少量行经，称为激经。激经是月经的生理变异，与月经过少不同。激经见于婚后月经规则者，突然月经减少，可有早孕反应，经妊娠试验，盆腔 B 超检查可资鉴别。

（2）经间期出血：经间期出血的出血量较月经减少，可误诊为月经过少。一般来说，月经过少者，反复连续有规律，每次经量均减少。经间期出血发生于排卵期，月经与经间期出血规律交替。基础体温测量（BBT）显示经间期出血见于低高温相转换时。

【辨证要点】

月经过少辨证主要依据月经血量、色、质及兼证综合分析。一般自初潮后月经血量一直较少，难以受孕，多属肾虚证；若久病损伤，身体虚弱，经血量由多转少，多属血虚证；若经行少腹疼痛，经血色紫暗或黑，多属血瘀证；若形体肥胖，带下量多，舌体胖大，则多属痰湿证。

【治疗方法】

（一）辨证论治

1. 肾虚证

［证候］经来量少，不日即净，或点滴即止，血色淡，质稀。腰酸腿软，头晕耳鸣，小便频数。舌淡，苔薄，脉沉细。

［治法］补肾益精，养血调经。

［方药］当归地黄饮加味。当归 15g，熟地黄 12g，山茱萸 12g，杜仲 15g，山药 15g，牛膝 12g，甘草 6g。形寒肢冷者，酌加肉桂 3g、淫羊藿 12g、人参 10g；夜尿频数者，酌加益智仁 12g、桑螵蛸 12g。

2. 血虚证

［证候］经来量少，不日即净，或点滴即止，经色淡红，质稀。头晕眼花，心悸失眠，皮肤不润，面色萎黄。舌淡，苔薄，脉细无力。

［治法］补血益气调经。

［方药］滋血汤加味。人参 10g，山药 15g，黄芪 15g，白茯苓 15g，川芎 10g，当归 15g，白芍 12g，熟地黄 12g，黄精 15g，枸杞子 15g。心悸失眠者，酌加炒枣仁 10g、五味子 10g；脾虚食少者，加鸡内金 10g、砂仁 3g。

3. 血寒证

［证候］经行量少，色暗红。小腹冷痛，得热痛减，畏寒肢冷，面色青白。舌色暗，苔白，脉沉紧。

［治法］温经散寒，活血调经。

［方药］温经汤加味。吴茱萸 6g，当归 12g，白芍 10g，川芎 10g，人参 10g，牡丹皮 10g，阿胶（烊化）6g，桂枝 10g，半夏 9g，麦冬 12g，生姜 3 片，甘草 6g。伴神疲乏力者，加黄芪 20g；面色㿠白者，加三仙胶 10g、鸡血藤 30g。

4. 血瘀证

［证候］经行涩少，色紫黑有块。小腹刺痛拒按，血块下后痛减，或胸胁胀痛。舌紫色暗，或有瘀斑紫点，脉涩有力。

［治法］活血化瘀，理气调经。

［方药］通瘀煎。当归尾 12g，山楂 10g，香附 10g，红花 10g，乌药 10g，青皮 10g，木香 6g，郁金 12g，桃仁 10g。少腹冷痛，脉沉迟者，酌加肉桂 3g、吴茱萸 6g；少腹疼痛伴低热不退，舌紫色黯，苔黄而干，脉数者，酌加牡丹皮 12g、栀子 10g、泽兰 15g。

5. 痰湿证

［证候］月经过少，色淡红、质稀或黏稠、夹杂黏液。形体肥胖，胸闷恶心，或带下量多黏稠。舌淡胖，苔白腻，脉滑。

［治法］燥湿化痰，活血调经。

［方药］苍附导痰丸。苍术 15g，香附 10g，法半夏 10g，茯苓 15g，陈皮 10g，炙甘草 6g，胆南星 10g，枳壳 12g，神曲 10g，当归 15g，川芎 10g，生姜 3 片。脾虚疲乏倦怠者，加白术 10g、山药 15g 以健脾祛湿。

（二）中成药

（1）指迷茯苓丸：每日 2 次，每次 5g，吞服。用于治疗月经过少兼痰湿。

（2）礞石滚痰丸：每日 2 次，每次 5g，吞服。用于治疗月经过少兼痰湿便秘。

（3）河车大造丸：每日 2 次，每次 3g，吞服。用于治疗月经过少之肾精不足证。

（4）调经活血片：每日 3 次，每次 5 片，吞服。用于治疗月经过少之气滞血瘀证。

（5）益母草膏：每日 3 次，每次 2 匙，开水冲服。用于治疗月经过少兼经行不畅。经前 2~3 日服。

（三）针灸治疗

1. 体针

（1）基本取穴：气海、血海、三阴交。

（2）加减：血虚加脾俞、足三里；肾虚加肾俞、太溪；血瘀加中极、地机；痰湿加丰隆、足三里。

（3）针刺方法：气海直刺 0.5~1.0 寸，血虚、肾虚者用补法，血瘀、痰湿者用泻法；血海直刺 0.8~1.0 寸，血虚、肾虚者用补法，血瘀、痰湿者用泻法；三阴交直刺 0.5~1.5 寸，用平补平泻法；脾俞斜刺 0.5~0.8 寸，足三里直刺 0.5~1.5 寸，两穴均用补法；肾俞斜刺 0.5~0.8 寸，太溪直刺 0.5~0.8 寸，两穴均用补法；中极直刺 0.5~1.0 寸，地机直刺 0.5~0.8 寸，两穴均用补法；丰隆直刺 0.5~1.5 寸，足三里直刺 0.5~1.5 寸，均用平补平泻法。

2. 耳针

（1）基本取穴：子宫、卵巢、附件、内分泌、肝、脾、肾、三焦、盆腔、交感、下腹。

（2）针刺方法：每日选择 3~5 个穴位，毫针刺，中等强度刺激，施捻转法，留针半小时。

【预防与调护】

（1）及时治疗原发病，经量可逐渐恢复正常。如为药物引起，应予以停药。

（2）月经期间应调饮食，慎起居。禁食生冷油腻，避免涉水、淋雨。

（3）劳逸结合，经前经期不宜过度紧张劳累或剧烈运动，保持心情愉快。

（4）避免经期同房、游泳等，减少人工流产等可能导致冲任受损的行为。

第八节　崩漏

崩漏指经血非时而至，或暴下不止，或淋漓不尽。前者称为崩中，后者称为漏下，二者常交替出现，且病机相同，但出血量和病势缓急有别。本病属于妇科常见病，又是疑难急重之症。本病相当于西医学生殖内分泌失调引起的无排卵型功能失调性子宫出血。治疗前应首先排除生殖系统炎症、出血性妊娠病及生殖器肿瘤，特别是子宫内膜癌症及癌前病变。

本病的主要病机为冲任二脉损伤，不能制约经血，胞宫藏泄失常。多因脾虚、肾虚、血热、血瘀所致。

【鉴别诊断】

1. 各类出血性月经病的鉴别

（1）月经先期：周期缩短，但有规律。经期正常，1周内多自行停止。周期＜21天。

（2）月经过多：周期正常（有规律）。经期正常，1周内多自行停止。血量过多。

（3）经期延长：周期正常（有规律）。经期延长，2周内多自行停止。经期＞7天。

（4）月经先后不定期：周期或先或后7~14天。经期正常，1周内多自行停止。周期不固定。

（5）经间期出血：周期正常（有规律）。经期正常，两次月经之间出血。量少＜3天。

（6）崩漏：周期紊乱（全无规律），经期异常，大出血或淋漓日久。出血不能自止。

2. 与出血性妊娠病的鉴别

（1）胎漏、胎动不安：妊娠期阴道少量出血与漏下证表现相同。但胎漏或胎不安者，孕前有停经史，伴早孕反应，出血前大多月经规律，经妊娠试验或B超检查可证实为早孕。漏下证则无早孕征象，并可追溯到月经不调病史。

（2）异位妊娠：其停经、早孕反应、阴道少量出血、妊娠试验阳性均与胎漏、胎动不安相似，易与漏下证混淆。除上述症状外，异位妊娠多有腹痛病史，B超检查宫腔内无妊娠囊，可见腹腔内出血或附件区包块；漏下证则无以上表现。

（3）堕胎、滑胎：发病前其早孕征象与正常妊娠相同；若发病则势急，阴道出血可由少至多，阵发性下腹坠痛，应与崩漏相鉴别，但前者随着组织物或胚胎排出，腹痛缓解、出血减少；崩漏则无以上改变。

3. 与产后病相鉴别

产后病在发病时间上有特异性，如新产后恶露持续20天不尽者，当诊为恶露不绝，而非漏下证。

4. 与妇科杂病相鉴别

（1）殖系统炎症：子宫内膜炎、内膜息肉、宫颈息肉和盆腔炎的出血表现，如同漏下证，应询问有无感染史、急性发作史、妇科手术史和接触性出血史，并通过妇科检查、诊断性刮宫手术或宫腔镜检查加以鉴别。

（2）生殖道创伤出血：出血发生于创伤之后，血色鲜红，血量因损伤范围及轻重而有多少之不同，多属新病急发，经详细询问病史与妇科检查，不难与崩漏相鉴别。

（3）生殖器肿瘤：生殖系统肿瘤引起的阴道出血，因部位不同而表现各异，需要借助妇科检查、宫腔诊断性刮宫手术（包括病理）、病灶活组织检查、盆腔区B超检查、肿瘤标志物测定等，方可与崩漏相鉴别。但诊断前应注意患者年龄、体质、出血性质与气味以及有无家族史。

5. 与内科出血性疾病相鉴别

再生障碍性贫血、血小板减少性紫癜等血液系统疾病的患者也可在月经期或异常阴道出血时导致崩漏发生。可借助血液学分析、肝肾功能化验、凝血因子检查，必要时行骨髓穿刺加以鉴别。

【辨证要点】

应根据出血的量、色、质等方面的情况，结合舌脉、病程与患者体质，辨别虚、实、寒、热。若见经血非时暴下不止或淋漓不断，色淡或暗，质清稀，神疲倦怠，头晕心悸，面色苍白，唇甲色淡，或腰膝酸软，眩晕耳鸣，舌质淡暗，脉虚细，多属脾虚、肾虚证；经血时多时少，色红或暗，质稍稠，兼有血块，腹痛，面赤口渴，烦躁，舌红或暗，舌有瘀斑，脉搏动有力或弦数者，多属血热、血瘀等虚实夹杂或偏实证。

崩漏辨证尚需注意患者不同的年龄阶段。青春期多先天肾气不足，或后天阳明蕴热；育龄期易见肝郁血热，气血不调，或虚实夹杂；断经前后，肾阴虚者居多，同时累及肝脾等脏腑，阴阳失衡，阴损及阳。

总之，崩漏一证，虚多实少，热多寒少，常言"久崩多虚，久漏多瘀"。崩为漏之甚，漏为崩之渐。暴崩者证急，漏下者证缓。漏下虽缓，日久耗损气血未必为轻，暴崩虽急，正气犹存未必言重。即使是火，亦是虚火，非实火可比，即使是瘀，亦挟正虚，非瘀滞实邪可比。

【治疗方法】

（一）辨证论治

由于崩漏轻重缓急不同，治疗崩漏当根据"急则治其标，缓则治其本"的原则，灵活采用塞流、澄源、复旧三法。还需考虑患者不同的年龄阶段、女性的生理特点及月经周期规律等因素，辨证施治。

塞流：即止血。暴崩之时，急当止血防脱。常用补气摄血之法，可选用独参汤、生脉散、参附汤，也可辨证运用十灰散、云南白药、紫地宁血散、三七粉等。但不可一味止血固涩，以免留瘀。同时可配合针灸止血。若血仍不止，可采用西医止血诸法，如诊断性刮宫。贫血甚者考虑输血。

澄源：乃正本清源，寻因治本。往往于出血量减少，病势渐缓时进行。当辨证论治，包括四诊八纲、辨证分型用药，使治疗更具有针对性；也含有鉴别诊断之内容。

复旧：善后调理，巩固疗效。复旧的依据是澄源，即在血止之后，谨守病机，辨证论治，以调整与恢复月经周期、维持正常经量为要。同时应考虑青春期、育龄期、围绝经期患者的不同特点，用药有所侧重，并注意全身调整，使气血充足，脏腑相资，冲任通盛，恢复月经之和顺。

在治疗崩漏的过程中，塞流、澄源、复旧虽各有侧重，但不能截然分开，当始终不离辨证论治这一宗旨。

1. 虚热证

[证候] 经血非时而下，或淋漓不断，或暴下不止，血色鲜红，质稍稠。烦热口干，颧红少寐，小便短赤，大便干结。舌红少苔，脉细数。

[治法] 滋阴清热，止血调经。

[方药] 两地汤。生地黄 12g，玄参 10g，白芍 12g，麦冬 10g，阿胶（烊化）12g，地骨皮 10g，墨旱莲 15g，五味子 9g，地榆炭 10g，茜草炭 10g。眩晕烘热，烦躁易怒者，加龟甲 15g、煅龙骨（先煎）30g 以柔肝养血止血。

2. 实热证

[证候] 经血非时而下，或淋漓不断，或暴下不止，色深红，血质稠。烦躁失眠，渴喜冷饮，头晕口臭，小便短赤，大便干燥。舌红苔黄，脉滑数。

[治法] 清热凉血，止血调经。

[方药] 清热固经汤。地榆 15g，生地黄 12g，地骨皮 12g，龟甲 15g，黄芩 0g，藕节 20g，焦栀子 10g，棕榈炭 10g，甘草 6g。心烦易怒者，加柴胡 10g、醋香附 10g 以疏肝清热。

3. 脾虚证

[证候] 经血非时而下，或淋漓不断，或暴下不止，色淡红，质清稀。面色苍白，或面浮肢肿，唇甲色淡，神疲体倦，气短懒言，四肢不温，纳呆便溏，小腹空坠。舌质胖淡，边有齿痕，苔白，脉沉弱或细数无力。

[治法] 健脾益气，止血调经。

[方药] 固本止崩汤。党参 15g，黄芪 15g，炒白术 15g，熟地黄 12g，炮姜 6g，乌贼骨 20g，仙鹤草 20g，炒山药 30g。经色淡红，头晕乏力明显者，加白芍 2g、阿胶（烊化）10g 以补血敛阴。

4. 肾气虚证

［证候］青春期或经断前后经血非时而下，或淋漓不断，或暴下不止，血色淡暗或淡红，质清稀。面色晦暗，目眶青黑，小腹空坠，腰膝酸软，眩晕耳鸣。舌质淡暗，苔白，脉沉细或沉弱，两尺无力。

［治法］补肾益气，止血调经。

［方药］固阴煎。党参 15g，熟地黄 12g，山药 15g，山茱萸 15g，菟丝子 15g，远志 6g，五味子 9g，桑寄生炭 15g，杜仲炭 15g，棕榈炭 15g。畏寒肢冷者，加炮姜 6g、制附子（先煎）10g 以温肾壮阳。

5. 肾阴虚证

［证候］经血非时而下，或淋漓不断，或暴下不止，血色鲜红，质稍稠。腰膝酸软，眩晕耳鸣，五心烦热，面赤少寐。舌红少苔，或有裂纹，脉细数。

［治法］滋肾养阴，止血调经。

［方药］左归丸。熟地黄 12g，山药 15g，枸杞 15g，山茱萸 15g，菟丝子 15g，鹿角胶 10g，龟甲胶 12g，女贞子 15g，墨旱莲 15g，地榆炭 10g。口干咽燥者，加生地黄 12g、麦冬 12g、白茅根 15g 以养阴生津。

6. 肾阳虚证

［证候］经血非时而下，或淋漓不断，或暴下不止，血色淡暗或淡红，质清稀。面色晦暗或面浮肢肿，目眶黧黑，腰膝酸软，眩晕耳鸣，畏寒肢冷，小便清长，夜尿频多。舌质淡暗，苔白润，脉沉细无力。

［治法］补肾温阳，止血调经。

［方药］右归丸。熟地黄 12g，山药 15g，山茱萸 15g，枸杞 15g，菟丝子 15g，鹿角胶 12g，杜仲炭 12g，制附子（先煎）10g，黄芪 15g，赤石脂 15g，覆盆子 15g。纳差，四肢欠温者，加吴茱萸 3g、干姜 6g 以健脾温中。

7. 血瘀证

［证候］经血非时而下，或淋漓不断，或暴下不止，或经停数月突发崩中漏下，崩与漏交替出现，反复发作，血色紫暗有块。小腹胀痛或刺痛拒按，血块排出后腹痛可缓解。舌质紫暗或有瘀点、瘀斑，脉涩或沉弦有力。

［治法］活血化瘀，止血调经。

［方药］逐瘀止崩汤。当归 12g，川芎 10g，三七粉（冲）3g，没药 6g，五灵脂 10g，牡丹皮炭 10g，炒丹参 15g，炒艾叶 10g，阿胶（烊化）12g，煅龙骨（先煎）15g，煅牡蛎（先煎）15g，乌贼骨 15g。若瘀而化热，口干口苦，月经血色红，量多者，加地榆 15g、茜草根 10g、马鞭草 12g 以清热化瘀止血。

（二）中成药

（1）荷叶丸：每次服1丸，每日3次。用于崩漏之血热证。

（2）人参归脾丸：每次服9g（1丸），每日2~3次。用于崩漏之心脾两虚证。

（3）补中益气丸：每次服6g，每日2~3次。用于崩漏脾虚证。

（4）宫血宁胶囊：每次服2粒，每日3次。用于崩漏血瘀证。

（5）生脉饮口服液：每次服10ml，每日3次。用于崩漏之气阴两虚证。

（三）针灸治疗

1. 体针

（1）基本取穴：关元、三阴交、隐白。

（2）加减：实热加曲池、血海；虚热加太溪、然谷；气虚加脾俞、足三里；肾阴虚加太溪、三阴交；肾阳虚加肾俞、交信；血瘀加太冲、大敦。

（3）针刺方法：关元直刺0.5~1.0寸；三阴交直刺0.5~1.5寸；隐白斜刺0.1寸；血热、血虚型用平补平泻法，气虚、肾虚型用补法。太溪直刺0.5~0.8寸；然谷直刺0.5~0.8寸，两穴均用平补平泻法。曲池直刺0.8~1.2寸，用泻法；血海直刺0.8~1.0寸，用平补平泻法。肾俞斜刺0.5~0.8寸，交信直刺0.8~1.0寸，两穴均用补法。太溪直刺0.5~0.8寸，三阴交直刺0.5~1.0寸，两穴均用平补平泻法。脾俞斜刺0.5~0.8寸，足三里直刺0.5~1.5寸，两穴均用补法。太冲直刺0.5~0.8寸，用泻法；大敦斜刺0.1寸，用平补平泻法。

2. 耳针

（1）基本取穴：子宫、内分泌、卵巢、皮质下。

（2）加减：青春期加肾；生育期加肝；围绝经期加脾肾。

（3）针刺方法：中等强度刺激，留针10~15分钟，每日1次，也可用埋针法。

3. 灸法

（1）取穴：神阙、隐白。

（2）配穴：百会。

（3）方法：用艾炷隔姜灸神阙，隐白各3~5壮。出血量多，甚至虚脱者加灸百会3~5壮。

（四）西医治疗

对不同年龄的患者应采取不同的治疗方法。一般青春期患者应以止血和调整周期为主，促进卵巢恢复排卵功能；围绝经期患者则应在止血后，加以调整全身机体状态、减少经量。

1. 激素止血

（1）雌激素：如己烯雌酚等。大量雌激素可迅速促进子宫内膜修复而止血，适用于青春期功血。一般可每次口服己烯雌酚 2~5mg，每日 3 次，出血量明显减少后，每 3 日减少 1/3 用药量，直至每日口服 1 次，每次 1~2mg，血止后 2 周开始每日口服 1 次醋酸甲羟孕酮 8~10mg，同时停药，停药后 3~7 日发生撤退性出血。

（2）孕激素：体内有一定雌激素水平时，可给孕激素，如醋酸甲羟孕酮、甲地孕酮及炔诺酮。大量孕激素可使增生期或增生过长的子宫内膜转化为分泌期，适用于围绝经期女性。临床多用炔诺酮 5~7.5mg，每 6 小时 1 次，一般用药 4 次后出血量明显减少或停止，改为 8 小时 1 次，再逐渐减量，每 3 日减量 1 次，每次减量至原用量的 1/3，直至 5mg，持续至血止后 20 天停药，停药后 3~7 天发生性出血。

（3）雄激素：雄激素有拮抗雌激素的作用，有一定止血作用。但大出血雄激素不能立即改变内膜脱落过程，也不能使其迅速修复，故单独使用效果不佳。

（4）激素联合应用：青春期功血多雌、孕激素使用，如口服短效避孕药每 6 小时 1 片，血止后按前述方法递减至维持量（每日 1 片），连用 20 天停药。围绝经期功血可用三合激素（黄体酮 12.5mg，雌二醇 1.25mg，睾酮 25mg）2ml 肌内注射，每 12 小时 1 次，血止后递减至每 3 日 1 次，连用 20 天停药。

2. 其他止血药

（1）维生素 K：每次服 4mg，每日 3 次。

（2）6- 氨基己酸：能抑制纤维蛋白溶酶原的启动因子，从而抑制纤维蛋白的溶解，起到止血作用。每日 1g/10kg 体重静脉滴注，连续 3 天。

（3）肾上腺色素缩氨脲水杨酸钠：能缩短止血时间，并使毛细血管的通透性降低。每次服 2.5~5mg，每日 3 次。

（4）酚磺乙胺：能促使血小板循环量增加，增加血小板功能及黏附性，缩短凝血时间。每次 1g 肌内注射；或每次服 0.25mg，每日 2~3 次。

3. 手术治疗

（1）诊断性刮宫：是围绝经期功血首选的止血措施。对少数久治不愈的青春期功血患者，亦需行诊断性刮宫以除外器质性病变并止血。

（2）子宫内膜破坏性手术：对经保守治疗无效，已无生育要求的功血妇女可行子宫内膜破坏性手术，去除子宫内膜功能层、基底层及部分浅肌层，使子宫内膜不能再生。

（3）子宫切除：适用于经保守治疗无效，又无生育要求的重症患者。年龄超过 40 岁，病理诊断为子宫内膜复杂性增生，甚至发展成为子宫内膜不典型增生，可以考虑行子宫切除术。

【预防与调护】

（1）注意个人卫生与经期防护，重视避孕与计划生育，减少感染机会和宫腔内手术操作，避免冲任或胞宫损伤。

（2）及时发现和治疗各种出血性月经失调，如月经先期，月经过多，经期延长或经间期出血，防止病情加重，发展为崩漏。

（3）加强个人修养，保持心情舒畅，培养良好心态，正确对待身体或情绪变化，及时调整。一旦发病，既不可忽视而延误治疗，也不可讳疾忌医而贻害性命。

（4）调节饮食，劳逸适度，房事有节，锻炼身体，增强抗病能力。

第九节　闭经

女子年龄超过 16 周岁尚未有初潮，或以往曾有月经，后某种病理性原因而月经停止 6 个月以上者，称为"闭经"。前者为"原发性闭经"，后者为"继发性闭经"。闭经病机不外虚实两类。虚者可因各种因素导致冲任亏损，精血不足，血海空虚，无血可下；实者因邪气阻隔，冲任不通，经血不得下行而致闭经。

少女初潮后一段时间内月经停闭；妊娠期或哺乳期的停经；围绝经期的停经及绝经；由于生活环境的突然改变而出现的 1~2 次月经停闭而不伴有其他不适，并且能自然恢复正常月经者，均属生理性月经停闭，不作病论。而先天性生殖器官发育异常或后天器质性损伤、肿瘤等严重病变导致的闭经，非药物治疗所能奏效，不属本节讨论范围。

【诊断要点】

（1）超过 16 周岁月经尚未初潮，或月经停闭 6 个月以上。许多患者无明显不适，也可伴有腰酸腿软，或头晕心悸，或五心烦热，或腹痛拒按，胸胁乳房胀痛，渐进性肥胖，不孕，或溢乳等。

（2）除外妊娠、哺乳、绝经期的闭经。

（3）根据妇科检查及 B 超检查等排除生殖器严重器质性病变。

【辨证要点】

首先要分清虚实。一般来讲，虚证者常由月经过少、月经后期发展成闭经，或年逾 16 周岁月经尚未初潮，病史较长，伴全身虚象及相应舌脉；实证者月经多突然停闭，病史较短。如伴头晕耳鸣，腰膝酸软，小便频数，舌淡红少苔，脉沉细无力，属肝肾不足；伴肢倦神疲，食欲不振，面色苍白，舌淡胖有齿痕，苔白腻，脉缓弱，属脾虚证；头晕眼花，心悸怔忡，少寐多梦，皮肤不润，面色萎黄，舌淡苔少，脉沉细，属血虚证；五心烦热，颧红盗汗，或骨蒸劳热，或咳嗽吐血，舌红少苔，脉细数，属阴虚血热证；如小腹胀痛拒按，精神抑郁，烦躁易怒，胸胁胀满，舌紫暗或有瘀点，脉沉弦或涩而有力，属气滞血瘀证；小腹冷痛拒按，得热痛缓，形寒肢冷，面色青灰，舌紫暗苔白滑，脉沉紧，属寒凝血瘀证；带下量多，色白质稠，形体肥胖，或面浮肢肿，胸脘满闷，舌淡胖苔白腻，脉滑，属痰湿证。

【治疗方法】

（一）辨证论治

1. 气血虚弱证

［证候］月经后期，量少色淡，质稀，继而停闭不行。头晕眼花，心悸气短，神疲乏力，或食欲不振，毛发无光，面色萎黄。舌淡苔少或薄白，脉沉缓或虚数。

［治法］补气养血调经。

［方药］人参养荣汤。人参 10g，黄芪 15g，炒白术 10g，茯苓 12g，当归 12g，白芍 12g，熟地黄 15g，鸡血藤 20g，远志 6g，陈皮 9g，五味子 9g，桂心 6g，炙甘草 6g。血虚肾亏者，加鹿角霜 10g、紫河车 10g 以补肾填精。

2. 阴虚血热证

［证候］多由月经过少渐至经闭。五心烦热，颧红盗汗，或骨蒸劳热，或咳嗽唾血。舌红少苔，脉细数。

［治法］滋阴清热，养血调经。

［方药］加减一阴煎。生地黄 15g，熟地黄 15g，白芍 12g，麦冬 10g，知母 10g，地骨皮 15g，炙甘草 6g，黄精 15g，丹参 15g。虚烦潮热甚者，加青蒿 15g、鳖甲 15g 以滋阴清热除烦；咳嗽唾血者，加百合 15g、川贝母 12g、阿胶（烊化）10g 以养阴清热，润肺止咳。

3. 肝肾不足证

［证候］年逾 16 周岁月经尚未初潮，或初潮年龄较迟，继而闭经，或由月经后期、月经过少逐渐发展而成闭经。素体虚弱，腰膝酸软，头晕耳鸣。舌淡红少苔，脉沉细无力。

［治法］滋补肝肾，养血调经。

［方药］补肾丸。熟地黄 15g，山药 15g，山茱萸 10g，茯苓 12g，当归 12g，枸杞 15g，杜仲 12g，菟丝子 15g，鸡血藤 20g，怀牛膝 15g。闭经日久兼畏寒肢冷者，加肉桂 6g、紫河车 10g 以温肾助阳；潮热盗汗者，加地骨皮 15g、鳖甲 12g 以滋阴清热。

4. 气滞血瘀证

[证候] 月经停闭 6 个月以上。少腹胀痛拒按，胸胁、乳房胀痛，烦躁易怒。舌紫暗有瘀斑苔薄白或黄，脉沉弦。

[治法] 理气活血，祛瘀通经。

[方药] 膈下逐瘀汤。当归 15g，川芎 10g，赤芍 12g，桃仁 10g，红花 10g，枳壳 12g，延胡索 10g，五灵脂 10g，牡丹皮 15g，乌药 10g，香附 10g，甘草 6g。少腹胀痛明显者，加川楝子 15g、延胡索 10g 以行气止痛；胸胁、乳房胀痛明显者，加郁金 15g、醋香附 10g 以通络止痛。

5. 寒凝血瘀证

[证候] 感寒后骤然闭经，小腹疼痛拒按，得热痛减，形寒肢冷，舌紫暗苔白，脉沉紧或沉弦。

[治法] 温经散寒，活血通经。

[方药] 少腹逐瘀汤。小茴香 10g，干姜 6g，延胡索 10g，没药 10g，当归 15g，川芎 10g，肉桂 10g，赤芍 10g，蒲黄 10g，五灵脂 10g。小腹冷痛甚者，酌加艾叶 10g、淫羊藿 10g 以增温经散寒之力。

6. 痰湿阻滞证

[证候] 月经后期，量少，继而闭经。形体肥胖，胸脘满闷，头晕目眩，呕恶多痰，倦怠乏力，带下量多，色白如涕。舌淡苔白腻，脉沉滑。

[治法] 化痰祛湿，活血通经。

[方药] 苍附导痰丸。苍术 15g，香附 12g，法半夏 12g，石菖蒲 15g，茯苓 12g，陈皮 10g，制南星 10g，枳壳 15g，当归 15g，川芎 10g，神曲 10g，生姜 10g。痰湿化热，带下色黄者，加生薏苡仁 20g、黄柏 10g 以清热利湿；肾虚夹痰者，加仙茅 10g、淫羊藿 10g、狗脊 12g 以温肾助阳。

（二）中成药

（1）八珍益母丸：每次服 1 丸，每日 2 次。用于闭经之气血虚弱证。

（2）少腹逐瘀胶囊：每次服 3 粒，每日 3 次。用于闭经之寒凝血瘀证。

（3）血府逐瘀口服液：每次服 10ml，每日 3 次。用于闭经之气滞血瘀证。

（4）大黄䗪虫丸：每次服 1 丸，每日 2 次，用于瘀血内停所致的闭经。

（5）二陈丸：每次服 9~15g，每日 2 次。用于闭经之痰湿阻滞证。

（三）针灸治疗

1. 体针

（1）基本取穴：气海、三阴交、足三里、中极、血海、三阴交。

（2）加减：气血虚弱者加脾俞、膈俞；肝肾不足者加肾俞、肝俞、复溜；气滞血瘀者加地机、太冲；痰湿凝滞者加丰隆、阴陵泉。

（3）针刺方法：气海直刺 0.5~1.0 寸，用补法；三阴交直刺 0.5~1.5 寸，用补法；足三里直刺 0.5~1.5 寸，用平补平泻法；脾俞斜刺 0.5~0.8 寸，膈俞斜刺 0.5~0.8 寸，两穴均用补法；肾俞斜刺 0.5~0.8 寸，肝俞斜刺 0.5~0.8 寸，复溜直刺 0.8~1.0 寸，三穴均用补法；中极直刺 0.5~1.0 寸，血海直刺 0.8~1.0 寸，两穴均用泻法；三阴交直刺 0.5~1.5 寸，用平补平泻法；地机直刺 0.5~0.8 寸，太冲直刺 0.5~0.8 寸，两穴皆用泻法；丰隆直刺 0.5~1.2 寸，阴陵泉直刺 0.5~0.8 寸，两穴均用平补平泻法。

2. 梅花针

闭经时间短者，宜取胸夹脊 5~12 椎两侧穴、中脘穴及腰骶部的穴位等进行叩击。闭经时间长，伴有神疲腰酸，小腹疼痛者，可叩击腰骶部、下腹部、带脉区、腹股沟等部位以及中脘、关元、三阴交等穴。经过治疗，月经来潮后，宜继续治疗一段时间以巩固疗效，此时可叩击脊柱两侧、带脉区、腰骶部等部位。

（四）西医治疗

1. 预防调护

加强身体锻炼，合理安排生活、工作。避免精神紧张，消除不良刺激，加强营养，清除体内其他慢性疾病。

2. 病因治疗

先天畸形如处女膜闭锁、阴道横膈、阴道闭锁等以及患卵巢或垂体肿瘤者，可行手术治疗；宫颈宫腔粘连者可扩张宫腔、分离粘连；对于多囊卵巢可采用腹腔镜下电凝或激光穿刺打孔等手段治疗，也可行卵巢楔形切除术。

3. 性激素治疗

对先天性卵巢发育不全、卵巢功能早衰的患者，可用雌激素替代治疗法治疗。方法同雌孕激素试验。

4. 诱发排卵

适用于下丘脑功能失调，有内源性雌激素而无排卵者。从月经周期第 5 天开始口服克罗米芬 50mg，每日 1 次，连续 5 天，停药后 3~8 天排卵。如未排卵则于用药第 20 天黄体酮 20mg 肌内注射，每日 1 次，连续 5 天，使其发生撤退性出血，于出血的第 5 天开始第 2 个周期的用药。如未排卵，下个周期克罗米芬可加至 100mg，每日 1 次，连续 5 天。

第十节 痛经

痛经为患者在月经前后或经期出现腹痛、腰酸或其他不适，影响患者的工作和生活质量。痛经有"原发性痛经"和"继发性痛经"之分，前者无生殖器官器质性病变，又称"功能性痛经"，后者为生殖器官器质性病变所致，如子宫内膜异位症、子宫腺肌病、盆腔炎等，又称"器质性痛经"。本节仅讨论原发性痛经。

本病有虚实之分。虚者为冲任、胞宫、胞脉失煦或失于濡养，不荣则痛。引起虚证病机变化的主要因素有阳虚内寒、气血不足和肝肾亏损。实者为气血不通，瘀阻冲任、胞宫、胞脉，经期经血流通受阻，不通则痛。引起其病机变化的主要因素有寒凝、湿热、气滞等。

【鉴别诊断】

本病需要与其他疾病引起的经期或经行前后腹痛相鉴别。如急性阑尾炎、结肠炎、膀胱炎、卵巢囊肿蒂扭转、异位妊娠等。其他疾病引起的腹痛与月经周期无关，无伴随月经周期反复发作的特点。如异位妊娠输卵管破裂时患者突感下腹一侧剧烈疼痛，呈撕裂样痛，既往经行无腹痛，或与既往经行腹痛表现不同，且有短暂停经史，妊娠试验阳性。此外，痛经发病一般无腹肌紧张或反跳痛，经后疼痛缓解。当患者腹痛性质、程度明显有别于以往经行腹痛征象，或腹部触及肌紧张或反跳痛体征者，必须仔细询问病史，结合妇科检查和相关检查，做出准确的诊断。

【辨证要点】

主要根据疼痛的时间、性质、部位、程度，并结合月经的量、色、质及舌脉来判断。

（1）疼痛时间：一般痛在经前或经期第1~2天者，多为实证；痛在经后或经后几天者，多为虚证。

（2）疼痛性质：冷痛、绞痛、刺痛、胀痛、灼痛并拒按者，多属实；隐痛、坠痛并喜按，为虚；其中冷痛、绞痛，拒按喜暖，为实寒；冷痛，喜按喜暖，属虚寒；灼痛拒按，得热反剧，为实热；胀甚于痛，时痛时止，为气滞；痛甚于胀，刺痛，持续作痛，属血瘀。

（3）疼痛部位：肝脉循行于少腹绕阴器，痛在一侧或双侧少腹或连及阴部，多属肝郁气滞；小腹为胞宫居所，刺痛在小腹正中多属胞宫血瘀；胞脉系于肾，小腹正中隐痛连及腰脊，多属肾虚。

（4）疼痛程度：疼痛剧烈，坐卧不宁，腹部拒按，多为实证；腹痛隐隐，小腹下坠，喜揉喜按，多为虚证。

【治疗方法】

（一）辨证论治

1. 气血两虚证

［证候］经后下腹隐痛，或小腹及阴部空坠，喜按。伴神疲乏力，气短懒言，或纳少便溏。月经量少、色淡、质稀、无块。舌质淡，苔薄白，脉细弱。

［治法］益气养血，调经止痛。

［方药］圣愈汤加减。生晒参 12g，黄芪 15g，当归 15g，川芎 10g，熟地黄 12g，白芍 12g，延胡索 10g。头晕眼花，心悸失眠者，加阿胶（烊化）10g、龙眼肉 10g 以养血安神。

2. 肝肾虚损证

［证候］经行第一二日内小腹隐痛。腰部酸痛，月经量少，色淡暗，质稀，或潮热，或头晕耳鸣。舌淡红苔薄白，脉细弱。

［治法］补益肝肾，养血止痛。

［方药］调肝汤。当归 15g，白芍 12g，山茱萸 12g，阿胶（烊化）10g，巴戟天 10g，怀山药 15g，炙甘草 6g。气短乏力者，加人参 10g、黄芪 15g 以补气健脾；腹痛甚者，加延胡索 10g，倍用白芍以行气活血，缓急止痛。

3. 阳虚内寒证

［证候］经期或经后小腹冷痛，喜按，得热痛减。月经量少，色淡，腰膝酸冷，小便清长，夜尿频多。舌淡暗，苔白润，脉沉。

［治法］补肾暖宫，温经止痛。

［方药］温经汤加味。吴茱萸 10g，当归 15g，白芍 12g，川芎 10g，党参 15g，生姜 9g，麦冬 10g，半夏 10g，牡丹皮 12g，阿胶（烊化）10g，桂枝 10g，小茴香 10g，艾叶 6g，甘草 6g。小便清长，夜尿频多者，加益智仁 10g、补骨脂 15g 以温肾缩尿。

4. 寒凝血瘀证

［证候］经前数日或经期下腹冷痛或绞痛，按之痛甚，得热痛减；甚或手足不温，月经量少，色淡，有血块；舌质暗苔白腻，脉沉紧或沉弦。

［治法］温经散寒，祛瘀止痛。

［方药］少腹逐瘀汤。小茴香 10g，干姜 10g，延胡索 10g，没药 10g，当归 15g，川芎 10g，肉桂 6g，赤芍 12g，蒲黄 10g，五灵脂 10g。冷汗淋漓，四肢不温，痛甚而厥者，加制附片 10g、艾叶 6g 以温通阳气。

5.气滞血瘀证

[证候] 经前数日或经期下腹胀痛拒按，胸胁、乳房胀痛，月经量少，或经行不畅，经色紫暗，有血块，舌质紫暗，脉弦。

[治法] 理气活血，通络止痛。

[方药] 膈下逐瘀汤。当归 15g，川芎 10g，赤芍 10g，桃仁 10g，红花 10g，枳壳 10g，延胡索 10g，五灵脂 10g，牡丹皮 10g，乌药 10g，香附 10g，甘草 6g。痛甚，恶心呕吐者，加黄连 6g、生姜 3 片、吴茱萸 4.5g 以和胃降逆止呕。

6.湿热蕴结证

[证候] 经前数日或经期下腹灼痛，拒按，有灼热感，或伴腰骶疼痛，低热起伏，月经色暗，质稠有块；平时带下量多，色黄，质稠，有异味，舌红苔黄腻，脉弦数。

[治法] 清热祛湿，化瘀止痛。

[方药] 清热调血汤加味。败酱草 15g，红藤 15g，生薏苡仁 30g，牡丹皮 10g，黄连 6g，生地黄 15g，当归 15g，白芍 12g，川芎 10g，桃仁 10g，红花 10g，莪术 10g，香附 10g，延胡索 10g。月经过多者，加地榆 10g、槐花 10g 以凉血止血。

（二）中成药

（1）八珍益母丸：每次 9g，每日 3 次，口服。功能补益气血，调经止痛。用于痛经之气血两虚证。

（2）妇科得生丹：每次 9g，每日 2 次，口服。月经前服用。功能疏肝理气，活血止痛。用于痛经之气滞血瘀证。

（3）痛经宝颗粒：每次 10g，每日 2 次，开水冲服。月经前 7 天开始服用，至月经后停服，3 个月经周期为 1 个疗程。功能理气活血，化瘀止痛。用于痛经之气滞血瘀证。

（三）针灸治疗

1.体针

（1）基本取穴：中极、地机、次髎。

（2）加减取穴：气滞血瘀加太冲、血海；寒凝胞中加水道、阴陵泉；湿热下注加曲泉、阴陵泉；气血虚弱加脾俞、足三里；肝肾虚损加肝俞、肾俞。

（3）针刺方法：中极直刺 0.5~1.0 寸，实证用泻法，虚证用平补平泻法，寒证用灸法。地机直刺 0.5~0.8 寸，次髎直刺 1.0~1.5 寸，两穴实证用泻法，虚证用平补平泻法。太冲直刺 0.5~0.8 寸，血海直刺 0.8~1.0 寸，两穴均用泻法。水道直刺 0.8~1.2 寸，阴陵泉直刺 0.5~0.8 寸，两穴均用平补平泻法。曲泉直刺 1.0~1.5 寸，阴陵泉直刺 0.5~0.8 寸，两穴均用泻法。脾俞斜刺 0.5~0.8 寸，足三里直刺 0.5~1.5

寸，两穴均用补法。肾俞斜刺 0.5~0.8 寸，肝俞斜刺 0.5~0.8 寸，两穴均用补法。

2. 耳针

（1）取穴：子宫、内分泌、交感、神门、卵巢、过敏点、肾。

（2）方法：每次选 2~4 个穴位，中等强度刺激，留针 15~20 分钟，每日 1 次。疼痛较甚者可用埋针法，埋针期间患者可自行按压穴位以增强刺激，也可用王不留行籽进行穴位贴敷，4~6 次 / 日。

3. 灸法

（1）取穴：中脘、下脘、神阙、气海、关元、天枢（双）。

（2）方法：用艾条温和灸，月经来潮时施灸，每日 1~2 次，每次每穴灸 15~20 分钟或隔姜灸 4~6 壮，每日 1 次，连续 3~5 日。

（四）西医治疗

（1）口服避孕药：口服避孕药可抑制排卵可降低血中前列腺素（PG）水平，达到治疗目的。90% 左右的患者能在服药期间解除症状。

（2）钙拮抗剂：钙拮抗剂可阻止钙离子通过细胞膜，从而抑制子宫收缩。如硝苯地平 10mg，每 6~12 小时口服 1 次，一般不作为首选药。主要不良反应为血压下降，心动过速、血管扩张性头痛及面部潮红。

（3）前列腺素合成酶抑制剂：阿司匹林每次 0.3g，每日 3 次；吲哚美辛每次 25mg，每日 3 次。上述二药可使前列腺素（PG）合成减少，但不能破坏已形成的前列腺素（PG），故应在经前 2~3 天开始服用，服至月经第 1~2 天。

【预防与调护】

（1）注意经前、经期保暖防寒，忌食生冷瓜果及冰冻饮料，不冒雨涉水，不久居潮湿之地。经前经期不得游泳。

（2）注意心理健康，保持心情舒畅。

（3）经期不宜用寒凉药物，以免滞血。

（4）加强体育锻炼，增强体质。

第十一节　经前期综合征

经前期综合征是指反复发生在黄体晚期的以影响患者日常生活和工作为特征的一组症候群。一般出现于经前 1~2 周，以经前 2~7 天症状最为明显，经后症状自然消失。症状严重者占患者总人数的 5%~10%。病因不明，可能由卵巢激素、中枢神经传递和自主神经系统失调等因素引起。

中医古代医籍对此无系统论述，但根据经前期综合征的主要症状，各书记载的"经行泄泻""经行水肿""经行头痛""经行发热""经行口糜"等症状与之相似。其主要病因病机为经前阴血下注血海，经期血海由满而溢，由盈而虚，使全身已经偏虚的阴血更显不足，如果患者禀赋或阴阳气血偏盛偏衰，脏腑更失濡养，气血更失调畅，故而发生经行诸症。经净之后，阴血渐复，气血调顺，脏腑功能恢复平衡，诸症随之消失。

【诊断要点】

本病无特异性的症状和实验室指标，一般根据症状与月经周期关系来判断，满足以下条件方可诊断。

特殊而短暂的与月经有关的症状，发生于黄体晚期而消失于卵泡期。常见症状有乳房胀痛、大便泄泻、眩晕头痛、肢体浮肿、经行发热、口舌糜烂、肢体关节疼痛、情志异常等。伴随月经周期反复发作为临床特征。西医学将相关症状归为3类：①全身症状：头痛、乳房胀痛、腹部胀满、肢体浮肿、体重增加、运动协调功能减退；②精神症状：急躁易怒、焦虑、抑郁、情绪不稳定、疲乏以及饮食、睡眠、性欲改变。

【鉴别诊断】

本病常见症状皆为内科症状，如浮肿、泄泻、眩晕、头痛等。易混同于内科疾病，因此鉴别诊断应抓住本病"随月经周期而发，经行即发作，经净即停止"的症状特点，强调发病与月经周期之间的密切关系。若症状见于平时，与月经周期无关，则不属于本病的范畴。

【辨证要点】

由于症状多样，证情复杂，无统一的辨证规律可循，但可根据临床表现，参考月经的量、色、质，结合脏腑辨证和气血辨证规律进行辨证。

【治疗方法】

本病的治疗，应以"虚者补之，实者泻之，热者清之，寒者温之"为基本原则。或补肾，或调肝健脾，或益气，或养血，或理气行滞，或活血化瘀，或清热凉血，或温经散寒。平时以辨证施治为主，经期着重对症治疗。

（一）辨证论治

1.经行头痛之血虚证

［证候］经期或经后头部绵绵作痛。头晕眼花，心悸少寐，神疲乏力，月经量

少，色淡质稀。舌淡苔薄白，脉细弱。

[治法]养血益气。

[方药]八珍汤。熟地黄15g，当归15g，白芍12g，川芎10g，党参15g，白术12g，茯苓15g，炙甘草6g。血虚肝旺，头胀痛耳鸣者，加桑叶10g、龟甲15g以清肝明目，滋阴潜阳。

2. 经行头痛之阴虚阳亢证

[证候]经前或经期头痛。甚或巅顶掣痛，头晕目眩，烦躁易怒，腰膝酸软，五心烦热，月经量少，色鲜红。舌红少苔，脉细数。

[治法]滋阴潜阳，平肝止痛。

[方药]杞菊地黄丸。熟地黄15g，山茱萸12g，山药15g，茯苓15g，牡丹皮12g，泽泻12g，枸杞15g，菊花10g。肝火炽盛，头痛剧烈，口苦，大便干燥者，加夏枯草12g、黄芩10g、决明子15g以清肝泻火。

3. 经行头痛之血瘀证

[证候]经前或经期头痛剧烈，痛如锥刺。或经行不畅，色紫暗有血块，小腹疼痛拒按，舌暗或舌边舌尖有瘀点，脉沉弦或弦涩。

[治法]活血化瘀，通络止痛。

[方药]通窍活血汤加减。赤芍12g，川芎10g，桃仁10g，红花10g，生姜9g，红枣15g，牛膝15g，麝香0.1g，白芷9g，葱白1根。经行不畅，小腹疼痛拒按者，加益母草15g、莪术10g、延胡索10g以行气活血，化瘀止痛。

4. 经行头痛之痰浊上扰证

[证候]经前或经期头痛头重，眩晕，胸闷泛恶，少食多寐，带下量多色白质黏。舌淡胖苔腻，脉濡滑。

[治法]健脾益气，化痰除湿。

[方药]半夏白术天麻汤。法半夏10g，白术15g，天麻10g，陈皮9g，茯苓15g，炙甘草6g，蔓荆子10g，生姜10g，大枣15g。痰郁化火，头目胀痛者，加黄芩10g、竹茹10g以清热涤痰。

5. 经行口糜之阴虚火旺证

[证候]经前或经期口舌生疮，糜烂疼痛。五心烦热，咽干口燥，潮热颧红，月经量少，色鲜红。舌红少苔，脉细数。

[治法]滋阴降火。

[方药]知柏地黄汤。熟地黄15g，山茱萸12g，山药15g，牡丹皮12g，泽泻10g，茯苓15g，知母10g，黄柏10g。月经量少者，加当归10g、制首乌15g、白芍15g以滋阴补血。

6. 经行口糜之胃热熏蒸证

［证候］经行口舌糜烂，口臭，口干喜饮，尿黄便结。月经量多，色深红。舌红苔黄厚，脉滑数。

［治法］清胃泻火。

［方药］凉膈散。生大黄6g，朴硝10g，甘草6g，栀子10g，薄荷6g，黄芩10g，连翘12g，淡竹叶10g。月经量多者，加茜草炭10g、益母草15g、生地黄15g以凉血止血。

7. 经行发热之阴虚证

［证候］经期午后发热。五心烦热，咽干口燥，两颧潮红，月经量少色红。舌红少苔，脉细数。

［治法］滋阴清热，凉血调经。

［方药］地骨皮饮。地骨皮10g，生地黄15g，牡丹皮15g，当归15g，川芎10g，白芍15g。阴虚潮热不退者，加鳖甲15g、青蒿12g、刺黄柏12g以滋阴退热。

8. 经行发热之血热证

［证候］经前或经期身热。心烦易怒，口干喜饮，尿黄便结，月经量多色红，质稠。唇红舌赤，脉滑数。

［治法］清热凉血调经。

［方药］清经散。生地黄15g，白芍12g，牡丹皮12g，地骨皮12g，青蒿10g，茯苓12g，炒地榆10g，藕节炭10g。月经过多者，加仙鹤草15g、炒槐花10g以凉血止血。

9. 经行发热之气血两虚证

［证候］经行或经后形寒发热，自汗，少气懒言，神以肢倦。舌淡苔薄白，脉虚缓。

［治法］益气养血。

［方药］十全大补汤。党参15g，黄芪15g，茯苓15g，炒白术10g，当归12g，熟地黄12g，炒白芍10g，川芎6g，炒山药15g，炙甘草10g。月经量多者，加煅龙骨、煅牡蛎（先煎）各30g，白及12g以收涩止血。

10. 经行发热之气滞血瘀证

［证候］经前或经后发热腹痛，拒按。月经量少色紫暗，有血块。舌质暗或舌边舌尖有瘀点或瘀斑，脉沉弦数。

［治法］理气活血，化瘀清热。

［方药］血府逐瘀汤。当归15g，赤芍15g，川芎10g，生地黄15g，桃仁10g，

红花 10g，枳壳 10g，柴胡 10g，牛膝 12g，桔梗 10g。腹痛明显者，加生蒲黄（包煎）10g、五灵脂 10g 以化瘀止痛。

11. 经行肿胀之脾肾阳虚证

［证候］经前或经期面浮肢肿，纳呆腹胀，大便溏薄，腰膝酸软。月经量多，色淡质稀舌质淡，苔薄白或白腻，脉濡细。

［治法］温肾健脾，化气行水。

［方药］苓桂术甘汤加味。茯苓 15g，桂枝 10g，白术 15g，炙甘草 6g，补骨脂 15g，巴戟天 10g，冬瓜皮 18g，白茅根 18g。月经量多者，加仙鹤草 15g、炮姜炭 6g、棕榈炭 10g 以温阳固涩止血。

12. 经行肿胀之气滞湿郁证

［证候］经前或经期肢体肿胀，随按随起。胸闷胁胀，小腹胀满，月经量少色暗红，有血块。苔薄白，脉弦细。

［治法］理气行滞，化湿消肿。

［方药］八物汤。当归 15g，川芎 10g，赤芍 15g，延胡索 10g，川楝子 10g，木香 10g，槟榔 10g，茯苓皮 20g，泽兰 15g。月经量少，经行不畅者，加桃仁 10g、益母草 15g、川牛膝 15g 以活血通经。

13. 经行泄泻之脾气虚证

［证候］经前或经期泄泻。脘腹胀满，神疲肢倦，或面浮肢肿，月经量多，色淡质稀。舌淡胖，边有齿痕，苔薄白，脉濡缓。

［治法］健脾益气，除湿止泻。

［方药］参苓白术散。党参 15g，茯苓 15g，炒白术 15g，炒扁豆 15g，炒山药 15g，莲子肉 15g，炒薏苡仁 15g，砂仁 6g，炙甘草 6g。肝郁脾虚，腹痛即泻，泻后痛止者，治宜柔肝扶脾，理气止泻。方用痛泻要方，炒白术 15g，炒白芍 15g，陈皮 10g，防风 10g。

14. 经行泄泻之肾阳虚证

［证候］经前或经期泄泻，或天亮前泄泻。腰膝酸软，畏寒肢冷，头晕耳鸣，月经量少，色淡质稀。舌淡苔白，脉沉迟。

［治法］温肾健脾，除湿止泻。

［方药］健固汤合四神丸。党参 15g，白术 15g，茯苓 15g，炒薏苡仁 15g，补骨脂 15g，吴茱萸 6g，肉豆蔻 10g，五味子 9g，炮姜 10g，大枣 5 枚。腰膝酸软，畏寒肢冷明显者，加巴戟天 15g、桑寄生 15g、杜仲 12g 以温肾强腰膝。

（二）中成药

（1）参苓白术丸：每次 9g，每日 2~3 次，口服，月经前服用。健脾利湿，用于脾虚湿盛证。

（2）杞菊地黄丸：每次 9g，每日 2 次，口服。滋阴平肝，用于阴虚阳亢证。

（3）知柏地黄丸：每次 9g，每日 2 次，口服。滋阴降火，用于阴虚火旺证。

（4）加味逍遥丸：每次 9g，每日 2 次，口服，月经前一周服用，至经行后停服。3 个月经周期为一疗程。疏肝解郁，清热除烦，用于肝气郁结证。

（5）八珍益母冲剂：每次 8g，每日 3 次，口服。补益气血，用于气血两虚证。

（6）血府逐瘀口服液：每次 10ml，每日 3 次，口服。活血祛瘀，用于气滞血瘀证。

【预防与调护】

（1）本病的发生，多与精神因素有关，故应重视情志调节，尤其在经期，应保持心情舒畅，使气血调和，减少本病发生。

（2）调节饮食，经前经期勿过食寒凉，以免损伤脾阳；勿过食辛辣，以免伤阴。

（3）注意劳逸结合，经期不宜过度消耗脑力或体力，以免耗气伤血，劳伤心脾。

（4）加强体育锻炼，增强体质。

（5）采取有效避孕措施，节制房事，避免房劳多产而伤肾。

第十二节　多囊卵巢综合征

多囊卵巢综合征是一种发病多因性，临床表现多态性的综合征。该病临床表现为肥胖、多毛、闭经、不孕等。其发病原因尚未完全明晰。20 世纪 70 年代学界认为多囊卵巢综合征的发病与肾上腺过度分泌雄激素有关，20 世纪 90 年代学界对多囊卵巢综合征发病机制的研究主要集中在雄激素分泌过多和胰岛素抵抗两方面。目前学界普遍认为该病与高胰岛素血症和胰岛素抵抗有关。

【诊断要点】

（1）月经紊乱：患者常见月经量少稀发，渐至闭经。少数患者月经量多或经期延长，甚至阴道出血淋漓不止，可与闭经交替出现。

（2）不孕：因无排卵而导致婚久不孕。

（3）多毛、痤疮：患者多见毛发浓密，以乳晕周围、阴部（男性型分布）、口唇等处为主。

（4）黑棘皮症：为雄激素分泌过多和未结合睾酮比例增加引起的一大特征性临床表现。

【鉴别诊断】

（1）库欣综合征：由于长期皮质醇（肾上腺糖皮质激素为主）增多或相关皮质类固醇刺激引起的临床综合征。表现为满月脸、水牛背、多血质，同时可见肢端细长、肌肉消瘦无力、皮肤萎缩、腹部紫纹、月经失调、多毛、出现男性化体征等。

（2）卵巢男性化肿瘤：如睾丸母细胞瘤、门细胞瘤等。该类患者多分泌大量雄激素，其血清睾酮值比多囊卵巢综合征患者升高更显著。卵巢男性化肿瘤以单侧、实性居多，伴进行性增大，可经 B 超、CT 或 MRI 定位确诊。

（3）卵巢膜细胞增生症：以卵巢皮质有成群卵泡膜细胞增生为病理特征。其临床表现为内分泌改变，如肥胖、男性化、睾酮明显升高（超过正常值 2~3 倍）等均与多囊卵巢综合征相仿但更严重。

【辨证要点】

本病一旦形成，多兼有痰湿证候，临床以月经稀发、量少、渐至闭经，肥胖、多毛、痤疮、不孕为主要特征，舌体胖，舌质暗，苔白腻，脉沉细。肾虚者，兼腰膝酸软，头晕耳鸣，面色晦暗，畏寒肢冷，带下量少；脾虚者，神疲倦怠，面色萎黄，大便溏薄，头晕眼花，带下量多；兼气滞血瘀者，伴乳房胀痛，小腹胀痛拒按，胸胁胀痛，面色晦暗或有色斑；痰湿阻滞者，带下量多，胸闷泛恶，腹满肥胖，毛发浓密。

【治疗方法】

（一）辨证论治

1. 脾虚证

［证候］月经周期延后，量少、色淡红、质稀薄，渐至经闭不行。神疲倦怠，面色萎黄，大便溏薄，头晕眼花，带下量多，肥胖不孕。舌质淡胖，边有齿痕，苔白，脉沉缓或细弱。

［治法］健脾调经。

［方药］人参养荣汤。人参 10g，黄芪 15g，白术 10g，茯苓 15g，陈皮 6g，当归 12g，白芍 12g，熟地黄 15g，肉桂 3g，五味子 3g，生姜 3 片，大枣 15g，炙甘草 6g。食欲不振、脘腹胀满者加豆蔻仁 10g、砂仁 5g；口干口臭，舌苔黄腻者，

加黄连 5g、茵陈 10g、枳壳 10g；痤疮严重者，加黄芩 10g、金银花 12g、鱼腥草 15g、桑叶 10g 以清热化痰除湿。

2. 肾虚证

［证候］月经初潮延迟，周期错后，经量过少，色淡质稀，渐至闭经，或月经周期紊乱，经量多或腰膝酸软，头晕耳鸣，面色晦暗，畏寒肢冷，带下量少，婚久不孕。舌暗淡苔薄白，脉沉细。

［治法］益肾调经。

［方药］右归丸。熟地黄 15g，山茱萸 12g，山药 15g，枸杞 12g，鹿角胶（烊化）10g，杜仲 10g，菟丝子 12g，当归 12g，肉桂 3g，制附子（先煎）10g。虚寒不孕者，加仙茅 10g、巴戟天 12g；大便溏泻者，加炒薏苡仁 30g、炒扁豆 15g、赤石脂 10g；失眠多梦者，加夜交藤 15g、合欢皮 15g。

3. 气滞血瘀证

［证候］月经周期延后，经量或多或少，经血色暗质稠，夹有血块，渐至闭经，或婚久不孕。伴乳房胀痛，小腹胀痛拒按，胸胁胀痛，面色晦暗或有色斑。舌暗红或有瘀点，苔薄，脉沉涩或沉弦。

［治法］行气活血，祛瘀调经。

［方药］膈下逐瘀汤。当归 10g，川芎 10g，赤芍 10g，桃仁 10g，枳壳 10g，延胡索 10g，五灵脂 10g，牡丹皮 10g，乌药 10g，香附 10g，甘草 6g。乳房胀痛者，加柴胡 9g、桔梗 6g、郁金 10g；经血淋漓不尽，量多者，加蒲黄炭 10g、三七粉（冲服）3g。

4. 痰湿阻滞证

［证候］月经周期延后，经量少，色暗淡质黏稠，渐至闭经，或婚久不孕，带下量多，胸闷泛恶，腹满肥胖，毛发浓密。舌体胖，舌质暗，苔白腻，脉细滑或沉滑。

［治法］化痰除湿，活血调经。

［方药］苍附导痰丸。苍术 10g，香附 10g，茯苓 15g，法半夏 12g，陈皮 6g，胆南星 9g，枳壳 10g，神曲 12g。带下量多者，加炒薏苡仁 15g、芡实 10g、荆芥穗 10g；便秘、口干、舌苔白腻者，加熟大黄 10g、芒硝 10g、马齿苋 20g；腰膝酸软者，加川续断 30g、杜仲 15g、菟丝子 12g。

（二）中成药

（1）血府逐瘀胶囊：每次 3 粒，每日 2 次，口服。功能活血化瘀，用于血瘀证。

（2）八珍颗粒：每次 3.5g，每日 3 次，口服。功能益气补血，用于气血两虚证。

（3）金匮肾气丸：每次 6g，每日 2 次，口服。功能温补肾阳，用于肾气虚证。

（三）针灸治疗

（1）肾俞、命门、气海、关元、三阴交、中极、归来。上述穴位分成两组交替使用，隔日 1 次，针用补法，留针 20 分钟。适用于肾虚证。

（2）脾俞、胃俞、足三里、气海、归来、三阴交。归来、三阴交用平补平泻法，余穴用补法，隔日 1 次，留针 20 分钟。适用于脾虚证。

（3）合谷、三阴交、地机、血海、气冲。合谷用补法，余穴用泻法，留针 20 分钟，间歇行针。适用于气滞血瘀证。

（4）脾俞、三焦俞、次髎、中极、三阴交、丰隆。上述穴位分成 2 组交替使用，隔日 1 次，留针 20 分钟，针用平补平泻法或泻法，酌加艾灸。适用为痰湿阻滞证。

（四）西医治疗

（1）克罗米芬：于月经第 5 天起，每次口服 50mg，每日 1 次，连续口服 5 日。服药后 5~10 日可发生排卵，未排卵者需在下一个月经周期加量服用克罗米芬至每日 100mg。

（2）促性腺激素释放激素激动剂：该类药物抑制促性腺激素分泌，以减少卵巢合成激素。如曲普瑞林，于月经第 2 日肌内注射，每次 0.1mg，每日 1 次，连续 6 个月。

（3）糖皮质激素：糖皮质激素的作用是抑制来自卵巢或肾上腺的雄激素。通常选用地塞米松或泼尼松，使用该类药物后闭经无排卵患者的卵巢功能得到一定恢复。

【预防与调护】

（1）调节饮食，注意科学节食，避免过多食用辛辣、油腻、温补之品，清淡饮食。避免盲目服用减肥药品。

（2）注意劳逸结合，加强锻炼，增强体质，但应避免剧烈运动。

（3）稳定情绪，注意自我调整，保持乐观情绪，保持心情舒畅。避免暴怒、抑郁、过度紧张和长期焦虑。

第十三节　围绝经期综合征

围绝经期综合征是指患者在绝经前后出现烘热汗出，烦躁易怒，头晕目眩，失眠心悸，腰膝酸软，手足心发热，面目浮肿，尿频失禁，月经紊乱等症状，又称为"经断前后诸证""绝经前后诸证"。

本病发生在绝经前后，女性七七之年（45~55岁）经断前后，肾气渐衰，天癸将竭，冲任二脉逐渐亏虚，精血不足，脏腑失于濡养，易引起机体阴阳失去平衡，从而导致本病的发生。因此肾虚是本病的根本原因。

【诊断要点】

（1）40岁以上女性，绝经前后出现烘热汗出，烦躁易怒，头晕目眩，失眠心悸，腰膝酸软，手足心热，面目浮肿，尿频失禁，月经紊乱等症状。

（2）绝经期后期妇科检查可见外阴及阴道萎缩，阴道皱襞消失，宫颈、子宫或可有萎缩。

【鉴别诊断】

围绝经期是许多器质性疾病的多发阶段。主要与冠心病、原发性高血压、甲状腺功能亢进、精神神经疾病等进行鉴别。

【辨证要点】

本病虽以肾虚为主，但临床表现因人而异，临证当分阴阳。烘热汗出，潮热面红，失眠健忘，五心烦热，或烦躁易怒，腰膝酸软，阴部干涩，月经紊乱，经色鲜红，舌红少苔，脉细数者属肾阴虚证；畏寒肢冷，小便清长，或夜尿多，自汗，腰膝酸冷，大便溏薄，面浮肢肿，带下量多、质稀清冷，月经不调，色淡质稀，舌淡苔白滑，脉沉细而迟者，属肾阳虚证；若见头晕耳鸣，失眠烦躁、烘热汗出等肾阴虚症状，又见畏寒肢冷、腰膝冷痛、面浮肢肿、便溏等肾阳虚症状，则属肾阴阳两虚证。

【治疗方法】

（一）辨证论治

1. 肾阴虚证

［证候］经断前后，烘热汗出，潮热面红，头晕耳鸣，失眠健忘，五心烦热，或烦躁易怒，腰酸膝软，阴部干涩，皮肤瘙痒，月经周期紊乱，量或多或少，经色鲜红，舌红苔薄，脉细数。

［治法］滋补肝肾，育阴潜阳。

［方药］左归丸。熟地黄12g，山药15g，山萸肉12g，枸杞10g，菟丝子12g，龟甲胶10g，白芍15g，制首乌15g。心肾不交，心烦失眠重者，加酸枣仁15g、柏子仁15g、五味子10g、远志9g以滋阴养血安神；肝阳上亢，面赤易怒，舌红苔黄脉弦者，加玄参10g、天冬10g、生龙骨（先煎）15g、生牡蛎（先煎）15g以

滋阴潜阳。

2. 肾阳虚证

［证候］经断前后畏寒肢冷，小便频数清长，夜尿多，自汗，腰酸痛，大便溏，面浮肢肿，带下量多，色白质稀，月经不调，量或多或少，色淡质稀。舌淡苔白滑，脉沉细而迟。

［治法］温阳补肾，健脾益气。

［方药］右归丸。熟地黄 12g，山药 15g，山萸肉 12g，枸杞 10g，菟丝子 12g，桑螵蛸 12g，龟甲胶 10g，白芍 15g，制首乌 15g，制附子（先煎）10g，干姜 9g。面浮肢肿较重者，加白术 12g、泽泻 12g 以健脾祛湿；大便溏薄者，加肉豆蔻 10g、吴茱萸 6g 以温阳止泻；肾阳不足，心阳不振，心悸怔忡者，加桂枝 10g、龙骨（先煎）15g、茯神 12g 以安神。

3. 肾阴阳两虚证

［证候］经断前后见头晕耳鸣、失眠烦躁、烘热汗出等肾阴虚症状，又可见畏寒肢冷，腰膝冷痛。面浮肢肿、便溏等肾阳虚症状。舌淡苔薄白，脉沉细弱。

［治法］滋肾温阳，调养冲任。

［方药］二仙汤合二至丸。仙茅 15g，淫羊藿 15g，巴戟天 10g，知母 10g，黄柏 10g，当归 10g，女贞子 15g，墨旱莲 15g。心悸怔忡者，加龙骨（先煎）15g、远志 9g 以养心安神；烦躁易怒者，去仙茅、巴戟天，加柴胡 10g、郁金 10g、百合 10g 以解郁除烦；食欲不振者，加党参 15g、茯苓 15g、木香 6g 以健脾和胃。

（二）中成药

（1）坤宝丸：每次 50 粒，每日 2 次，口服。用于肝肾阴虚型围绝经期综合征。

（2）更年安：片每次 6 片，每日 3 次，口服。用于阴虚内热型围绝经期综合征。

（3）六味地黄丸：每次 9g，每日 3 次，口服。用于阴虚内热型围绝经期综合征。

（4）更年宁心胶囊：每次 4 粒，每日 3 次，口服。用于心肾不交型围绝经期综合征。

（三）针灸治疗

1. 体针

（1）基本取穴：肾俞、太溪、三阴交。

（2）加减：肾阴虚者加复溜、肝俞、太冲；肾阳虚者加命门、脾俞；皮肤瘙痒者加血海；尿频者加中极、关元。

（3）针刺方法：肾俞斜刺 0.5~0.8 寸，用补法或加灸法；太溪直刺 0.5~0.8 寸，用补法；三阴交直刺 0.5~1.0 寸，用平补平泻法。复溜直刺 0.5~1.0 寸，用补法；肝俞直刺 0.5~1.0 寸，用补法；太冲直刺 0.5~0.8 寸，用补法。命门直刺 0.5~1.0 寸，用补法或加灸法；脾俞斜刺 0.5~0.8 寸，用补法。血海直刺 0.5~1.0 寸，用补法。中极和关元直刺 0.5~1.0 寸，用补法或加灸法。

2. 耳针

（1）基本取穴：卵巢、内分泌、神门、交感、皮质下、肾、心、肝。

（2）针刺方法：每次选用 3~5 穴，毫针刺，中度刺激，隔日 1 次。或王不留行籽穴位贴敷，定时按压。

【预防与调护】

（1）了解围绝经期卵巢功能衰退的生理过程，掌握必要的保健知识。

（2）保持心情舒畅，注意心理健康。

（3）劳逸结合，生活规律，避免过度劳累和紧张。

（4）加强体育锻炼，增强体质，提高抵抗力。

（5）饮食有节，忌生冷及辛辣刺激之品，多食豆制品、牛奶、新鲜水果及蔬菜。

（6）维持适度的性生活，有利于心理和生理健康。

（7）定期进行卫生咨询和健康检查，排除或及早发现器质性病变。

第十四节 绝经后出血

绝经期女性月经停止一年以上被称为"绝经"，绝经后又出现阴道出血者称为绝经后出血。中医称其为"经断复来""年老经水复来"。绝经后出血为一种临床症状，发病原因多样，主要有三大类：内分泌紊乱，生殖器炎症和恶性肿瘤。其中恶性肿瘤占绝经后出血患者总人数的 15% 左右。一般患者年龄越大，绝经期出血时间越久，恶性肿瘤可能性越大。

中医认为绝经期女性于七七之年，肾气渐虚，天癸将竭，太冲脉衰少，地道不通，经水断绝，为正常的生理衰退现象，若绝经一段时间之后，又出现阴道出血，多因素体中气不足，或阴血亏虚，或素体阳虚，或过食辛热温燥之品，或感受热邪，导致气虚冲任不固，热盛扰动冲任。血海不宁，而致经断复来。临床常见有气虚、阴虚和血热等不同类型。

【鉴别诊断】

本病需与尿血、便血相鉴别，通过妇科检查即可做出鉴别。（绝经一年以上，生殖器有不同程度的萎缩，宫颈口有血液或血性分泌物流出，无臭味，出血可能来自宫腔，且多为良性病变；宫颈有改变，并有脓血性分泌物，有恶臭味，多考虑为宫颈癌；子宫增大无压痛且出血反复发作，应注意子宫肉瘤、子宫内膜癌等恶性病变；附件有包块，则考虑为卵巢的良性或恶性肿瘤；腹部肿瘤伴腹水者，多为恶性病变；晚期恶性肿瘤可伴随恶病质状态。）

【辨证要点】

经断复来，主要根据出血的量、色、质及全身症状、舌脉进行辨证求因，审因论治。一般来说，经断后出血量较多，色淡质稀，伴小腹空坠，神疲乏力，气短懒言者，属气虚证；出血量少，色鲜红，伴五心烦热、咽干口燥者，属阴虚证；出血量较多，色深红，质黏稠，伴口干喜饮，尿赤便干，则为血热证。

【治疗方法】

（一）辨证论治

1. 气虚证

［证候］绝经一年以后，经水复来，血量较多，色淡质稀，小腹空坠，神疲乏力，气短懒言，面色苍白。舌质淡苔薄白，脉细弱。

［治法］益气健脾，固冲止血。

［方药］安老汤。黄芪 15g，党参 15g，白术 15g，当归 15g，熟地黄 15g，山茱萸 12g，阿胶（烊化）10g，黑芥穗 6g，香附 10g，甘草 6g。出血量多者，加棕榈炭 10g、炮姜炭 6g 固涩止血。

2. 阴虚证

［证候］绝经一年以上，阴道出血，量少，色鲜红，五心烦热，失眠多梦，咽干口燥，阴中干涩，皮肤或外阴瘙痒，大便燥结，舌红少苔，脉细数。

［治法］滋阴清热，固冲止血。

［方药］滋阴清血汤。生地黄 15g，丹皮 12g，白芍 15g，玄参 12g，黄柏 10g，女贞子 15g，墨旱莲 15g。外阴皮肤瘙痒较甚者，加白蒺藜 15g、荆芥 10g、何首乌 15g 以养血祛风；大便干燥者，加胡麻仁 15g、柏子仁 15g 以润肠通便。

3. 血热证

［证候］绝经一年以上，经水复来，色深红质稠。平时带下增多，色黄有臭

味，口干喜饮，小便短赤，大便秘结。舌红苔黄，脉弦滑。

［治法］清热凉血，固冲止血。

［方药］益阴煎。生地黄 15~30g，白茅根 30g，藕节 30g，知母 10g，黄柏 10g，炙龟甲 15g，砂仁 6g，炙甘草 6g。带下量多色黄者，加车前子（包煎）10g、土茯苓 15g、生薏苡仁 15g 以清热除湿止带；出血量多，气味腐臭者，加白花蛇舌草 15g、重楼 15g、半枝莲 15g 以清热解毒止血。

（二）中成药

（1）八珍益母丸：每次 9g，每日 3 次，口服。功能补益气血，用于绝经后出血之气虚证。

（2）知柏地黄丸：每次 6g，每日 2 次，口服。功能滋阴降火，用于绝经后出血之阴虚内热证。

（3）荷叶丸：每次 9g，每日 2 次，口服。功能清热凉血止血。用于绝经后出血之血热证。

【预防与调护】

（1）注意绝经期卫生保健，保持心情愉快。多参加社会活动，老有所为，老有所乐，避免紧张焦虑及忧思恚怒。

（2）生活规律，劳逸结合，参加适当的体育锻炼，增强体质。

（3）保持外阴清洁，防止病邪入侵。

（4）定期进行妇科检查，做到早期发现，早期治疗。

（5）一旦发生绝经后出血，应尽快到医院检查，以免延误治疗时机。

第八章　生殖系统炎症

第一节　非特异性外阴炎

凡是由非特异性病原体引起的外阴皮肤黏膜炎症，统称为非特异性外阴炎。本病常为生殖器官受到混合性细菌感染（如葡萄球菌、链球菌等）或病毒感染所致。本病毒出现阴道分泌物增多，刺激外阴皮肤黏膜，或因卫生巾不洁、尿液及粪瘘浸渍、理化因素影响，造成外阴局部红、肿、热、痛及功能障碍，甚至破溃流脓。本病属中医"阴疮"范畴，又或被称为"阴蚀""阴肿"。中医认为其发病主要与湿热毒邪蕴结阴户相关。可因素体虚弱，风寒侵袭；或久居湿地，湿虫蚀中；又或经外伤史而损伤阴户，气血瘀滞所致。总以肝脾失调为主，外感或经期、产后摄生不慎而诱生。

【诊断要点】

（1）常发生于经期、产后，或长途跋涉、骑车久坐之后。可有外阴不洁史，糖尿病史或外伤史。

（2）急性期在外阴出现皮肤红肿发热，灼痛，或伴有小便淋漓涩痛，会阴部坠胀不适，在活动或性交后加重；慢性期以外阴瘙痒为主。

（3）急性期可见外阴肿胀充血，触痛，或小阴唇外侧皮肤成片糜烂渗出，溃破流脓，严重时可累及整个外阴，或可扣及腹股沟淋巴结肿大、压痛。慢性期外阴局部皮肤粗糙增厚或皲裂，甚则苔藓样变。

【鉴别诊断】

（1）外阴湿疹：为过敏性炎症性皮肤病，初期可表现为外阴皮肤弥漫性潮红，无明显边界，逐渐发展为丘疹、水疱，呈多形性、对称性分布，破溃后局部糜烂渗液，可因灼热瘙痒而搔抓形成血痂，可合并感染。

（2）外阴瘙痒：外阴及阴道口瘙痒或疼痛，局部皮肤可见潮红充血，常伴有带下增多，色黄臭秽，白带可检出真菌或滴虫，或可在阴毛处检出阴虱。

（3）软下疳：经性传播途径感染，皮疹可发于外阴部，初起为炎性小丘疹，周围有红晕，1~2天出现脓疱，破裂后形成浅表性溃疡，质地柔软，边缘清楚而不整齐，直径2cm左右，上有脓性分泌物，周围可有数个卫星状溃疡，疼痛明显。

【辨证要点】

辨证当以辨局部症状为主，总以辨阴阳寒热虚实为纲。若外阴红肿热痛明显，甚或溃破流脓，或伴有恶寒发热等全身症状，则为热为实，为阳证；若外阴局部皮色不变，或增厚粗糙，日久不消，则为虚为寒，属阴证。又可辨病情之轻重，若形体壮实，外阴局部红肿热痛明显，则较为轻；若形体消瘦，外阴局部溃烂，经久不愈，则多为严重。

【治疗方法】

（一）辨证论治

1. 湿热蕴结证

[证候] 外阴肿胀疼痛，或溃烂，带下量多，色黄臭。口苦，心烦易怒，小便涩痛，大便溏薄。舌质红，苔黄厚腻，脉弦滑。

[治法] 清热除湿，凉血消肿。

[方药] 龙胆泻肝汤加味。龙胆草15g，栀子12g，黄芩10g，木通9g，泽泻12g，车前子15g，当归12g，生地黄12g，柴胡10g，甘草6g。局部溃烂，甚则黄水淋漓者，加苦参12g、土茯苓18g以清热除湿；局部红肿灼热甚者，加紫花地丁15g、蒲公英30g、牡丹皮12g以清热解毒，凉血消肿。

2. 热毒壅盛证

[证候] 外阴肿胀灼热，疼痛难忍，甚者破溃流脓，黏稠臭秽，脓出痛减。或伴恶寒发热，口干口苦，小便短赤，大便秘结。舌红苔黄，脉弦滑数。

[治法] 清热解毒，凉血散结。

[方药] 五味消毒饮加味。金银花15g，野菊花30g，蒲公英30g，紫花地丁15g，紫背天葵12g，牡丹皮12g，赤芍10g，乳香5g，没药5g。大便秘结者，酌加大黄4.5g以清泻热毒。

3. 气血亏虚证

[证候] 外阴漫肿溃脓，日久不尽，甚则溃烂，黄水淋漓，日久不敛，疼痛不适。少气懒言，倦怠，面色萎黄，舌质淡，苔白厚，脉细弱。

[治法] 益气养血，敛疮生肌。

[方药] 托里消毒散加味。人参10g，当归12g，川芎10g，白芍10g，白术10g，黄芪30g，茯苓15g，白芷10g，皂角刺15g，金银花15g，桔梗6g，甘草6g。气血亏虚甚者，去白芷、皂角刺，重用人参、黄芪以扶正祛邪；久溃不敛甚者，酌加山海螺30g、土茯苓24g、白蔹12g以解毒除湿，敛疮生肌。

4. 肝肾阴虚证

[证候] 瘙痒日久，外阴皮肤角质增厚、粗糙、皲裂。或有手足心热，头晕耳鸣，腰膝酸软，舌质红而少苔，脉弦细数。

[治法] 滋阴降火，养血活血。

[方药] 知柏地黄汤。熟地黄 15g，山萸肉 12g，知母 9g，黄柏 9g，制何首乌 15g，当归 12g，牡丹皮 12g，泽泻 15g，茯苓 15g，牛膝 12g，蛇床子 12g，白鲜皮 12，茜草 10g。神疲乏力，食少便溏者，可去牡丹皮、黄柏、知母，加藿香 12g、太子参 15g、白术 10g 以健脾化湿；夜寐不佳者，加酸枣仁 10g、甘松 10g 以养心安神。

（二）西医治疗

（1）急性期卧床休息，每日用高锰酸钾溶液坐浴后，涂以抗生素软膏。

（2）慢性期可选用复方醋酸地塞米松乳膏或复方曲安奈德乳膏。

（3）脓肿形成后可切开引流并作造口术。

【预防与调护】

（1）避免穿着紧身裤：每日须用温开水清洗外阴，经期或产后更需保持内裤及护垫清洁，禁房事及游泳。

（2）急性期应卧床休息，非急性期外出时当自备卫生洁具，避免交叉感染。

（3）饮食宜清淡并富含营养，以促进伤口愈合。忌辛辣厚味等刺激性食物，素体虚弱者忌生冷，以防损伤脾胃。

（4）外阴局部用散剂、膏类等药物时，当剃除该处毛发，利于敷贴。坐浴注意水温不可过热，以免烫伤。

第二节　前庭大腺炎

前庭大腺又称巴氏腺，位于大阴唇下段内侧 1/3 处，腺管开口于小阴唇内侧靠近处女膜处。因其解剖部位特点，在行经、分娩、性交或其他过程中，容易被病原体侵入而引起发炎。本病属于中医"阴疮""阴肿"范畴。

此病多见于育龄期女性。急性期病原体首先侵犯腺管，局部呈急性化脓性炎症，腺管口往往因肿胀或渗出物凝聚而堵塞，脓液不能外流而形成脓肿；急性炎症消退后，如腺管堵塞，分泌物积聚而逐渐沉淀吸收，转为黏液性液体，可形成前庭大腺囊肿；若囊肿继发感染，则又可形成脓肿而反复发作。

从中医的角度来看，其多由湿热下注，虫蚀致病，或七情内伤，房劳不洁所致。其多与肝相关。肝主疏泄，肝经环绕阴部，肝气郁结则气血运行不畅，肝为寒凝则气血凝结停滞，形成包块。或因气血凝滞，郁而化火，脾失健运，湿热互结，下注腐烂成疮。此病往往发病急骤，病情较重，但多预后良好。若迁延日久，伤及气血，疮面溃烂难愈，则预后不良。

【诊断要点】

（1）起病突然，大阴唇下段 1/3 或小阴唇下段充血肿胀，甚或破溃流液，或触及囊性肿物，有一定移动性，触之或有波动感。阴部坠胀不适，急性期或可伴有发热等全身症状。

（2）局部检查穿刺可抽出黏液或浆液，镜下检查可见致病菌。

【鉴别诊断】

（1）外阴疖肿：初起时位置较浅，根部形成硬结，化脓从顶端开始，脓腔较小，脓液排出后症状即可减轻。

（2）梅毒：初疮为典型的硬下疳，多有性交不洁史，梅毒血清试验阳性，活组织检查可检出梅毒螺旋体。

（3）外阴瘤样病变及肿瘤：亦可在外阴扪及包块，可根据生长部位、活动度、质地以及与前庭大腺是否相关予以鉴别。若溃疡久治不愈当排除外阴恶性肿瘤。

【辨证要点】

以辨局部症状为主要依据，并查是否成脓。"凡治痈肿，先辨虚实阴阳"，若外阴局部红肿热痛，甚或破溃流水，或伴恶寒发热者，则为实为热；若肿块疼痛，或皮色不变，或紫色暗，日久不消，则为虚为寒。若肿块状如蚕茧，形体壮实者，预后多善；若肿块坚硬，边缘不整，久治不愈，病情反复，形体瘦弱者，则预后不良。

【治疗方法】

（一）辨证论治

1. 邪毒入里证

［证候］阴户肿胀疼痛，继而高起，行走不便，伴带下量多，色黄臭，发热恶寒，口苦咽干，小便短赤，大便干结。舌质红苔黄，脉数。

［治法］清热解毒，活血逐瘀。

［方药］五味消毒饮加味。蒲公英30g，紫花地丁15g，金银花15g，连翘12g，天葵子12g，乳香6g，没药6g，牡丹皮10g，赤芍10g。口干苦者，加天花粉30g、生地黄15g；高热者，加生石膏20g、栀子12g；肿痛较重者，加三七粉（冲

服）6g。

2. 热毒炽盛证

[证候] 阴户肿胀更甚，局部皮肤焮红灼热，按之柔软，或见破溃流脓，气味臭秽，脓出痛减，伴见发热口渴，便结溲黄，带下量多。舌质红苔薄黄，脉滑数。

[治法] 清热解毒，化瘀排脓。

[方药] 仙方活命饮。金银花 30g，甘草 6g，瓜蒌子 24g，皂角刺 15g，当归尾 12g，赤芍 10g，乳香 6g，没药 6g，天花粉 24g，陈皮 9g，防风 9g，浙贝母 12g，白芷 9g。脓成已溃者，去皂角刺、天花粉，加黄芪 15g、桔梗 10g 以扶正托毒排脓；心烦口渴者，加生地黄 12g、栀子 10g、玄参 12g 以清热养阴；热毒壅盛，大便干燥者，酌加生大黄（后下）9g、黄连 6g 以清热解毒。

3. 寒凝痰瘀证

[证候] 阴户一侧肿胀结块，日久不消，皮色不变或色紫暗，疼痛不甚，伴形寒肢冷，倦怠乏力，或形体肥胖。舌质淡嫩，苔白而润，脉沉细。

[治法] 散寒除湿，化痰散结。

[方药] 阳和汤。熟地黄 15g，麻黄 12g，肉桂 6g，鹿角胶 10g，白芥子 12g，炮姜炭 9g，生甘草 6g。伴神疲乏力者，加黄芪 15g、人参 10g；小腹冷痛者，加制附片 9g、吴茱萸 3g。

4. 气血亏虚证

[证候] 阴户肿胀渐消，热去痛减，局部或仍有硬结，破溃流水，清稀量少，经久难愈，伴见纳差，倦怠神疲。舌质淡红，苔薄白，脉沉细。

[治法] 益气养血，托毒生肌。

[方药] 托里消毒散。黄芪 20g，人参 10g，川芎 10g，当归 15g，白芍 12g，白术 12g，茯苓 15g，金银花 15g，白芷 9g，皂角刺 15g，桔梗 9g，炙甘草 6g。疮面流脓，久不收敛者，去皂角刺、白芷，加土茯苓 18g、白蔹 12g 以生肌敛疮；阴户硬结不消者，酌加鹿角胶 12g、炮姜 10g 以温阳活血散结；气血亏虚较甚者，重用人参、黄芪以扶正托毒。

（二）中成药

（1）龙胆泻肝丸：适用于初起红肿热痛且伴有目痛耳鸣，便结溲黄，白带臭秽量多者。每次服 9g，每日两次。

（2）黄连解毒丸：适用于肿痛较严重伴发热，口苦咽干者。每次服 9g，每日两次。

【预防与调护】

（1）增强体质，调畅情志，劳逸结合，以防正虚邪人。

（2）注意卫生，保持外阴清洁，着宽松棉质内裤，勤于换洗。

（3）急性期当卧床休息，保持患处清洁透气，避免摩擦挤压，不可搔抓。禁盆浴、游泳及房事。

（4）饮食宜清淡且富含营养，忌辛辣、油腻、刺激性食物。

第三节　阴道炎

阴道炎是指阴道黏膜及黏膜下结缔组织的炎症，是妇科常见病之一。以带下量多，色、质、气味异常，外阴、阴道肿痛瘙痒，或伴全身症状为主要临床表现，各年龄段均可发病，属于中医"带下病""阴痒"的范畴。

中医认为本病多由湿热秽浊浸渍阴中所致。湿热又有外感、内伤之别，外感多由摄生不慎，经期产后胞脉空虚，湿热之邪直侵胞宫所致；脾虚生湿，肾阳虚可内生寒湿，肝郁又能够化热，再加患者饮食多以肥甘厚腻为主，湿热内蕴，任脉不固，带脉失约，终致带下病的发生。

常见的阴道炎有特异性阴道炎（包括滴虫性阴道炎、假丝酵母菌性阴道炎）、细菌性阴道病、老年性阴道炎及婴幼儿阴道炎。

滴虫性阴道炎

本病是感染阴道毛滴虫所致，多见于育龄期女性。适宜滴虫生长的环境 pH 酸碱度为 5.5~6，滴虫常寄生于阴道穹隆和宫颈管，并可上升至宫腔、输卵管，引起内生殖器感染，亦可侵入尿道、膀胱及肾盂。其传染途径包括经性交直接传播，也可间接经浴池、泳池、衣物等感染。

【诊断要点】

（1）有出差、使用公共卫生用具史，或个人卫生较差而致分泌物长期刺激外阴局部，或既往有滴虫、真菌性阴道炎感染史。

（2）带下量多，呈黄绿色或黄白色，稀薄泡沫样，气味秽臭，外阴瘙痒，灼热疼痛，或见尿频、尿痛、血尿，心烦不安，舌苔黄腻，脉弦或滑。

（3）妇科检查可见外阴、阴道黏膜、宫颈充血水肿，有散在出血点或红色草莓状突起，并有大量脓性分泌物。

（4）阴道分泌物直接涂片可观察到阴道滴虫；对未检出者做滴虫培养试验可观察到阴道滴虫。

【鉴别诊断】

（1）念珠菌性阴道炎：阴道分泌物为豆腐渣样或白色奶酪样，或呈凝乳状或水样，外阴奇痒、灼痛，外阴及阴道前庭黏膜充血水肿，表面见白色分泌物，可见黏膜红肿或浅表溃疡。白带镜检可见芽孢及菌丝。

（2）细菌性阴道病：临床比较多见的有大肠埃希菌阴道炎及链球菌性阴道炎。阴道分泌物增多，质稀薄，色灰白，气腥臭，可伴有轻度外阴瘙痒或烧灼感。阴道黏膜检查可见浅表小溃疡，阴道口可有触痛，白带镜检无滴虫或真菌，可找到线索细胞，阴道 pH > 4.5，氨试验阳性。

（3）老年性阴道炎：见于绝经后女性，阴道分泌物色黄质稀，时有血色，外阴瘙痒及干痛，阴道烧灼感。阴道老年性改变，黏膜薄而光滑，可有小出血点或溃疡，白带镜检可见大量脓细胞。

【治疗方法】

（一）辨证论治

1. 湿热下注证

［证候］带下量多，浑浊如米泔，或黄绿，质稀薄，泡沫状，气味腥臭，外阴灼痛瘙痒，小便短赤，大便干结。舌质红，苔黄腻，脉弦数或滑数。

［治法］清热利湿，杀虫止痒。

［方药］龙胆泻肝汤。龙胆草 15g，栀子 10g，黄芩 10g，车前子 12g，木通 10g，泽泻 15g，生地黄 12g，当归 12g，柴胡 10g，甘草 6g。瘙痒甚者，加百部 15g、白鲜皮 12g、苦参 15g。

2. 脾虚湿盛证

［证候］带下量多，色白，泡沫状，外阴瘙痒，神疲乏力。舌苔薄腻，脉沉细。

［治法］补脾益肾，利湿止带。

［方药］萆薢渗湿汤。萆薢 15g，薏苡仁 30g，黄柏 15g，赤茯苓 15g，牡丹皮 12g，泽泻 12g，通草 10g，滑石 15g。阴痒明显者，加苦参 15g、蛇床子 15g 以燥湿杀虫止痒；肾虚腰膝酸软者，加巴戟天 15g、菟丝子 15g、桑螵蛸 15g。

（二）中成药

（1）紫金锭片：每次 5 片研为细末，阴道纳药，每日 1 次，5 天为一疗程。

（2）消糜阴道泡腾片：每次两片塞入阴道，或溶于水后外洗坐浴。一日 1~2 次，7 日为一疗程。

（3）祛湿解毒散：免煎中药配方颗粒苦参、苍术、黄柏、青黛、五倍子、儿茶、冰片共研极细末，以生理盐水 10ml 混匀后灌洗阴道。一日 1~2 次，7 日为一疗程。

（三）西医治疗

（1）可选用甲硝唑或替硝唑，每次服 0.4g，每日 2~3 次，7 日为一疗程。性伴侣双方应同时检查是否患有生殖器滴虫病，男性检查前列腺有无滴虫，若查到滴虫，应同时治疗，以防止反复交叉感染。女性于下次月经后重复治疗 1 个疗程以巩固疗效。甲硝唑能通过乳汁排泄，也可通过胎盘进入胎儿体内，故妊娠前 20 周的孕妇和哺乳期女性不宜使用该法治疗。

（2）使用 1% 乳酸液或 0.1%~0.5% 醋酸液冲洗阴道，每日 1 次，10 次为 1 疗程，以改善阴道内环境，提高疗效。

（3）将甲硝唑泡腾片塞入阴道，每晚 1 次，10 次为 1 疗程。

（4）治疗期间，内裤及毛巾应先煮沸 5~10 分钟后再进行清洗，以消灭病原菌，避免重复感染。滴虫性阴道炎常于月经后复发，在治疗后检查滴虫为阴性时，仍应每次月经后复诊，连续 3 次检查均为阴性者，方为治愈。

【预防与调护】

（1）提倡淋浴，个人卫生用品分开使用。勤换内裤，并用开水烫洗，避免重复感染。

（2）治疗期间禁止性交及游泳，防止交叉感染。

假丝酵母菌性阴道炎

又称真菌性阴道炎，由感染假丝酵母菌所致，其中又以白假丝酵母菌（白色念珠菌）感染最为多见。假丝酵母菌也存在于人体的皮肤、口腔及肠道，可相互感染。它最宜生长的环境 pH 酸碱度为 4~5.5，故当患者身体虚弱，或阴道内糖原增多，酸性增强时易引起感染。

【治疗方法】

（一）辨证论治

1.肝经湿热证

［证候］白带量多黏稠，色白如凝乳或豆渣样，外阴、阴中奇痒，坐卧不安，或有局部烧灼疼痛，尿频、尿急、尿痛及性交痛。舌质红，苔黄腻，脉弦数或滑数。

［治法］清热利湿，杀虫止痒。

［方药］止带方。茯苓 15g，土茯苓 30g，泽泻 15g，车前草 15g，栀子 12g，

黄柏 10g，茵陈 15g，川牛膝 12g，赤芍 9g，牡丹皮 9g，蒲公英 30g。瘙痒甚者，加白鲜皮 15g、苦参 15g、百部 15g。

2. 脾虚湿盛证

［证候］带下量多，色白质稀，外阴及阴中瘙痒，面色㿠白或萎黄，神疲乏力，少气懒言，纳呆。舌质淡，苔白或腻，脉濡。

［治法］健脾燥湿，除带止痒。

［方药］易黄汤。山药 20g，芡实 15g，黄柏 10g，车前子 15g，土茯苓 20g，滑石粉 12g，甘草 12g，椿根皮 15g，薏苡仁 30g，白果 10g。瘙痒甚者，酌加蚕沙 15g、白蒺藜 12g。

（二）中成药

（1）消糜阴道泡腾片：每次两片塞入阴道或溶于水后外洗并坐浴。每日 1~2 次，7 日为一疗程。

（2）冰硼散：擦净阴道分泌物后，阴道给药，每日 1 次，7 日为一疗程。

（三）西医治疗

（1）阴道冲洗：2~4% 碳酸氢钠液冲洗阴道，每日 1 次，10 日为 1 疗程，以改善阴道内环境，提高疗效。

（2）阴道用药：使用克霉唑栓 150mg，每日 1 次，7 日为 1 疗程。使用咪康唑栓 200mg，每日 1 次，10 晚为一疗程。

【预防与调护】

（1）合理应用抗生素及激素，积极治疗其他部位假丝酵母菌感染，并注意白带是否合并滴虫感染。

（2）提倡淋浴，个人卫生用品分开使用。勤换内裤，并用开水烫洗，避免重复感染。

（3）治疗期间禁止性交及游泳，防止交叉感染。

（4）注意个人卫生，衣着应宽松透气，避免穿尼龙质地且过紧的内裤。

细菌性阴道炎

细菌性阴道炎是一种混合性细菌感染引起的疾病。常见于生育年龄女性，多种原因导致阴道内微生物平衡失调，乳酸杆菌减少，而致病性厌氧菌，加德纳阴道杆菌，动弯杆菌等细菌或支原体等增多，引起混合感染、诱发的病。本病局部炎症反应并不明显，可经性接触传播。

【诊断要点】

（1）阴道内白带增多，异味，色黄如脓性或黄水样。

（2）阴道内有烧灼感，疼痛，性交痛。

（3）阴道壁黏膜充血，触痛明显。

（4）阴道分泌物镜检可找到致病菌。

【辨证要点】

辨证时当以带下的量、色、质、味的变化为主，四诊合参，并结合妇科检查详以辨别。本病多由湿热下注、湿毒蕴结而成，虚证也多为本虚标实。

【治疗方法】

（一）辨证论治

1. 湿热下注证

［证候］带下量多色黄，味臭秽，质黏稠或水样，阴痛或阴痒灼热，或伴小腹痛。小便短赤，心烦口苦，纳差。舌质红，苔黄腻，脉滑数。

［治法］清热除湿。

［方药］止带方。猪苓15g，茯苓15g，车前子12g，泽泻15g，茵陈15g，赤芍10g，牡丹皮10g，黄柏9g，栀子9g，牛膝12g，乌梅10g。心烦大便干结者，加生大黄6g、生地黄12g、淡竹叶10g。

2. 湿毒内侵证

［证候］带下量多，质稠如脓状，味臭，或带下赤白相间，阴部瘙痒肿痛，口干，小便短赤，大便干结。舌质红，苔黄而干，脉数。

［治法］利湿解毒。

［方药］五味消毒饮加味。蒲公英30g，野菊花15g，金银花15g，紫花地丁15g，天葵子12g，白花蛇舌草15g，苍术12g，土茯苓15g。脾胃虚弱者，加黄芪20g、炒白术12g、蚕沙12g以托毒外出。

（二）中成药

（1）白带丸：每次1丸，每日2次，温开水送服。

（2）紫金锭：外用，每次2片，每日1次，7日为1个疗程。

（3）消糜阴道泡腾片：每次2片，塞入阴道或溶于水后外洗坐浴。一日1~2次，7日为1个疗程。

（三）西医治疗

1. 服药治疗

甲硝唑或替硝唑，每次服 0.4g，每日 2~3 次，7 日为 1 个疗程。或单次口服 2g，必要时 48 小时内重复给药 1 次。克林霉素每次服 0.3g，每日 2 次，连服 7 日。

2. 局部治疗

（1）阴道冲洗：1% 乳酸液或 0.1~0.5% 醋酸液或过氧化氢溶液冲洗阴道，每日 1 次，7 次为 1 个疗程。

（2）阴道用药：甲硝唑泡腾片塞入阴道，每晚 1 次，7 次为 1 个疗程。或用克林霉素软膏涂布，每日 1 次，连用 7 日。

【预防与调护】

（1）注意经期及产后卫生，保持外阴清洁，预防感染。

（2）避免过度阴道冲洗，以免破坏正常菌群平衡，降低阴道防御功能。

（3）注意休息，饮食清淡且营养丰富，提高抵抗力。

老年性阴道炎

老年性阴道炎是因绝经或双侧卵巢切除后卵巢功能衰退，雌激素水平降低，免疫功能低下使细菌侵入而引起的阴道炎症，亦称为萎缩性阴道炎。多发于中老年患者。本病属中医"阴痒""带下病"范畴，是由脏腑功能失调，肝肾不足，生风化燥引起或由肝郁脾虚，湿热内生，下注阴部所致。

【诊断要点】

（1）绝经后阴道分泌物量多，呈黄水样，严重时或有血样脓性白带。

（2）阴道、宫颈黏膜充血，上皮菲薄，有小出血点，或有表浅溃疡。

（3）外阴瘙痒或灼热感。

【鉴别诊断】

（1）阴道癌：当阴道黏膜出现溃疡及肉芽组织时，需与阴道癌鉴别。阴道癌患者白带以水样或血水样为主，合并感染时可有气味恶臭，阴道检查可见菜花状结节，若为溃疡型则边缘较硬，溃疡较深，可于病灶处做病理切片确诊。

（2）子宫内膜癌：均有血性白带，阴道不规则流血，或排出水样白带。检查可见宫颈口流出血性分泌物，子宫稍大，可进行子宫内膜及宫颈管内膜病理检查确诊。

【辨证要点】

老年性阴道炎属中医"阴痒""带下病"范畴，主要表现为阴部瘙痒、灼热、干涩、黄水淋漓。老年性阴道炎多与肝、脾、肾三脏关系密切。辨证时当以辨阴部瘙痒程度，带下的性状、气味以及全身症状为主，合参舌脉。

【治疗方法】

（一）辨证论治

1. 湿热下注证

［证候］阴部瘙痒灼痛，甚则坐卧不安，带下量多色黄，或如脓样，气味臭秽。伴见脘闷纳呆，心烦少寐，大便溏而不爽或干结，或见小便频急灼痛。舌质红，苔黄厚腻，脉濡数或滑数。

［治法］疏肝健脾，清热渗湿。

［方药］止带汤。茯苓 15g，猪苓 15g，茵陈 15g，黄柏 10g，栀子 10g，山药 15g，牛膝 12g，泽泻 12g，牡丹皮 10g，车前子 15g。大便不畅或秘结者，加大黄 6g；日久生虫者，酌加贯众 15g、白鲜皮 15g、地肤子 15g。

2. 肝肾阴虚证

［证候］阴部瘙痒，夜晚尤甚，带下量少色黄，或量多如水，赤白相间，阴户干枯萎缩，阴中灼热疼痛。伴见头晕目眩，腰膝酸软，或有五心烦热，潮热汗出。舌质红而少苔，脉细数。

［治法］滋阴降火，祛风止痒。

［方药］知柏地黄汤。熟地黄 24g，山萸肉 12g，山药 12g，泽泻 9g，牡丹皮 9g，茯苓 9g，知母 9g，黄柏 9g，制何首乌 15g，当归 12g，荆芥 10g，防风 10g。带下量多色黄臭秽者，加土茯苓 30g、野菊花 15g；带下赤白相间者，加茜草 12g、乌贼骨 15g。

（二）中成药

（1）知柏地黄丸：每次 1 丸，每日 2 次，温开水送服，半个月为 1 个疗程。

（2）愈带丸：每次 3g，每日 2 次，连服半个月至 1 个月。

（三）西医治疗

（1）阴道冲洗：使用 1% 乳酸液或 0.1~0.5% 醋酸液冲洗阴道，每日 1 次，7 次为 1 个疗程。使用 0.02% 高锰酸钾溶液坐浴或冲洗阴道，每日 1 次，7~10 次为 1 个疗程。阴道冲洗可增加阴道酸度，抑制细菌生长繁殖。

（2）阴道给药：将复方甲硝唑栓或复方环丙沙星栓放入阴道深部，每次 1 粒，

7~10 次为 1 个疗程。

（3）雌激素治疗：炎症较重者，需应用雌激素制剂，以增强阴道抵抗力。有雌激素禁忌证者禁用。口服尼尔雌醇，首次 4mg，以后每 2 周口服 1 次，每次 2mg，维持 2~3 个月。

【预防与调护】

（1）注意外阴清洁，提高抗病能力。

（2）平素注意锻炼增强体质，调畅情志，饮食得益。

婴幼儿阴道炎

本病是婴幼儿常见病之一，婴幼女生殖系统尚未成熟，阴道黏膜较薄，又因邻近肛门而易受病菌感染而发病。根据病因，又可分为细菌性外阴阴道炎真菌、滴虫性外阴阴道炎，前者通常为大肠埃希菌致病或病毒性感染，后者由阴道异物及蛲虫病引起。

【诊断要点】

（1）患儿有外阴不洁史：如大便后处理不当，使肠道细菌侵入阴道，或有异物塞入阴道，如花生、豆类等。造成阴道上皮损伤，发生继发性感染。或有蛲虫病史，蛲虫通过粪便传入阴道引起。或有上呼吸道或泌尿道感染病史。

（2）患者外阴及阴道经常瘙痒，疼痛，或小便困难。乳婴则烦躁不安，时常哭闹，搔抓外阴。

（3）外阴及阴道口黏膜充血水肿，分泌物增多。常有较多脓性白带流出，或呈浆液水样或血水样，或豆渣样，味臭，甚则局部糜烂破溃。或可见小阴唇粘连，粘连时上方或下方留有小孔，小便由小孔排出，甚者阴道闭锁。

【鉴别诊断】

（1）宫颈息肉：阴道流出血性分泌物，感染后则呈脓性或脓血性，可进行阴道检查鉴别，或摘除赘生物进行病理学检查进行确诊。

（2）阴道异物：有异物放置阴道病史，可见大量分泌物从阴道流出，经肛门指检或腹壁肛门检查可扪及异物，或可进行阴道镜检查见到异物鉴别。

（3）葡萄状肉瘤：多见于 3 岁以下幼儿，常见阴道内流出血性分泌物，或可伴气味恶臭，甚或肿物突出阴道外。肿物水肿呈葡萄状，色粉红或紫红，质软，多位于阴道前壁。病理检查可明确诊断。

【治疗方法】

（一）辨证论治

1.湿热内盛证

［证候］外阴红肿，脓性分泌物自阴道口流出，可有臭味，患儿哭闹不休，或用手搔抓外阴，纳呆，小便困难。舌质红，苔黄腻。

［治法］清热利湿，杀虫止痒。

［方药］大分清饮。茯苓 12g，泽泻 12g，通草 6g，猪苓 10g，栀子 6g，枳壳 6g，车前子 10g。外阴病变处可用炉甘石洗剂或紫草油外搽，每日 1~2 次。

2.肾虚湿热证

［证候］外阴红肿，甚或破溃糜烂，日久难愈。阴道分泌物流出，呈浆液样或血水样，偶见小阴唇粘连，小便困难，大便干结，神情倦怠，哭闹不安。舌质红，苔薄。

［治法］滋肾清热，除湿止带。

［方药］六味地黄汤合五味消毒饮。生地黄 12g，山药 12g，山萸肉 9g，土茯苓 15g，牡丹皮 9g，泽泻 9g，金银花 12g，菊花 12g，紫花地丁 12g。外阴病变处可用炉甘石洗剂或紫草油外搽，每日 1~2 次。

【预防与调护】

（1）注意患儿阴部清洁，内裤、床褥等进行消毒，防止重复感染。

（2）蛲虫所致阴道炎在驱除蛲虫后当注意肛门区域的局部卫生，并注意将衣物、被单洗净，煮沸杀死虫卵。

第四节　子宫颈炎

子宫颈炎是子宫颈因感染细菌，病毒，真菌如滴虫，念珠菌等所致。可因妊娠、分娩、长期慢性机械刺激等诱发，化学药物应用不当亦可导致感染而发病。分为急性子宫颈炎和慢性子宫颈炎。急性子宫颈炎多发生于产褥感染、感染性流产，或与阴道炎、膀胱炎、子宫内膜炎等感染并存。慢性子宫颈炎则更为多见，由急性宫颈炎未能根治转变而来，或因经期、性生活不洁以及慢性感染所致。

中医并无子宫颈炎的病名记载，而根据其白带增多，色、质、气味异常改变等临床主要症状，可将其归属为"带下病"。

【诊断要点】

（1）可有分娩、流产或妇产科手术损伤史，或经期、性生活不洁史等。

（2）白带增多，带下色、质、气味异常改变，如脓性或血性带下。下腹部及腰骶部坠胀或疼痛，或有性交痛，不孕。舌苔腻，脉滑或濡。

（3）宫颈有不同程度的糜烂、肥大、质地变硬，或可见宫颈息肉、裂伤、外翻及腺体囊肿等改变。重度糜烂或有息肉时可有接触性出血。根据糜烂面积大小可将其分为 3 度。

Ⅰ度：糜烂面积小于整个子宫颈面积的 1/3。

Ⅱ度：糜烂面积占整个子宫颈面积的 1/3 至 2/3。

Ⅲ度：糜烂面积占整个子宫颈面积的 2/3 以上。

【鉴别诊断】

（1）宫颈上皮内瘤样病变：或由病毒感染，可自行消退；或多因素感染发展为浸润癌。其临床表现与子宫颈炎极为相似，肉眼观察宫颈可见糜烂、肿大。通过阴道镜检查及病理学检查确诊。

（2）早期宫颈癌：从外观上难以鉴别，须进行宫颈刮片进行细胞学检查是否检出癌细胞；必要时进行阴道镜检及子宫颈活检确诊。

（3）宫颈尖锐湿疣：为人乳头瘤病毒（HPV）感染宫颈引起的子宫颈病变，宫颈表面乳头状突起与宫颈息肉类似，或可见白带增多，伴有腥臭气味。可经过宫颈活检进行鉴别。

【辨证要点】

（1）辨带下的色、质、量、味：带下量多，色黄绿或灰黄，质清稀或黏稠，或可呈豆渣样，或有腥臭气味，则属湿热或湿毒证；

（2）外阴检查：阴道或外阴若红肿疼痛，则属湿毒证；若红肿不显，触痛者，则多属虚中夹热证；

（3）根据全身兼证及病史，四诊合参，辨明所属证候。

【治疗方法】

若为急性子宫颈炎，此时当彻底治疗，以免转为慢性，以清热解毒为主；若为慢性，则应提高警惕并排除宫颈癌等恶性疾病，并配合外治法。

（一）辨证论治

1. 湿热内蕴证

［证候］带下量多，色黄或黄白相间，质稠，心烦易怒，胸胁胀痛，口干口苦。舌质红，苔黄腻，脉弦数。

［治法］疏肝清热，健脾利湿。

［方药］止带方合丹栀逍遥散加减。猪苓15g，泽泻12g，黄柏9g，知母6g，牡丹皮12g，栀子12g，当归10g，白芍10g，柴胡9g，白术9g，土茯苓15g，薄荷3g，甘草6g，车前子15g，茵陈15g。带下腥臭者，加薏苡仁15g、金银花15g、鸡冠花12g；赤带者，加地榆12g、侧柏叶12g、荆芥炭10g。

2. 湿毒内侵证

［证候］带下量多，色黄或黄绿，质黏稠，或如米泔水样，气味腥臭，小腹胀痛，腰骶酸痛，头昏，小便短赤，大便干结或臭秽，或有外阴瘙痒，灼热疼痛。舌质红，苔黄腻，脉弦滑数。

［治法］清热解毒，利湿止带。

［方药］五味消毒饮合四妙丸。金银花20g，紫花地丁15g，白鲜皮15g，百部12g，苍术15g，黄柏10g，薏苡仁20g，牛膝12g。

3. 脾虚湿热证

［证候］带下量多，色黄或淡黄，或黄赤相间，质清稀或黏稠，或呈豆腐渣样，气味异常，或有外阴瘙痒，神疲，纳呆，小腹坠胀，尿频尿痛。舌质淡红，苔黄腻，脉濡。

［治法］健脾利湿，清热解毒。

［方药］完带汤。人参10g，炒白术12g，苍术12g，炒山药15g，陈皮6g，白芍12g，黑芥穗10g，车前子15g，柴胡9g，甘草6g，黄柏9g，土茯苓15g。神疲乏力者，加生黄芪20g；小腹疼痛者，加蒲黄10g、五灵脂10g；赤白带下者，加地榆12g。

4. 肾虚湿热证

［证候］带下量多，色淡黄或灰黄，质清稀如水，气味腥臭或腐臭，外阴肿痛灼热，性交痛，或见月经量少，经期延长，或不孕，腰膝酸软。舌质红，苔薄，脉沉细。

［治法］清热除湿，滋养肾阴。

［方药］知柏地黄丸加味。熟地黄24g，山药12g，山茱萸12g，茯苓9g，泽泻9g，牡丹皮9g，知母9g，黄柏9g，车前子15g，败酱草15g，琥珀粉（冲服）

3g。带下日久不止者，酌加金樱子 12g、乌贼骨 12g、芡实 12g。带下赤白相间者，加茜草根 10g、墨旱莲 15g。

（二）中成药

（1）紫金锭：每日 1 次，每次 2 片内置阴道后穹窿，10 天为一个疗程。

（2）五妙水仙膏：月经干净后 3~5 天，拭净宫颈分泌物后，将其涂于宫颈上，略大于糜烂面，待药液干燥后，用生理盐水棉球拭去药液，再涂抹药液，反复 4~6 次。于下月经期后复查，未愈者重复治疗。

（2）银甲片：每次服 5 片，1 日 3 次，饭前 1 小时服用。

（三）西医治疗

（1）高热疗法：是以局部产生高温破坏因素，使糜烂组织凝固坏死，或使组织焦化，随后结痂脱落，肉芽组织逐渐被边缘的鳞状上皮生长而覆盖。国内外报道的有高热电烙、电火花烧灼、低频电熨、高频电熨等。治疗时间应在月经干净后 3~5 日内进行。有急性生殖器炎症或血液病等全身性疾病者禁用此法。

（2）低温冷冻疗法：采用快速降温装置进行治疗，制冷物有液氮、固态二氧化碳、氧化亚氮等。治疗时间和禁忌与高热疗法相同，但治疗糜烂愈合后的瘢痕轻，极少发生宫颈狭窄粘连，对以后受孕、分娩的影响较小。其缺点为术中患者可能出现低温反应、自主神经功能紊乱等不适；其次术后排液较多，甚至可能出现低钾症状，需要服用钾剂予以纠正。

（3）激光治疗：治疗原理和方法同高温疗法。由于物理疗法术后经常出现大量阴道排液，应注意外阴的清洁。术后 4~8 周内禁止性生活、盆浴和阴道灌洗。复查时要注意是否存在宫颈狭窄，必要时可采用探针扩张。

（4）手术治疗：子宫颈锥形切除术主要针对宫颈肥大、糜烂面较深，同时浸润到宫颈管者。能够较彻底地清除病灶，为早期宫颈癌的诊断提供依据。

【预防与调护】

（1）注意个人卫生，保持外阴清洁干燥，勤换内衣裤，患病期间换下内衣裤应煮沸消毒。

（2）月经期间避免阴道用药及坐浴。治疗期间禁止房事，经期及产后严禁房事，避免外邪侵入。

（3）治疗期间忌食辛辣、刺激、油腻，勿过食肥甘厚腻，以免湿热之邪缠绵难去。

（4）患者及其性伴侣当同时进行治疗。

第五节　盆腔炎

盆腔炎是指女性内生殖器及其周边的结缔组织、盆腔腹膜发生的炎症，是妇科常见病之一。按其发病部位，又可分为子宫内膜炎、输卵管炎、输卵管卵巢囊肿及盆腔腹膜炎。炎症既可局限于盆腔某一部位，又可同时累及几个部位，其中以输卵管炎最为多见。其初期症状多隐匿，易忽视治疗而引起并发症，包括盆腔炎反复发作，慢性盆腔痛，不孕等。临床上分为急性盆腔炎和慢性盆腔炎两类。

中医中并无盆腔炎病名的记载，根据其临床特点，可将其归纳在"带下病""癥瘕""不孕"等病症范畴之中。

【诊断要点】

（1）多见于经期或产褥期，可有不洁性交史、产褥期感染、盆腔手术创伤史，或盆腔炎反复发作史等。

（2）患者面部潮红，下腹疼痛难忍，腹胀，腰骶胀痛，带下量多，或呈脓样，味臭秽，或伴尿急尿痛，恶心呕吐，腹泻或里急后重等。

（3）患者呈急性面容，体温38℃以上，心率增快，下腹部肌紧张，压痛及反跳痛，肠鸣音减弱或消失，阴道黏膜充血，有大量脓性分泌物，穹窿明显触痛，宫颈充血水肿，摇举痛明显，宫体稍大，较软，压痛，活动受限。输卵管压痛明显，或可扪及包块。

【鉴别诊断】

（1）急性阑尾炎：脐周腹痛为主，恶心呕吐，转移性右下腹疼痛，发热，白细胞升高，若穿孔后则腹痛剧烈，腹肌紧张，有明显的压痛与反跳痛，右下腹或可扪及包块，有压痛。宫颈无摇举痛。

（2）异位妊娠：下腹剧痛或疼痛持续，阵发性加重，阴道流血，甚至晕厥，hCG（＋），无高热，无白细胞明显升高。

（3）卵巢囊肿蒂扭转或破裂：可有相关病史，突发性下腹一侧出现持续性剧痛，阵发性加重，伴恶心呕吐，盆腔可扪及肿块，压痛，当破裂时刻出现持续性疼痛伴高热，恶心呕吐，甚至休克。腹膜刺激征明显，或叩及移动性浊音。

（4）子宫内膜异位症：可有经行腹痛并进行性加重，或持续性盆腔疼痛，体征与慢性盆腔炎相类似，妇科检查可在子宫骶骨韧带或子宫直肠窝处触及痛性小结节，附件区可扪及囊性不活动包块，可有压痛。

（5）盆腔淤血综合征：长期慢性下腹痛，妇科检查无明显异常体征，宫颈色紫或摇举痛，常与多产或产后盆腔静脉复旧不良有关，可通过盆腔镜或盆腔静脉造影鉴别。

【辨证要点】

急性盆腔炎发病急，病情重，传变快，可因热毒、湿热、湿毒蓄积下焦，损伤冲任、胞宫，并与气血搏结，正邪交织，出现恶寒发热，或高热不退；或因瘀毒内结，形成癥瘕。若正不胜邪或失治误治，则可出现阴阳衰竭，邪陷正衰之危急重症。

慢性盆腔炎多由急性期迁延不愈、反复发作所致，病程长，湿热瘀毒留恋，与冲任气血相互搏结而致瘀血内阻，缠绵难愈，日久耗伤正气，又可致气血失调，寒热错杂，虚实并见。

【治疗方法】

（一）辨证论治

1. 热毒炽盛证

［证候］高热或寒战，或高热不退，下腹胀痛难忍，带下量多，色黄或黄绿如脓，气味臭秽。大便燥结，小便短赤，月经量多或口干口苦，或烦渴引饮。舌绛红或深红，苔黄燥，脉数。

［治法］清热解毒，活血止痛。

［方药］五味消毒饮合大黄牡丹汤。金银花15g，蒲公英30g，紫花地丁15g，野菊花15g，紫背天葵12g，白芷10g，皂角刺12g，制大黄6g，牡丹皮9g，桃仁9g，冬瓜仁30g。腹胀满者，加厚朴10g、枳实10g；月经量多者，加地榆12g、藕节30g。

2. 湿毒壅盛证

［证候］恶寒发热，或高热寒战，下腹疼痛拒按，带下量多，色黄或黄白相间，或如脓血，质稠气臭，月经量多或口干口苦，大便干结，小便短赤。舌质红，苔黄厚，脉滑数。

［治法］清热解毒，利湿活血。

［方药］银翘红酱解毒汤。连翘12g，金银花15g，红藤15g，败酱草30g，牡丹皮10g，山栀子10g，赤芍10g，桃仁10g，薏苡仁24g，延胡索10g，制乳香5g，制没药5g，炒川楝子9g。带下臭秽者，加椿根皮15g、黄柏10g、茵陈20g。

3. 湿热蕴结证

［证候］恶寒发热，热势起伏，下腹及腰骶胀痛，带下量多，色黄气臭，月经量多且经期延长，或阴道不规则出血，经期腹痛加重，大便干结或溏而不爽，小便短赤。舌质红，苔黄腻，脉弦滑或滑数。

［治法］清热利湿，行气止痛。

［方药］银蒲四妙散合金铃子散。银花藤15g，蒲公英30g，柴胡9g，赤芍9g，枳壳9g，延胡索9g，炒川楝子9g，黄柏9g，薏苡仁24g，苍术12g，川牛膝15g，土茯苓15g。盆腔脓肿形成者，加红藤20g、败酱草20g、牡丹皮12g。

（二）中成药

（1）妇平胶囊：清热解毒，化瘀消肿。口服，1次2粒，每日3次。

（2）妇乐颗粒：清热凉血，化瘀止痛。开水送服，1次1~2包，每日2次。

（3）妇科千金片：清热解毒，消炎止痛。温开水送服，1次6~8片，每日3次。

（4）桂枝茯苓胶囊：活血化瘀消癥。口服一次3粒，每日3次，饭后服。经期停服。疗程3个月。

（5）花红片：清热利湿，祛瘀止痛。口服一次4至5片，一日3次，7天为一疗程，连服三个疗程。

（6）如意金黄膏：适用于急性盆腔炎之湿热蕴结证。外敷下腹部，每日一次。

（三）其他治疗

（1）中药保留灌肠：红藤30，败酱草20g，蒲公英15g，紫花地丁15g，延胡索10g，三棱10g，莪术10g，夏枯草12g，当归12g，川芎9g，皂角刺15g，肉桂3g。浓煎成100ml的中药汤剂，保留灌肠，隔日1次，连用10~15日，经期停用。

（2）中药离子透入：乳香6g，没药6g，三棱10g，莪术10g，生蒲黄10g，五灵脂10g，制香附10g，川芎6g。浓煎成100ml的中药汤剂，用离子透入治疗仪经腹部皮肤导入，隔日1次，连用10~15日，经期停用。

（四）西医治疗

（1）局部注射治疗：0.25%普鲁卡因，施行阴道侧穹窿封闭治疗法（可同时注射抗生素、透明质酸酶、糜蛋白酶），每日或隔日1次，7~8次为1个疗程。

（2）物理治疗：常用方法有超短波、微波、高频离子导入等。

（3）手术治疗：久病不愈，年龄＞40岁，无生育要求，尤其盆腔包块形成而保守治疗无效的患者，适宜手术治疗，如子宫全切加双侧输卵管切除术。

【预防与调护】

（1）注意个人卫生，注意经期、流产及产后的卫生护理。

（2）对急性盆腔炎患者当彻底治疗，预防反复发作或转为慢性盆腔炎。

（3）积极锻炼，增强体质。

第九章 妊娠病

第一节 妊娠呕吐

妊娠早期（6周左右）出现恶心呕吐，头晕倦怠，恶闻食气，或食入即吐者，称为妊娠呕吐。多在妊娠三个月后症状消失，又称"妊娠恶阻"。若仅见恶心或晨间偶见呕吐，倦怠，嗜酸择食，则为早孕反应。

妊娠呕吐主要因妊娠后冲脉之气上逆，胃失和降。其发病主要与孕妇的体质及脏腑功能失调相关。若脾胃虚弱，运化失常，肝胃不和，痰湿内阻，则发生妊娠呕吐。

【诊断要点】

（1）停经史，可有早孕反应，多发生在妊娠三个月内，常于停经6周左右出现恶心呕吐，8周左右最为剧烈，以后逐渐减轻。

（2）多厌食纳少，不喜油腻，倦怠乏力，头晕，恶心呕吐，甚则食入即吐；或恶闻食气，不食也吐。唇干舌燥，低热起伏。

（3）血、尿妊娠试验阳性，尿酮体或为阳性，血钾可异常。严重者红细胞比容上升，尿中可出现蛋白和管型尿，血胆红素和转氨酶升高。

（4）超声波检查：子宫增大，内见胚囊、胚芽或胎心反射波。

【鉴别诊断】

（1）葡萄胎：月经停闭，妊娠试验阳性，恶心呕吐严重，按妊娠呕吐治疗无效。常伴小腹隐痛及贫血，阴道不规则少量出血或反复大量出血，血中偶可见水泡状胎块。血hCG检查异常升高，超声波检查子宫无胚囊、胚芽，而见落雪状图像。

（2）妊娠合并急性胃肠炎：多有饮食不当或食物中毒史，除恶心呕吐外，并有上腹部或全腹部阵发性疼痛，肠道受累时可有腹泻，粪便检查可见白细胞及脓细胞。

（3）妊娠合并急性阑尾炎：脐周或中上腹部疼痛，伴恶心呕吐，后疼痛转移至右下腹，麦氏点压痛，反跳痛，伴腹肌紧张。可见体温升高，白细胞增多。

【辨证要点】

当以辨呕吐物性状为主，同时四诊合参。若呕吐宿食或清水，神疲乏力，舌淡苔白润，脉缓者，多属脾胃虚弱证；若呕吐酸水苦水，心烦胁痛，舌淡红，苔微黄，脉滑则属肝胃不和证；若呕吐痰涎，胃脘胀闷，舌淡胖有齿痕，苔白腻，脉滑则属痰湿阻滞证；若呕吐血水或咖啡色物，倦怠乏力，低热尿少，舌红少津，苔薄黄或剥苔，脉细滑数而无力者，则多为气阴两虚证。

【治疗方法】

（一）辨证论治

1. 脾胃虚弱证

［证候］妊娠初期，呕吐不食，或吐清水，头晕体倦。舌质淡，苔薄白，脉缓而滑。

［治法］健脾和胃，降逆止呕。

［方药］香砂六君子汤加减。党参 12g，白术 12g，茯苓 15g，甘草 6g，半夏 9g，陈皮 9g，木香 6g，砂仁 3g，生姜 3 片，大枣 5 枚。呕不止者，加姜竹茹 10g。

2. 肝胃不和证

［证候］妊娠初期，呕吐酸水苦水，胸满胁痛，嗳气叹息，情志抑郁，头胀而晕，烦渴口苦。舌质淡，苔微黄，脉弦滑。

［治法］疏肝和胃，降逆止呕。

［方药］半夏厚朴汤合左金丸。姜半夏 12g，厚朴 9g，茯苓 12g，生姜 3 片，紫苏梗 12g，黄连 6g，吴茱萸 15g。口渴甚者，加北沙参 15g、芦根 15g；胁痛甚者，加柴胡 9g、郁金 12g。

3. 痰湿阻滞证

［证候］妊娠初期，呕吐痰涎，口味淡腻，不思饮食，胸腹满闷。舌质淡，苔白腻，脉滑。

［治法］温化痰饮，和胃降逆。

［方药］藿香正气散加减。藿香 12g，大腹皮 10g，紫苏梗 12g，丁香 6g，柿蒂 9g，姜半夏 12g，生姜 3 片，茯苓 12g，白术 10g，砂仁 3g，陈皮 6g。腹胀嗳气者，加代赭石 15g、莱菔子 10g；纳差者，加鸡内金 10g、焦山楂 10g。

4. 气阴两虚证

［证候］呕吐剧烈，甚至呕吐苦水或血水，频频发作，持续日久，精神倦怠，嗜睡消瘦，眼眶下陷，肌肤干皱失泽，低热口干，大便干结。舌红少津，苔薄黄或光剥，脉细滑数无力。

［治法］益气养阴，和胃止呕。

［方药］生脉散合增液汤。人参 10g，麦冬 12g，五味子 6g，玄参 12g，生地黄 15g，竹茹 10g，天花粉 15g，芦根 15g。口干渴者，加玉竹 12g、石斛 12g；低热者，加刺黄柏 15g。

（二）中成药

（1）香砂养胃丸：温中和胃。每次 8 丸，每日 3 次。

（2）和胃平肝丸：疏肝理气，和胃止痛。每次 6g，每日 2~3 次。

（3）香砂理中丸：健脾和胃，温和行气。每次 6g，每日 2~3 次。

（4）参麦颗粒：养阴生津。每次 10g，每日 3 次。

（三）西医治疗

（1）止吐并纠正脱水：最常用的方法为禁食、输液。禁食的目的为减少胃内刺激，以防加重呕吐；输液的目的为补充因呕吐、禁食造成的体液不足。

（2）静脉内高营养疗法：常选用水解蛋白、高渗葡萄糖、氨基酸等。

（3）纠正酸中毒：经化验患者尿酮体阳性，二氧化碳结合率下降，则提示患者代谢性酸中毒存在。应给予 4% 碳酸氢钠溶液纠正，根据二氧化碳结合率情况给予对应的碳酸氢钠溶液。

（4）终止妊娠指征：妊娠剧吐如果能及时诊断并积极治疗，一般预后良好。但经过补液、纠正酸中毒治疗后症状未能缓解甚至加重者，需终止妊娠，以保证孕妇的安全。

【预防与调护】

（1）调畅情志，忌忧思恼怒，保持乐观，避免精神刺激。

（2）饮食宜清淡而富于营养，易于消化，忌食肥甘厚腻及辛辣之品，鼓励少食多餐。

（3）当患者呕吐时，可予白粥，保持少量多次进食。

（4）起居有常，劳逸适度，若呕吐频繁剧烈者当卧床休息。

第二节　流产

流产是指妊娠 28 周以前，胎儿脱离母体而排出者。流产分为自然流产和人工流产，本节仅讨论自然流产。自然流产是指妊娠 28 周以前，胎儿体重低于 1kg，尚不能独立生存，未使用人工方法而自母体自然分离者。发生在 12 周以前称为早期流产，发生在 12~28 周间者称为晚期流产。

引起流产的原因很多，胎儿方面主要有遗传基因的缺陷和外界不良的物理化学因素的损害。孕 8 周以内的流产中，胚胎发育异常因素占所有流产因素的 80%，所以从优生的角度出发，多不主张盲目保胎。母体方面主要是由孕妇的全身性严重疾病、生殖器畸形、发育不全、子宫颈功能不全、子宫内膜异位症等病变及内分泌功能异常引起。配偶的精液异常如精子数量少、活动力差等均可使孕卵发育不全而流产。

妊娠期间阴道少量出血，时下时止，无腰酸腹痛者，称为"胎漏"；若妊娠期仅有腰酸腹痛或下腹坠胀，或伴有少量阴道出血者，称为"胎动不安"。两者相当于西医学先兆流产。其主要病因病机为母体肾虚、气血虚弱、血分蕴热，或跌仆损伤，或误食毒物毒药，致使气血不调，胎元不固。妊娠 12 周以内，胚胎自然殒堕者，称为"堕胎"；妊娠 12~28 周期间，胎儿已成形而自然殒堕者，称为"小产"。相当于西医学难免流产、不全流产、完全流产。病因病机与胎漏、胎动不安基本相同，是胎漏、胎动不安进一步发展的结果，也有直接发生堕胎、小产者。堕胎或小产连续发生 3 次或 3 次以上者，称为"滑胎"。与西医学习惯性流产相同。其主要病因病机为肾虚不能系胎、气虚不能载胎、血虚不能养胎、而使胎元失固，屡孕屡堕而成滑胎之病。胎死胞中，不能自行娩出者，称为"胎死不下"，相当于西医学之过期流产。胎死不下的原因为气血虚弱或气滞血瘀，不能推动死胎排出。

【诊断要点】

（1）有停经史，血或尿妊娠试验阳性。

（2）流产的主要症状为阴道出血和腹痛。

（3）胎死不下者，子宫不随停经月份逐月增大，甚至缩小，妊娠反应消失，妊娠试验阴性。

【鉴别诊断】

（1）功能失调性子宫出血：子宫不规则出血症状与先兆流产出血相似，生殖器官无器质性病变，子宫正常大小，妊娠试验阴性。

（2）输卵管妊娠：其临床表现亦有阴道不规则点滴出血与腹痛，血色多为暗红或咖啡色，有碎片或蜕膜管型排出，并见腹痛。若输卵管妊娠破裂，则腹痛为主症，腹痛特点为突发下腹一侧撕裂样剧痛，且腹痛可波及其他部位，腹部有明显压痛与反跳痛。盆腔 B 超及阴道后穹窿穿刺术可协助诊断。

（3）葡萄胎：为妊娠后一种良性滋养细胞病变，多在停经 8~12 周左右，即开始阴道不规则出血，量由少到多，可见水泡状物排出，亦可因子宫收缩而发生阵发性腹痛。盆腔 B 超无正常胎体图像，亦无胎心搏动。

【辨证要点】

首先要辨胎儿是否存活，这是决定治疗方案的关键。胎儿存活者应保胎治疗，胎儿已死者应尽早下胎以益母。孕早期，胎元已殒者，早孕反应消失，乳房由胀变软，阴道出血。妊娠中、晚期，胎死宫内者，孕妇腹部不再长大，反而缩小，胎动停止，胎心消失，孕妇出现全身倦怠，嗜睡，口中臭秽，阴道流紫黑色血块等症状。应结合盆腔 B 超加以确诊。

对胎漏及伴有阴道出血的胎动不安，辨证主要依据阴道出血的量、色、质。一般而言，阴道出血量少、色淡红、质清稀者，多属虚证；阴道出血量少、色鲜红、质黏稠者，多为血热伤胎证；若阴道出血淋漓不止，色暗黑有块，多为血瘀证。

堕胎、小产的辨证要点为阴道出血量的多少、出血时间的长短、腹痛程度及妊娠物排出的完整与否。概言之，阴道出血量少、色淡，腹痛绵绵者，多属虚证；阴道出血色暗，腹痛如针刺，为血瘀证。胎儿完整排出后，阴道出血逐渐减少至停止，腹痛减轻至消失。陨堕不全者，虽有胎块排出，但阴道仍持续出血，量仍多，腹痛未减轻，处理不及时，可发生阴道大出血，造成阴血暴亡，阳无所附的"阴阳离决"危象。

对胎死不下和滑胎两病，辨证主要以当时的全身症状、舌象、脉象来辨虚实。腰膝酸痛，头晕耳鸣者，多为肾虚证；心悸气短，神疲乏力，脉细滑者，多为气虚证；五心烦热，潮热盗汗，舌红少苔，脉细滑数者，多为阴虚内热证；舌暗有瘀斑瘀点者，多为血瘀证。

【治疗方法】

（一）辨证论治

1. 肾虚证

［证候］妊娠初期阴道少量出血，色暗淡，质清稀，腰酸腹坠痛，伴头晕耳鸣，小便频数，夜尿多，甚至失禁。舌淡苔白，脉沉滑，两尺弱。

［治法］固肾安胎，佐以益气。

［方药］寿胎丸。菟丝子 30g，桑寄生 15g，续断 12g，阿胶（烊化）10g。腹痛较重者，加白芍 15g、甘草 6g 以缓急止痛；小腹下坠者，加黄芪 15g 以升阳举陷。

2. 血热证

［证候］妊娠期阴道出血，色鲜红，或紫红，质稠。腰腹坠胀，伴手足心热，心烦不安，潮热，口干咽燥，小便短黄，大便秘结。舌质红，苔黄而干，脉滑数或弦滑。

［治法］滋阴清热，养血安胎。

［方药］保阴煎。生地黄 10g，熟地黄 10g，黄柏 10g，黄芩 10g，白芍 12g，

山药 15g，续断 15g，甘草 6g。大便干结者，加玄参 10g、麦冬 12g 以滋阴润燥；出血较多者，加阿胶（烊化）10g、地榆炭 10g、苎麻根 12g 以凉血止血。

3. 气血虚弱型证

［证候］妊娠期阴道少量出血，色淡红质稀薄。腰腹胀痛或坠痛，神疲肢倦，心悸气短，面色苍白，舌质淡苔薄白，脉细滑。

［治法］补气养血，固肾安胎。

［方药］胎元饮加减。黄芪 15g，人参 15g，白芍 12g，熟地黄 10g，杜仲 12g，陈皮 9g，阿胶（烊化）10g，甘草 6g。阴道出血量多者，加焦艾叶 10g、藕节 30g、仙鹤草 30g 以止血安胎。

4. 癥瘕伤胎证

［证候］女性素有癥疾，孕后阴道不时少量出血，色暗红。胸腹胀满，少腹拘急，腰酸坠痛，口干不欲饮。舌暗红或舌边舌尖有瘀斑瘀点，苔白，脉沉涩。

［治法］祛瘀消癥，固冲安胎。

［方药］桂枝茯苓丸。桂枝 10g，茯苓 15g，赤芍 10g，牡丹皮 10g，桃仁 10g。腰酸坠痛者，加续断 12g、杜仲 12g 以固肾安胎。

5. 跌仆伤胎证

［证候］妊娠期外伤，腰酸，小腹坠胀，或阴道下血，舌淡红苔薄白，脉滑无力。

［治法］补气和血安胎。

［方药］圣愈汤加味。炙黄芪 15g，人参 10g，当归 12g，川芎 6g，生地黄 10g，熟地黄 10g。腰痛明显者，加菟丝子 24g、桑寄生 12g、续断 12g 以固肾安胎。

（二）中成药

（1）保产无忧片：每次服 4 片，每日 3 次。益气固肾安胎。用于肾气虚证。

（2）孕妇清火丸：每次服 6g，每日 2~3 次。滋阴清热，养血安胎。用于阴虚内热证。

（3）保产丸：每次服 1 丸，每日 2~3 次。补气养血，固肾安胎。用于气血虚弱证。

（4）参茸白凤丸：每次服 1 丸，每日 2~3 次。固肾安胎。用于肾虚证。

（5）五子衍宗丸：每次服 6g，每日 3 次。补肾固冲安胎。用于肾虚证的孕前治疗。

（6）八珍冲剂：每次服 5g，每日 3 次。益气养血固脱。用于堕胎、小产后气血虚弱者。

（7）生化汤丸：每次服 9g，每日 3 次。益气活血化瘀。用于血虚血瘀证。

（8）益母草冲剂：每次服 7.5g，每日 3 次。益气活血。用于血虚血瘀证。

（9）强肾片：每次服 4 片，每日 3 次。温肾助阳安胎。用于肾阳虚证的孕前治疗。

（10）补中益气丸：每次服 6g，每日 3 次。益气下胎。用于气虚证。

（三）西医治疗

1. 先兆流产

（1）卧床休息，禁止性生活。

（2）口服维生素 E，每次口服 50mg，每日 1 次。

（3）黄体功能不足的患者嘱其服用黄体酮，每次 20mg，每日 1 次。禁止使用人工合成的孕激素，因有致胎儿畸形之危险

（4）绒毛膜促性腺激素（hCG）100 个单位，每日 1 次或隔日 1 次，肌内注射。

2. 难免流产及不全流产

（1）促使患者的妊娠物及早完全排出，以减少出血和感染。

（2）孕 12 周以内者，可用吸宫术，大于 12 周者，可用催产素 10 个单位，加入 5% 葡萄糖 500ml 内静脉滴注，以促使子宫收缩。如不能完全排出，等宫口开大后再进行刮宫术。

（3）出血多者，术前应输液或输血，以纠正休克。

（4）术后注意患者体温及阴道出血量，给予抗生素预防感染。疑有感染者，以大剂量广谱抗生素静脉滴注治疗。

3. 习惯性流产

（1）患者未孕期应针对引起流产的病因进行处理：如检查患者的染色体及血型；测定患者基础体温及卵巢激素水平；矫治子宫畸形；修补宫颈口松弛；检查患者配偶精液等。

（2）因宫颈口松弛引起流产者，可在以往流产发生的孕周前进行宫颈环扎术，一般在孕 12~20 周时进行。

【预防与调护】

（1）婚前常规检查，避免流产的潜在因素。

（2）孕前注意调养，积极治疗疾病。

（3）孕后避免劳累，如有先兆流产，应绝对卧床，静心休养。有习惯性流产史者，宜尽早保胎。

（4）禁止性生活，尤其在妊娠前 3 个月。

（5）饮食应清淡、易消化、富有营养，多吃蔬菜、水果，避免辛辣刺激之品。

（6）孕期用药要在医生指导下进行，以免有损胎儿。

第三节　妊娠肿胀

妊娠三四个月后，肢体、面目及肌肤出现肿胀，同时伴有全身症状，称为妊娠肿胀，亦称"子肿"。又可根据患者肿胀部位不同，程度不一而分为"子气""子满"等。若妊娠中晚期出现胸膈满闷，甚或喘不得卧，伴有腹大异常者则为羊水过多。

本病为妊娠多发病，若妊娠期间因贫血、心脏病、慢性肾炎、羊水过多等引起的水肿，皆可按妊娠肿胀进行对症处理。本病一般不伴有高血压，预后良好。对于妊娠后期仅有轻度下肢浮肿，无其他不适者，经饮食起居调理，可于休息或产后自消，不需要治疗。

【诊断要点】

（1）初产妇，营养不良，严重贫血，原发性高血压，慢性肾炎，糖尿病，羊水过多，双胎孕妇易患此病。

（2）妊娠中晚期出现肿胀，水肿由踝部开始，逐渐向小腿、大腿、外阴、腹壁以及全身蔓延。水肿部位隆起，皮肤紧张发亮，按之有凹陷，或全身浮肿，小便量少。

【鉴别诊断】

（1）羊水过多：妇检可发现增大的子宫体与孕周不符，胎心遥远，胎体小或难以触及。可通过超声波检查鉴别。

（2）葡萄胎：经产妇多见，常发生在闭经 12 周后，可能有脚肿，轻度蛋白尿和管型尿，不规则阴道出血，出血前可有腹痛。hCG 水平较高，可结合超声波检查鉴别。

（3）妊娠高血压症：一般发生在妊娠 24 周后，以水肿、高血压、蛋白尿为三大主要特征，严重时或可出现抽搐昏迷。而妊娠肿胀一般无蛋白尿及高血压。可配合眼底及血液检查进行鉴别诊断。

【辨证要点】

首当辨明为水病或气病，水病者面目四肢浮肿，皮薄光亮，按之凹陷不起，小便少，多伴喘促；气病者下肢浮肿，皮色不变，按之凹陷，随按随起，小便不利，多伴胸胁胀满。

【治疗方法】

（一）辨证论治

1. 脾虚证

［证候］妊娠中晚期，面目四肢浮肿，皮薄光亮，按之没指。疲倦，胸闷气短，纳差，口淡，小便少，大便溏薄。舌质胖嫩有齿痕，苔薄白或薄腻，脉细弱而滑。

［治法］健脾利水，益气安胎。

［方药］白术散。白术 12g，茯苓皮 24g，大腹皮 12g，生姜皮 10g，橘皮 10g，砂仁 3g，黄芪 20g，芡实 12g，桑寄生 15g，续断 15g。大便溏薄者，加炒白扁豆 12g、煨木香 9g；心悸失眠者，加酸枣仁 10g、夜交藤 15g。

2. 肾虚证

［证候］妊娠中晚期，遍身浮肿，按之凹陷不起，皮薄光亮。面色晦暗，心悸气短，腰酸膝软，畏寒肢冷。舌质淡红，苔薄白而润，脉沉细而滑。

［治法］温肾行水，养血安胎。

［方药］真武汤加减。黄芪 15g，西洋参 10g，冬瓜皮 30g，玉米须 12g，桂枝 12g，白芍 12g，茯苓 15g，白术 15g，生姜 3 片。腹胀者，加佛手 10g、炒枳壳 10g；胎动不安者，加杜仲 15g、桑寄生 15g、苎麻根 12g。

3. 血虚证

［证候］妊娠中晚期，颜面浮肿或两足浮肿。面色萎黄，视物模糊，或心悸眠差。舌质淡红，苔薄白，脉细滑。

［治法］益气补血，消肿安胎。

［方药］八珍汤加味。党参 12g，白术 12g，茯苓 15g，炙甘草 6g，熟地黄 12g，当归 12g，川芎 10g，白芍 12g，黄芪 20g，陈皮 9g，紫苏梗 12g，桑寄生 15g，杜仲 15g。

4. 气滞证

［证候］妊娠中晚期，先两足肿胀，渐及大腿，皮色不变，按之硬痛，滞胀不舒，步履沉重，头晕胸闷，纳少神疲。舌质色暗，苔薄腻，脉弦滑。

［治法］理气行滞，健脾化湿。

［方药］天仙藤散合五苓散加减。天仙藤 15g，香附 10g，陈皮 6g，紫苏叶 10g，乌药 10g，木瓜 12g，甘草 6g，生姜 3 片，白术 12g，猪苓 15g，茯苓 15g，泽泻 15g。肝阳上亢，头痛眩晕者，去生姜，加钩藤 10g、珍珠母 30g、菊花 15g、桑寄生 15g、杜仲 15g。

5. 痰湿证

［证候］妊娠中晚期，四肢肿胀，皮色不变。形体肥胖，困倦乏力，面色㿠白，胸闷腹胀，痰多色白，纳差，或眩晕。或咳喘呕恶，或小便不利，大便溏薄。舌质淡嫩，苔白腻，脉弦滑。

［治法］燥湿化痰，利水消肿。

［方药］二陈汤合五苓散。姜半夏 12g，茯苓 15g，陈皮 9g，生姜 3 片，橘红 10g，猪苓 15g，茯苓 15g，白术 12g，泽泻 15g，桂枝 12g。喘咳呕恶者，加莱菔子 15g、紫苏子 12g、姜竹茹 10g。

【预防与调护】

（1）起居有常，劳逸适度，饮食宜清淡而富有营养。休息常取左侧卧位，有利于改善胎盘血液循环，并能利尿。

（2）按时产检，及早观察是否有并发症，并注意血压变化，预防妊娠高血压。

第四节　胎位异常

妊娠 28 周以后，胎儿宫内有位置不正常，称为"胎位异常"，又称"胎位不正"。根据胎位异常的不同情况，又有不同名称，如横位称"横生"；足位称"倒生""逆生"；臀位称"坐生"等。胎位异常以臀位和横位为多见。胎位不正对孕妇来说并无自觉症状，却是造成难产的主要因素之一，因此应该定期进行产前检查，以便及早发现，及时治疗，保证临产时母婴的安全。

本病多由素体虚弱，或孕后过度安逸，气虚无力转正胎位；或胎体长大，气机升降不利；或肾虚阴亏，胎元失于和顺等导致。

【辨证要点】

本病辨证应根据全身症状，结合舌、脉，辨其虚实寒热。胎位不正，伴见面色萎黄，倦怠无力，心悸气短，舌质淡，脉细数无力，属气血两虚；若伴见腰酸坠胀，头晕耳鸣，五心烦热，舌红少苔，脉细数，为肾阴亏损；若见胸胁胀痛，脘腹胀满，属气机郁滞。

【治疗方法】

（一）辨证论治

1. 气血两虚证

［证候］胎位不正，伴见孕妇面色萎黄或苍白，倦怠无力，神疲肢软，纳少便

溏，头晕心悸。舌质淡苔薄白，脉细滑无力。

[治法] 益气养血，调气转胎。

[方药] 转胎方。黄芪 20g，党参 15g，白术 10g，当归 12g，川芎 9g，白芍 10g，枳壳 10g，厚朴 6g，杜仲 10g，炙甘草 6g。纳呆食少者，加砂仁 6g、鸡内金 10g 以健脾开胃。

2. 气机郁滞证

[证候] 胎位不正，胸胁胀痛，脘腹满闷，纳谷不香，嗳气频频，口苦心烦。舌质偏红，苔薄黄，脉弦细而滑。

[治法] 理气行滞，养血安胎。

[方药] 保产无忧散。当归 10g，白芍 10g，川芎 6g，菟丝子 15g，黄芪 15g，枳壳 10g，厚朴 6g，羌活 6g，荆芥穗 6g，艾叶 3g，桑叶 9g，菊花 9g，川贝母 6g。大便干结者，加全瓜蒌 20g 以润肠通便。

3. 肾阴亏损证

[证候] 胎位不正，腰酸坠胀，头晕耳鸣，五心烦热，口干咽燥。舌质红，少苔或无苔，脉细滑数。

[治法] 滋补肾阴，养血安胎。

[方药] 归肾丸。当归 12g，熟地黄 12g，白芍 10g，山萸肉 10g，枸杞子 15g，菟丝子 12g，杜仲 10g，山药 15g，茯苓 10g，白术 10g，枳壳 10g，香附 10g。五心烦热者，熟地黄改生地黄，加地骨皮 10g 以滋阴清热；口干咽燥甚者，加石斛 10g 以生津止渴。

（二）针灸治疗

（1）艾灸治疗：取至阴穴。让患者松开腰带，坐在靠背椅上或仰卧在床上，以艾条灸双侧至阴穴 15~20 分钟，每日 2 次，至胎位转正为止。

（2）针刺治疗：取至阴穴。让患者松开腰带，坐在靠背椅子上或仰卧在床上，针刺双侧至阴穴，平补平泻，每日 1 次，每次 20~30 分钟，至胎位转正为止。

（三）其他治疗

孕妇采取跪伏姿势，两手贴住床面，双腿分开与肩同宽。胸与肩尽量贴近床面，脸偏向一侧。双膝弯曲，大腿与地面垂直。维持此姿势 2 分钟，慢慢适应后可逐渐增加至 5~10 分钟，每日做 2~3 次。该动作只适用于孕期 30~34 周的孕妇调整胎位。在孕 7 个月前发现的胎位不正，只要加强观察即可。因为胎儿相对子宫来说还小，且母亲宫内羊水较多，胎儿有活动的余地，会自行纠正胎位。

【预防与调护】

（1）产前积极定期检查，及早如若发现胎位异常，可在产前采取必要的矫正措施。

（2）对骨盆异常等情况的患者应严密监测。

（3）一旦诊断为胎位异常后，医生应提前告知患者分娩注意事项。

第五节　胎儿宫内发育迟缓

胎儿宫内发育迟缓是指胎儿体重低于同孕龄正常体重的第 10 百分位数，或低于同孕龄平均体重的 2 个标准差的一种妊娠并发症。无论是内在还是外界的不良因素均可导致胎盘的某些病理改变，进而影响胎儿生长发育。胎儿宫内发育迟缓的新生儿死亡率为正常胎儿的 4~6 倍。本病不但会影响患儿在胎儿期的发育，也会影响患儿以后的身体发育和健康。

根据临床表现，胎儿宫内发育迟缓属于中医学的"胎萎不长"。其主要病因病机为母体身体虚弱，脏腑气血亏损，或孕后调养失宜，化源不足，胎失所养，导致胎萎不长。

【诊断要点】

（1）子宫底高度低于正常的 10%。

（2）超声连续测定双顶径，孕早期每周增长少于 2mm 或每 3 周少于 4mm，或每 4 周少于 6mm 时，即可诊断为本病。若头围与腹围比值小于正常同胎龄平均值的 10% 时，也可诊断为本病。

（3）利用超声检测到胎儿体重低于其胎龄平均体重 10% 或低于其同期胎儿平均体重的 2 个标准差。

【鉴别诊断】

胎儿停育：胎儿已死亡，无胎心胎动，超声检查证实死胎。

【辨证要点】

本病属中医虚证，表现为孕后胎儿存活，但孕妇腹形明显小于正常月份，舌质淡。临床辨证应根据孕妇全身症状分清是气血虚弱为主，还是脾肾虚损为主。胎儿发育迟缓，伴体倦乏力，面色萎黄或苍白，头晕心悸，气短，属气血虚弱证；胎儿发育迟缓，伴腰腹冷痛，纳少便溏，或形寒肢冷，属脾肾虚损证。

【治疗方法】

（一）辨证论治

1. 气血虚弱证

［证候］腹中胎儿存活，但生长发育迟缓。孕妇身体羸弱，体倦乏力，面色萎黄或苍白，头晕心悸，气短。舌淡少苔，脉细弱无力。

［治法］益气养血，滋养胎元。

［方药］十全大补汤加减。炙黄芪 30g，熟地黄 15g，当归 10g，白芍 10g，川芎 10g，党参 15g，炒白术 12g，茯苓 12g，炙甘草 10g，肉桂 3g，巴戟天 12g，菟丝子 12g。食欲不振，纳呆食少者，加生麦芽 10g、砂仁（后下）6g 以健脾理气。

2. 脾肾虚损证

［证候］腹中胎儿存活，但生长发育迟缓。孕妇腰腹冷痛，纳少便溏，形寒肢冷。舌淡苔白润，脉沉迟。

［治法］健脾温肾，固养胎元。

［方药］毓麟珠加味。巴戟天 15g，覆盆子 15g，炒白术 10g，白人参 10g，生山药 15g，菟丝子 30g，桑寄生 30g，枸杞子 12g，淫羊藿 10g，龟鹿二仙胶（烊化）6g。大便溏泻，腰腹冷痛甚者，加炮姜 10g、补骨脂 15g、赤石脂 15g 以温阳止泻。

（二）中成药

（1）乌鸡白凤丸：每次 6~9g，每日 2 次，淡盐水送服。用于脾肾虚损型胎萎不长。

（2）八珍益母丸：每次 6~9g，每日 2 次，温开水送服。用于气血虚弱型胎萎不长。

【预防与调护】

（1）改变不良生活习惯，如酗酒、吸烟、滥用药物及接触有害物质等。

（2）加强孕期卫生宣教，注意营养均衡，减少疾病，用药需在医生指导下进行。

（3）建立三级围孕产期保健网，加强产前检查，定期测量子宫大小、腹围、体重，进行孕期监护，对可疑胎儿宫内发育迟缓者，应进一步检查，做到早诊断，早治疗。积极防治妊娠并发症。

第六节　妊娠高血压综合征

妊娠高血压综合征（简称妊高征），是与妊娠密切相关，发生在妊娠中晚期，以全身小动脉痉挛为基本病变的一组疾病。妊娠高血压综合征通常发生在孕 20 周以后，临床表现为高血压、水肿、蛋白尿。病情严重者可出现抽搐、昏迷，甚至母婴死亡。是产科危急重症。西医妇产科根据临床病情轻重的不同，分为轻度、中度、重度妊高征及先兆子痫和子痫。

本病属于中医学"子肿""子晕""子痫"的范畴。病证虽有不同，但其病因病机及病变过程却有内在联系。如女性受孕后，阴血下聚冲任以养胎元，因素体阴虚火旺，或情志不遂，或脾肾虚弱，使精血重伤，加之妊娠中晚期，胎体渐大，影响气机升降，而水湿内停，发为"子肿"；或致肝阳上亢，发为"子晕"；若湿停聚而为痰，发展为痰火，肝阳上亢发展为肝风内动，则痰火、肝风上扰清窍，发为"子痫"。究其病因为湿、痰、虚、火；其辨证与肝、心、脾、肾有关。

【鉴别诊断】

（1）慢性高血压合并妊娠：孕前或孕期 20 周前即有高血压者，且妊娠后期以血压升高为主，蛋白尿不明显，无血液浓缩、血小板减少及肝功能异常。

（2）慢性肾炎：孕前有肾病病史，临床虽有水肿、蛋白尿、高血压，但常伴有肾功能异常、低蛋白血症。实验室检查有助于鉴别。

（3）脑血管病变：临床表现为突然头痛，呕吐，继而出现脑膜刺激征。CT 检查、腰椎穿刺有助于诊断。

（4）妊娠期急性脂肪肝：常在妊娠 30~40 周发病，症状以腹痛、恶心呕吐、进行性黄疸加重为主，可伴有高血压、水肿、蛋白尿。实验室检查及 B 超检查可确诊。

（5）嗜铬细胞瘤：病情凶险，病死率高。核磁共振成像即可提示肾上腺髓质占位性病变。

【辨证要点】

（1）子肿：首先当分清水肿与气肿。水肿者，皮薄光亮，按之有凹陷；气肿者，皮厚色不变，随按随起。水肿者多属脾肾阳虚证，气肿者多属气滞证。

（2）子晕：头晕目眩，伴见两颧潮红，五心烦热，舌红少苔者，多属阴虚火旺证；伴见心烦易怒，口干口苦，舌红苔黄而干者，多属心肝火旺证；伴见水肿，胸胁胀满，食少便溏，舌淡苔腻者，多属脾虚肝旺证。

（3）子痫：昏不识人，四肢抽搐，腰背反张，伴面赤气粗，口干唇红，舌红苔黄者，多属肝风内动证；伴见口流涎沫，喉中痰鸣，苔黄腻者，多属痰火上扰证。

【治疗方法】

（一）辨证论治

1. 脾虚证

[证候] 妊娠中晚期，面目浮肿，皮色光亮，按之凹陷。神疲倦怠，气短懒言，口淡无味。舌体胖，边有齿痕，脉缓滑无力。

[治法] 健脾益气，利湿消肿。

[方药] 白术散。白术 20g，大腹皮 15g，生姜皮 10g，茯苓 15g，陈皮 10g，生黄芪 30g，升麻 6g。水肿较甚，小便不利者，加泽泻 10g、防己 10g 以利水消肿；便溏者，加炒扁豆 10g、莲子 15g 以健脾止泻。

2. 肾虚证

[证候] 妊娠中晚期，面目四肢浮肿，下肢肿甚，按之没指。腰膝酸软，下肢逆冷，心悸气短，小便不利，大便溏泻。舌淡苔白润，脉沉细无力。

[治法] 温肾助阳，化气行水。

[方药] 真武汤。制附片 10g，茯苓 15g，白术 15g，白芍 15g，生姜 3 片，怀牛膝 12g，泽泻 10g。腰痛明显者，加菟丝子 30g、杜仲 15g、桑寄生 15g 以补肝肾，强腰膝，固冲安胎。

3. 气滞证

[证候] 妊娠中晚期，下肢肿胀，皮色不变，随按随起，胸胁作胀，纳少呕恶。舌苔薄白，脉弦。

[治法] 理气行滞，健脾消胀。

[方药] 天仙藤饮。天仙藤 20g，香附 10g，紫苏叶 10g，乌药 10g，陈皮 10g，木瓜 10g，生姜 3 片，甘草 6g。心烦口苦者，加炒栀子 10g、淡竹叶 10g 以清心除烦。

4. 脾虚肝旺证

[证候] 妊娠中晚期，头晕头重，耳鸣目眩，面浮肢肿，胸脘痞闷，恶心欲呕，神疲肢倦，大便不爽。舌体淡胖有齿痕，苔腻，脉滑。

[治法] 平肝潜阳，健脾除湿。

[方药] 半夏白术天麻汤。法半夏 12g，白术 10g，茯苓 15g，天麻 15g，陈皮 10g，蔓荆子 12g，甘草 10g，生姜 10g，大枣 6 枚。头晕失眠者，加生牡蛎（先煎）30g，菊花 10g 增强平肝潜阳之力；浮肿甚者，加生黄芪 30g，泽泻 12g 健脾利水。

5. 阴虚肝旺证

［证候］妊娠中晚期，头晕头痛，面色潮红，目眩耳鸣，心悸多梦，或头胀心烦。舌红少苔，脉弦细数。

［治法］滋阴养血，平肝潜阳。

［方药］杞菊地黄丸加减。熟地黄 24g，山药 12g，山萸肉 12g，茯苓 9g，泽泻 9g，牡丹皮 9g，天麻 12g，石决明 15g。头晕目眩甚者，加夏枯草 15g，生龙齿 15g 以平肝清热息风。

6. 肝风内动证

［证候］妊娠中晚期，或临产之际，或新产后，突然昏不知人，两目直视，牙关紧闭，四肢抽搐，面色潮红，手足心热，口唇干燥。舌质红或绛，苔薄黄而干，脉弦细数。

［治法］滋阴清热，平肝息风。

［方药］羚角钩藤汤。羚羊角片 4.5g，钩藤（后下）9g，桑叶 12g，菊花 10g，白芍 15g，生地黄 15g，川贝 10g，竹茹 10g，茯神 12g，生甘草 6g。烦躁不安，失眠较甚者，加莲子心 5g、知母 10g 以清心除烦。

7. 痰火上扰证

［证候］妊娠晚期，或临产之时，或新产后，突然昏不识人，牙关紧闭，口角、面部及四肢抽搐，喉中痰鸣。舌质红苔黄腻，脉弦滑。

［治法］清热祛痰，息风开窍。

［方药］安宫牛黄丸。牛黄 0.5g，郁金 10g，黄连 10g，黄芩 10g，栀子 10g，朱砂 5g，珍珠粉 30g，石菖蒲 30g。大便秘结者，加生大黄（后下）10g、芒硝 4.5g 以清热通便。

（二）中成药

（1）逍遥丸：每次服 9g，每日 2 次。养血疏肝。用于脾虚肝旺证。

（2）丹栀逍遥丸：每次服 9g，每日 2 次。健脾疏肝，养血清热。用于脾虚肝旺兼有郁热证。

（3）杞菊地黄丸：每次服 9g，每日 2 次。滋肾养肝，清利头目。用于阴虚肝旺证。

（4）知柏地黄丸：每次服 9g，每日 2 次。补肾滋阴，兼清虚热。用于阴虚肝旺兼虚热证。

（5）安宫牛黄丸：每次服 6g，每日 2 次。清热解毒，化痰开窍。用于先兆子痫及子痫的痰火上扰证。

【预防与调护】

（1）认真做好产前检查，如发现有高血压、水肿、蛋白尿时应积极治疗，防止病情发展变化。

（2）原有慢性肾炎、慢性高血压的患者，应在治愈后再受孕，以防妊娠后病情加重。

（3）孕期应注意休息和睡眠，避免过度劳累。

（4）保持心情愉快，饮食宜清淡而富有营养。

（5）如孕期发现双胎妊娠、羊水过多、糖尿病或肾炎等，应严密随访观察，以防并发子痫。

（6）积极治疗先兆子痫，按高危产妇处理，每日测血压 2~3 次，定期查尿常规，并卧床休息，以控制病情发展，避免子痫发生。

第十章　产后病

第一节　产后腹痛

产妇分娩后，由于子宫收缩复原，小腹阵阵作痛，一般持续一两天后疼痛逐渐减轻，属正常生理现象。但产褥期内，发生与分娩或产褥有关的小腹疼痛，疼痛较重或持续不缓解者，称为"产后腹痛"。其中因瘀血引起者，称"儿枕痛"。相当于西医"产后子宫复旧不全"。该病的主要病机为感受寒邪或瘀血阻滞，使冲任气血凝滞，不通而痛，或产后失血过多，冲任胞脉失养，不荣而痛。临床常见寒凝证、血瘀证、血虚证等。

【诊断要点】

（1）有产褥期起居不慎，感风寒史，或有产时产后失血过多史。
（2）新产后到产褥期腹部阵发性剧烈疼痛，或隐隐作痛不止。
（3）腹痛时小腹部可扪及收缩变硬的子宫，无反跳痛及肌紧张。
（4）B超检查可提示子宫腔内正常或有少量胎盘、胎膜残留。

【鉴别诊断】

（1）产褥感染：除小腹疼痛外，常伴有发热，恶露臭秽，腹部压痛、反跳痛，血常规检查白细胞计数增高。
（2）产后伤食腹痛：多有饮食不节史，以上腹部疼痛为主，常伴有嗳腐吞酸，恶心呕吐，腹泻，恶露无异常。

【辨证要点】

本病以疼痛的性质为辨证依据。若小腹冷痛，拒按，得温略减，恶露量少而色紫暗，四肢不温，舌淡暗，苔薄白，脉弦紧，属寒凝证；若小腹刺痛，拒按，疼痛固定不移，恶露量少，色紫暗，有血块，舌紫暗或有瘀斑瘀点，苔白，脉弦涩，属血瘀证；若小腹隐痛，持续不止，喜揉喜按，伴面色萎黄，头晕气短，舌淡，苔薄白，脉细弱，属血虚证。

【治疗方法】

（一）辨证论治

1. 寒凝证

［证候］产后小腹冷痛，拒按，得温略减。恶露量少，色紫暗，有血块，面色青，四肢不温。舌淡暗，苔薄白，脉弦紧。

［治法］温经散寒，活血止痛。

［方药］温经汤加减。吴茱萸、麦冬（去心）各9g，当归、白芍、川芎、人参、桂枝、阿胶（烊化）、牡丹皮、生姜、甘草、半夏各6g。畏寒肢冷，喜温喜按者，加艾叶9g、香附9g以温阳暖宫。

2. 血瘀证

［证候］产后小腹疼痛，拒按，疼痛固定不移。恶露量少色紫暗，有血块，块下痛减。舌紫暗或有瘀斑瘀点，苔白，脉弦涩。

［治法］养血活血，祛瘀止痛。

［方药］生化汤加减。当归12g，川芎10g，桃仁10g，炮姜6g，益母草15g，延胡索10g，鸡血藤15g。腹痛严重者，加炒蒲黄10g、五灵脂10g以祛瘀止痛。

3. 血虚证

［证候］产后小腹隐痛，持续不止，喜揉喜按。恶露量少色淡，面色萎黄，头晕眼花，心悸气短，失眠健忘，乳汁量少质稀。舌质淡苔薄白，脉细弱。

［治法］补益气血，荣络止痛。

［方药］荣络止痛汤加味。当归15g，熟地黄15g，白芍12g，川芎9g，黄芪20g，生晒参10g，阿胶（烊化）6g，鸡血藤20g，刘寄奴12g，黄精15g，合欢皮20g，夜交藤20g，制何首乌12g。腹痛下坠，恶露量多色淡者，加炒白术15g、升麻炭6g以益气升提止血。

（二）中成药

（1）生化丸：每次服6g，每日2次。养血活血，祛瘀止痛。用于产后腹痛之血瘀证。

（2）八珍益母丸：每次服9g，每日2次。补益气血，通络止痛。用于产后腹痛之血虚证。

（3）女金胶囊：每次服3粒，每日3次。养血活血，祛瘀止痛。用于产后腹痛之血瘀证。

（三）针灸治疗

（1）基本取穴：气海、中极、足三里、关元。

（2）加减：血虚者加膈俞、脾俞；血瘀者加地机、太冲。

（3）针刺方法：气海直刺 0.5~1 寸，血虚用补法，血瘀用泻法，血寒用灸法；中极直刺 0.5~1 寸，血虚者用平补平泻法，血瘀者用泻法，血寒者用灸法；足三里直刺 0.5~1.5 寸，血虚者用平补平泻法，血瘀者用泻法，关元用灸法。膈俞、脾俞斜刺 0.5~0.8 寸，均用补法；太冲、地机直刺 0.5~0.8 寸，用泻法。

（四）西医治疗

（1）第三产程后，检查胎盘是否完整，如不完整，应及时清理宫腔，并给予缩宫素，促进子宫收缩。

（2）加强产褥期保健宣传，鼓励尽早下地活动及排尿，指导产妇采取侧卧位，防止子宫后倾。

（3）宣传鼓励母乳喂养，有利促进子宫收缩。

【预防与调护】

（1）产后注意保暖，避风寒。

（2）若宫内胎盘、胎膜残留，应尽早清宫治疗。

第二节　产后身痛

产妇在产褥期内，出现肢体关节酸楚、疼痛、麻木、重着者，称为"产后身痛"，又称"产后关节痛"或"产后风"。主要病机为产后气血虚弱，风寒湿邪乘虚而入，稽留关节、经络，使气血凝滞，不通则痛，或关节、经络失养，不荣而痛。临床常见风寒证、血瘀证、血虚证、肾虚证等。

【诊断要点】

（1）产妇有产褥期起居不慎，感风寒史，或居住环境潮湿阴冷。

（2）产妇产褥期内出现肢体或关节酸楚、疼痛、麻木、重着，畏寒恶风，关节活动不利，甚至关节肿胀。

【鉴别诊断】

（1）痿证：以肢体瘫痪、痿弱不用、肌肉瘦削为特点，局部可以出现麻木，但关节一般无疼痛。发病与产后无时间上的关系。

（2）下肢静脉炎或下肢静脉血栓：也可出现于产褥期内，表现为一侧下肢疼、肿胀，下肢皮肤色青或白，可伴有发热。通过下肢静脉彩超或下肢静脉造影等检查可以明确诊断。

【辨证要点】

本病以疼痛的部位、性质为主要辨证依据。若肢体关节肿胀、麻木、重着，疼痛剧烈，屈伸不利，得热则舒，伴畏寒恶风，舌淡，苔薄白，脉弦紧，属风寒证；若肢体关节疼痛剧烈，部位固定，伴恶露量少色暗，舌暗苔白，脉弦涩，属血瘀证；若遍身关节酸楚、麻木、无力，伴面色萎黄，头晕气短，舌淡，苔薄白，脉细弱，属血虚证；若腰膝酸痛，足跟痛，两腿无力，伴头晕耳鸣，舌淡，苔薄白，脉沉细无力，属肾虚证。

【治疗方法】

（一）辨证论治

1. 风寒证

［证候］产褥期内出现肢体关节肿胀，重着，疼痛剧烈，屈伸不利，项背强痛，恶寒畏风，得热则舒。舌淡苔薄白，脉弦紧或沉紧。

［治法］温经散寒，祛风通络。

［方药］三痹汤加减。党参20g，黄芪15g，茯苓15g，熟地黄12g，当归12g，川芎10g，白芍15g，牛膝12g，炒杜仲15g，肉桂6g，细辛3g，秦艽10g，独活15g，防风10g，甘草6g。上肢各关节疼痛明显者，加片姜黄10g、桂枝10g；腰痛明显者，加桑寄生15g、续断15g以补肾止痛；下肢痛甚者，加牛膝12g、刘寄奴15g。

2. 血瘀证

［证候］产褥期内出现肢体关节疼痛拒按，部位固定不移。恶露量少色暗，小腹疼痛拒按。舌紫暗或有瘀斑瘀点，苔薄白，脉弦涩。

［治法］养血活血，通络止痛。

［方药］身痛逐瘀汤。秦艽10g，川芎10g，桃仁10g，红花10g，羌活10g，制没药10g，当归12g，五灵脂10g，醋香附10g，牛膝15g，地龙10g。关节肿胀明显者，加生薏苡仁15g、汉防己10g、茯苓15g以利湿消肿。

3. 血虚证

［证候］产褥期内遍身关节酸楚、麻木、无力。面色萎黄，头晕气短，心悸失眠，爪甲不荣。舌淡苔薄白，脉细弱。

［治法］补益气血，温经通络。

［方药］黄芪桂枝五物汤加味。黄芪30g，红参10g，桂枝10g，熟地黄15g，白芍15g，鸡血藤20g，当归15g，川芎9g，秦艽10g，生姜3片，大枣5枚。纳差、

腹胀者，加陈皮 10g、焦麦芽 10g、焦山楂 10g、焦神曲 10g 以健脾消食；心悸失眠者，加合欢皮 20g、夜交藤 20g。

4. 肾虚证

[证候] 产褥期内腰膝酸痛，足跟痛，两腿无力，难以俯仰，头晕耳鸣，夜尿多。舌淡，苔薄白，脉沉细无力。

[治法] 补肾养血，强腰壮骨。

[方药] 养荣壮骨汤加味。当归 12g，川芎 10g，独活 12g，肉桂 6g，防风 10g，续断 15g，炒杜仲 15g，秦艽 10g，菟丝子 15g，桑螵蛸 15g，怀牛膝 12g，刘寄奴 12g。脊柱疼痛明显者，加狗脊 20g、杜仲 15g 以强腰壮骨，通络止痛。

（二）中成药

（1）大（小）活络丹：每日 1 次，每次 1 丸（9g）。用于产后身痛之风寒阻滞证。

（2）健步虎潜丸：每日 2 次，每次 4.5g。用于产后身痛之肾虚证。

（3）人参再造丸：每日 1 次，每次 1 丸（9g）。用于产后身痛之血虚证。

（三）针灸治疗

（1）基本取穴：膈俞、肾俞、关元、足三里。

（2）加减：肩部疼痛，加肩井、肩髃；肘部疼痛，加曲池、尺泽；膝部疼痛，加阳陵泉、梁丘；踝部疼痛，加昆仑、申脉。血虚、肾虚证用补法，风寒、血瘀证用泻法。

（3）操作方法：采用针刺补法或温针灸法，对于大面积身痛且畏寒恶风者，可配合拔罐疗法。

【预防与调护】

（1）产后注意保暖，避风寒。

（2）暑热时分娩者，也不要贪凉饮冷，不要直接吹风扇及长时间使用空调。

第三节　产后恶露不绝

产后恶露持续 3 周以上淋漓不断者，称为"产后恶露不绝"，又称"恶露不尽"或"恶露不止"。

恶露是指产妇在分娩后由胞宫内排出的余血浊液。正常恶露初为暗红色，继则为淡红色，最后为黄色或白色，一般在产后 2~3 周内应完全排尽。如果超过 3 周仍淋漓不断，或伴有其他症状者则属于病态。本病若不及时治疗，迁延日久，则失血伤阴，复感外邪而变生他病。西医学的产后感染胎盘、胎盘残留或各种原因引起子宫复旧不良等病，可参考本节进行辨证治疗。

【鉴别诊断】

（1）产后血崩：分娩后或产褥期，阴道大量出血，出血时间可发生于产后未满3周以内，但不是淋漓少量，也不是时多时少。

（2）产后发热：若属产后邪毒感染发热，恶露超过3周未净，气味臭秽，形如败酱，并有发热寒战，体温升高。

（3）绒毛膜癌：除有阴道出血外，有时可见转移症状，如咯血等，子宫增大而不规则，并可触及双侧黄素化囊肿；阴道转移，可见紫蓝色结节。血或尿中绒毛膜促性腺激素（hCG）持续阳性；另可拍胸部X线检查及诊断性刮宫送病理检查。

【辨证要点】

本病辨证以产后恶露过期不止为共有症状，结合恶露的量、色、质、气味来进行辨证。恶露量多，色淡红，质清稀，无臭味者，多属气虚证；恶露量多，色红或紫，质黏稠，味臭者，多属血热证；恶露量少，涩滞不畅，色紫黑有块，味臭者，多属血瘀证。

【治疗方法】

（一）辨证论治

1. 气虚证

［证候］产后恶露过期不止，量多、色淡质稀，无臭气。伴小腹空坠，精神不振，气短懒言，面色无华。舌淡胖有齿痕苔白，脉缓弱。

［治法］补气摄血，固摄冲任。

［方药］补中益气汤加味。黄芪15g，生晒参10g，炒白术12g，陈皮6g，当归12g，柴胡10g，升麻6g，炙甘草6g，鹿角胶6g，艾叶炭9g。气短乏力、心悸者，加五味子6g、龙眼肉10g、阿胶（烊化）6g；恶露夹块，腹痛较甚者，加益母草20g、三七粉6g；伴腰膝酸软，头晕耳鸣者，加桑寄生15g、续断15g、菟丝子12g、枸杞子12g。

2. 血热证

［证候］产后恶露过期不止，量较多，色紫红，质黏稠，或有臭气。面红身热，口渴思冷饮，心烦易怒，便干尿赤，或入夜盗汗。舌红苔薄黄，脉数。

［治法］养阴清热，凉血止血。

［方药］保阴煎加味。生地黄 15g，熟地黄 12g，黄芩 10g，黄柏 10g，白芍 12g，山药 15g，续断 15g，甘草 6g，阿胶（烊化）9g，乌贼骨 12g，地骨皮 12g。恶露量多，气味臭秽者，加败酱草 20g、鱼腥草 20g、生薏苡仁 15g、土茯苓 15g；心烦口苦，两胁疼痛者，加牡丹皮 10g、栀子 10g、川楝子 10g；瘀血明显者，加益母草 24g、生地榆 12g；便干尿赤者，加知母 9g、玄参 10g、麦冬 12g。

3. 血瘀证

［证候］恶露过期不止，淋漓不断，量时多时少，色紫暗有块。小腹疼痛拒按，块下痛减，或伴有胸腹胀痛。舌质紫暗，或有瘀斑瘀点，苔白，脉沉弦。

［治法］活血化瘀止血。

［方药］生化汤加味。当归 12g，川芎 10g，桃仁 10g，炮姜 10g，甘草 6g，炒蒲黄 10g，益母草 30g，花蕊石 15g，三七粉 5g。气短乏力，小腹坠痛者，加党参 15g、黄芪 15g、白术 12g；兼有气滞者，加郁金 12g、香附 10g；寒凝血瘀者，加肉桂 6g、乌药 10g、川椒 9g；小腹刺痛，恶露味臭者，加败酱草 30g。

（二）中成药

（1）益母草膏：每次口服 20ml~30ml，每日 3 次，温开水冲服。

（2）吴茱萸散：取吴茱萸适量，将其炒热，熨敷于患者小腹部，每日 2 次。吴茱萸散具有温经散寒，祛瘀止痛的作用，适用于血瘀型恶露不绝。

（三）针灸治疗

（1）基本取穴：气海、血海、三阴交。

（2）加减：气虚者加足三里；血热者加中都；血瘀者加中极。

（3）针刺方法：气海直刺 0.5~0.8 寸，血海直刺 0.5~1 寸，三阴交直刺 0.5~1 寸。气虚者用补法，血热、血瘀者用泻法，足三里直刺 0.5~1.5 寸，用补法；中都直刺 0.5~0.8 寸，用泻法；中极直刺 0.5~1.7 寸，用泻法。

（四）西医治疗

如有休克者立即纠正休克，同时记录出血量。阴道分娩且 B 超检查无宫内残留组织者，可用广谱抗生素、子宫收缩剂及支持疗法。疑有胎盘、胎膜、蜕膜残留或胎盘附着部位复旧不全者，刮宫多能奏效，操作应轻柔，并做好开腹手术的准备，刮出物应送病理检查，以明确诊断。术后继续给予抗生素及子宫收缩剂。若系肿瘤，应做相应处理。

【预防与调护】

（1）积极开展新法接生，医护人员应严格无菌操作。

（2）接生人员应注意检查胎盘、胎膜，若发现娩出不全，应立即清理宫腔。

（3）产褥期应注意清洁，禁止盆浴及性生活，以避免感染。

（4）患者应卧床休息，加强营养，避免风寒，有瘀有热的患者，可服藕汁、梨汁、西瓜汁；气血虚弱的患者，宜高蛋白饮食。

第四节　产后发热

产妇产褥期内发热持续不退甚或高热寒战，并伴有其他症状者，称为"产后发热"。

产妇产后一两天内，由于阴血骤虚，阳气浮散，营卫暂时失调，常有轻微发热，不伴有其他症状，以后自然消失，不属病理现象。西医学的产褥感染可参照本节辨证治疗。

【诊断要点】

（1）患者常有妊娠晚期仍房事频繁，分娩时消毒不严，胎膜早破，产程过长，失血过多、产道损伤、胎盘胎膜残留等分娩时情况发生，有的患者在产前有贫血，营养不良以及妊娠高血压综合征等病史。

（2）患者常于产后2~3日发热，体温达38℃以上，持续不退。除发热外，可伴有全身不适，小腹或阴部疼痛，恶露量多，心率、脉搏加快，斑疹隐隐，神昏谵语，面色苍白，四肢厥冷等。

【鉴别诊断】

（1）急性乳腺炎：产后发热伴乳房肿胀，乳汁量少或不行，乳房胀硬，红肿热痛，甚至溃腐化脓。

（2）急性肾盂肾炎：产后发热伴小便频急热痛，腰痛，尿检异常，肾区叩击痛。

【辨证要点】

本病应根据患者发热型、恶露、小腹疼痛等情况及舌象脉象加以辨证。若高热寒战，继而热势不退，伴恶露色紫黑臭秽，小腹疼痛拒按，或虽热势不高，但生殖器局部红肿热痛，甚或脓肿形成者，多属感染邪毒之证；若寒热时作，恶露量少或不下，小腹疼痛拒按，口干不欲饮者，多属血瘀证；若恶寒发热，鼻塞头痛，肢体酸痛者，多属外感证；若低热不退，恶露量少，色淡无味，小腹绵绵作痛，喜按，口不渴者，多属血虚证。

【治疗方法】

（一）辨证论治

1.感染邪毒证

［证候］常见于产后 24 小时至产后 10 天以内，高热寒战，热势不退，体温在 38℃以上。小腹疼痛拒按，恶露或多或少，色紫暗如败酱，气味臭秽，烦躁口渴喜冷饮，尿少色黄或赤，大便燥结。舌质红，苔黄腻或干燥，脉弦数有力。

［治法］清热解毒，凉血化瘀。

［方药］五味消毒饮合失笑散加味。蒲公英 30g，金银花 15g，野菊花 15g，紫花地丁 15g，紫背天葵 15g，五灵脂 10g，蒲黄 10g，丹皮 10g，赤芍 10g，鱼腥草 15g，益母草 20g。腹痛拒按，大便不通，恶露不畅者，加生大黄 6g、山海螺 20g 以清热通便、祛瘀排脓；高热不退，汗出烦渴者，加天花粉 15g、芦根 30g、生石膏 15g 以清热除烦止渴。

2.血瘀发热证

［证候］产后数日乍寒乍热。恶露断续而下，量少色紫暗，夹有血块。小腹疼痛拒按，块下痛减，口干不欲饮，便秘不畅。舌尖边紫黯，有瘀斑瘀点，脉弦或弦涩。

［治法］活血化瘀，清热解毒。

［方药］桃红消瘀汤加味。桃仁 10g，红花 10g，丹参 15g，牛膝 12g，当归尾 12g，乳香 5g，益母草 30g，败酱草 20g，川楝子 10g。小腹痛剧者，加延胡索 10g、郁金 12g、香附 10g。

3.血虚发热证

［证候］持续性低热，或午后发热明显，一般有汗出，但不恶寒。恶露量少，色淡质稀，小腹绵绵作痛，面色苍白，头晕目眩，心悸失眠，四肢麻木。舌淡红苔薄白，脉沉细无力，略数。

［治法］补益气血，养阴清热。

［方药］加减一阴煎。生地黄 15g，熟地黄 10g，白芍 12g，知母 10g，麦冬 12g，地骨皮 12g，黄芪 15g，太子参 15g，枸杞子 15g，甘草 6g。心悸失眠者，加生龙骨、生牡蛎（先煎）各 15g、夜交藤 15g、合欢皮 15g；盗汗者，加浮小麦 15g、刺黄柏 15g；大便秘结者，加生何首乌 12g、全瓜蒌 12g。

（二）中成药

（1）万氏牛黄清心丸：每次服 9g，每日 2 次。清心开窍。用于产后发热之热陷心包证。

（2）三黄丸：每次服 9g，每日 3 次。清热解毒，凉血散瘀。用于产后发热之邪毒感染证。

（三）西医治疗

（1）一般治疗：取半卧位以利宫腔引流。体温过高时给予物理降温。注意血压、脉搏，谨防败血症及中毒性休克。

（2）抗生素应用：致病菌常为需氧与厌氧菌的混合感染，故常以 2~3 种抗生素联合应用。首选青霉素和氨基糖苷类药物或头孢菌素联合治疗，在此基础上服用甲硝唑。若青霉素过敏，改用克林霉素或红霉素。

【预防与调护】

（1）加强孕期卫生宣教工作，产前 3 个月禁用盆浴，严禁房事，尽量避免不必要的阴道检查。产前积极纠正贫血及营养不良等疾病。

（2）产褥期应嘱产妇避风寒，慎起居，保持外阴清洁，以防感染。

（3）发病时，应注意保暖，取半卧位，以利于炎性渗出物局限于盆腔及有利于排出。多饮水，饮食应易于消化，富含营养和维生素。高热时应用乙醇擦浴降温。

第五节　产后便秘

产后大便数日不解，排便费力，甚至需要用手协助排便，粪便干燥硬结呈团块者称为"产后便秘"，又称"产后大便难"。该病多因妊娠时胃肠张力及蠕动减弱，产后恢复较慢所致。中医认为本病的主要病机是产后气血亏虚，津枯肠燥，肠道失润肺脾气虚，传导不利。临床常见血虚证和气虚证。

【辨证要点】

本病以粪便的性状及伴随症状为主要辨证依据。若产后大便数日不解，排便费力，粪便干燥呈团块或硬结，伴面色萎黄，恶露量少，色淡，舌苔薄白，脉细弱，属血虚证；若产后大便数日不解，排便费力，大便量少，排便后仍觉肛门坠胀，伴倦怠，气短乏力，舌淡，苔薄白，脉虚弱，属气虚证。

【治疗方法】

（一）辨证论治

1. 气虚证

[证候] 产后大便数日不解，排便费力，大便量少，排便后仍觉肛门坠胀，疲

乏倦怠，气短。舌淡，苔薄白，脉虚弱。

［治法］补肺健脾，益气通便。

［方药］黄芪汤加味。黄芪 15~30g，党参 15g，生白术 15g，陈皮 10g，火麻仁 15g，核桃仁 15g，白蜜 10g。肛门坠胀，气虚下陷者，黄芪汤加味合用补中益气汤，益气举陷。

2. 血虚证

［证候］产后大便数日不解，排便费力，粪便干燥呈团块或硬结，无腹痛，饮食如常，伴面色萎黄，肌肤不泽，恶露量少，色淡。舌淡，苔薄白，脉细弱。

［治法］养血益气，润肠通便。

［方药］四物汤加味。当归 15g，白芍 15g，川芎 12g，熟地黄 15g，生何首乌 30g，肉苁蓉 15g，生白术 15g，瓜蒌子 15g，莱菔子 12g。排便费力，腹坠胀者，加核桃仁 12g、枳壳 12g 以润肠通便，引气下行。

（二）中成药

（1）麻仁润肠丸：每次服 9g，每日 2 次。益气养血，润肠通便。用于产后便秘之血虚证。

（2）通便灵：每次服 2~3 粒，每日 1~2 次。清热润肠通便。用于产后便秘之肠燥热结证。

（三）其他治疗

（1）针刺疗法：针刺大肠俞、足三里、内关，行泻法；针刺膈俞、肝俞、天枢，行补法。

（2）推拿疗法：①用双手食指以适当的压力揉按患者迎香穴 5~10 分钟，或向四周移动扩大范围。②以右手掌鱼际置于患者腹部，左手置于右手之上，先顺时针方向按摩 36 圈，再逆时针方向按摩 36 圈，再由上向下行推法推 36 次。可以促使肠蠕动加快。

（3）中药贴敷疗法：取葱白 3 根，生姜 2 片，淡豆豉 21 粒，食盐少许。将上药捣烂如泥，软硬适中，捏成圆形小饼，烘热后趁热敷于患者脐部，外以纱布及胶布固定，每日换药 1 次。

【预防与调护】

（1）产后宜及早下地活动，以促进肠蠕动。

（2）适当多吃粗纤维蔬菜、水果。

第六节　产后缺乳

产后乳汁甚少或无乳可下，称为"缺乳"，又称"产后乳汁不足"。缺乳多发生在产妇产后2~3天至半个月内，甚至长达整个哺乳期。临床上新产后的缺乳更为常见。在正常情况下，新产后即有乳汁分泌，一般产后12小时便可开始哺乳。但由于各种因素，产后无乳汁分泌，或虽有泌乳，但乳汁甚少，不能满足婴儿的需要，则为缺乳。需要特别指出的是：剖宫产是造成产后缺乳的一个不可忽视的因素。

【诊断要点】

（1）平素体质欠佳，气血不足，或有慢性病史。生产时失血过多，生产后有情绪波动史。

（2）产后哺乳期，乳汁缺乏或全无，不足以喂养婴儿。

（3）乳房柔软，无胀痛，乳汁清稀量少或乳房硬且伴胀痛，乳汁浓稠。乳腺发育基本正常。还要注意是否有乳头凹陷和乳头皲裂。

【辨证要点】

根据乳汁色、质，乳房局部症状，全身状况，舌脉，并结合病史以辨虚实。虚者，乳房多柔软，乳汁清稀，少气懒言，面色少华；实者，胀硬而痛，但不红肿，乳汁较稠，胸胁胀满，情志不舒。

【治疗方法】

（一）辨证论治

1.肝郁气滞证

［证候］产后乳汁缺乏，或情绪波动后，乳汁骤减或全无。乳汁偏稠，乳房胀硬而痛，胸胁胀满，情志不舒，或伴低热，食欲不振。舌质正常或暗红，苔薄黄，脉弦。

［治法］疏肝理气，通络下乳。

［方药］下乳涌泉散。当归15g，生地黄15g，白芍12g，川芎10g，柴胡10g，天花粉15g，青皮10g，漏芦15g，白芷10g，山海螺15g，王不留行10g，通草6g，甘草6g。乳胀痛甚者，加丝瓜络12g、橘络10g以通络止痛。

2.气血虚弱证

［证候］产后乳汁不下或全无，乳汁清稀，乳房多柔软，无胀满感。面色萎黄

或苍白，神疲乏力，头晕纳差。舌淡或淡胖，苔薄白或少苔，脉细弱。

［治法］补益气血，佐以通乳。

［方药］通乳丹。黄芪 15~30g，党参 15g，当归 15g，山海螺 15g，丝瓜络 15g，麦冬 15g，通草 6g，桔梗 10g，猪蹄 2 个。头晕心悸，失眠者，加阿胶（烊化）10g、制何首乌 15g、酸枣仁 10g 以养血安神。

（二）中成药

（1）催乳丸：每次服 1 丸，每日 2 次。用于产后缺乳之气血虚弱证。

（2）下乳涌泉散：每次服 3g，每日 3 次。用于产后缺乳之肝郁气滞证。

（3）逍遥丸：每次服 6g，每日 3 次。用于产后缺乳之肝郁气滞证。

（三）其他治疗

（1）针刺疗法：①体针取主穴膻中、乳根，配穴少泽、天宗、合谷。膻中穴分别向两乳方向进针，乳根穴自下向上刺入，进针 1.5~2 寸，捻转手法，每 5~10 分钟行针 1 次，留 15~30 分钟，每日 1 次。②耳针取胸区、内分泌区、乳腺区等，每日 1 次，每次留针 15~30 分钟。

（2）推拿疗法：虚证取膻中、中庭、步廊、乳中、膺窗、神藏、胸乡。用指揉、双手按揉、拇指按摩等手法，顺着经络方向施行推拿。实证取食窦、膻中、灵墟、库房、乳中、乳根、中府、天池、极泉等穴。用拇指推压，四指揉压，双手按揉，中指点压等手法，逆着经络方向稍用力施行推拿。每日 1 次，每次10 分钟。

（3）中药贴敷疗法：金银花 30g，通草 20g，当归 10g，芙蓉叶 60g，上述药物捣烂，敷贴于乳房胀痛部位，1 日 2 次，3 日为 1 个疗程。适用于产后缺乳之肝郁气滞证。

【预防与调护】

（1）补充足量的 B 族维生素。

（2）保持情绪稳定，戒焦躁，忌抑郁，也应保证充足的睡眠。

（3）产后 6~8 小时及时让婴儿吮吸乳头，定时哺乳或吸奶，每次尽量将余下的乳汁排空。

（4）对乳头内陷要及时纠正：勤用温热毛巾擦洗，保持乳房、乳头清洁。

（5）若发现有缺乳倾向，应及早纠正，用药越早，疗效越好。

第七节　急性乳腺炎

急性乳腺炎是细菌通过乳头进入乳房引起的急性化脓性疾病。主要临床表现：

乳房部结块、红肿热痛，伴有全身发热。其致病菌多为金黄色葡萄球菌，链球菌少见。本病常发生于产后未满月的哺乳期女性，尤以初产妇多见。此外，妊娠期、非妊娠期和非哺乳期亦可发生本病。

急性乳腺炎在中医学中属于"乳痈"的范畴。根据发病时期的不同而有多种名称：发生于哺乳期，称为外吹乳痈；发生于妊娠期，名为内吹乳痈；在非哺乳期和非妊娠期发生，名为哺乳儿乳痈。临床上以外吹乳痈最为多见。

【病程分期】

（1）郁滞期：初起常有患侧乳头皲裂，哺乳时乳头刺痛，伴有乳汁郁积不畅或结块。继而患侧乳房肿胀疼痛，并出现结块（或无结块），伴压痛，皮色微红或不红。或伴有发热、寒战、头痛骨楚、食欲不振、心烦易怒、大便干结等全身症状。

（2）成脓期：前期症状加重，患侧乳房肿块未消或逐渐增大。皮肤焮红灼热，疼痛呈鸡啄样或搏动性，患处拒按，患侧腋窝淋巴结肿大压痛。并伴有高热不退，此为成脓期的征象。若硬块中央部分软，按之有波动感者，表明脓肿已熟。但深部脓肿波动感不明显，需进行穿刺才能确定。全身症状明显，头痛骨楚、口苦咽干、恶心厌食、大便干结、小便短赤等。

（3）溃脓期：急性脓肿成熟后，可自然破溃或手术切开排脓。若溃后脓出通畅，则肿消痛减，寒热渐退，疮口愈合，病情逐渐好转。若脓腔部位较深，或有多个脓腔，溃后脓流不畅，肿痛不消，身热不退，可能形成袋脓，或脓液波及其他乳囊（腺叶），形成"传囊乳痈"。亦可形成败血症。若有乳汁从疮口溢出，久治不愈，则可形成乳漏。

【诊断要点】

（1）本病多发生于初产妇的哺乳期，乳房肿胀、疼痛、结块，患处皮色不红或微红。乳汁分泌不畅。无明显全身症状或伴有微热或恶寒。

（2）患乳肿块增大，局部红肿热痛，呈持续性、搏动性疼痛，拒按，常伴有恶寒发热。通常发病7~10天左右则可形成乳房脓肿，肿块中央变软，按压时有波动感，挤压乳头时可有黄稠脓液溢出。患乳同侧腋下淋巴结肿大，触痛。

（3）白细胞及中性粒细胞计数增多，核分叶计数左移。

（4）B型超声波检查有液平段，穿刺可抽出脓液。

【鉴别诊断】

（1）炎性乳腺癌：本病是一种少见的特殊类型的乳腺癌。多发生于青年女性，尤其多发生于妊娠期或哺乳期。炎性乳腺癌局部征象明显，由于癌细胞迅速浸润全乳，在乳腺皮肤淋巴网内扩散，常累及整个乳房的 2/3 以上，并可迅速波及对侧乳房。患者患处皮肤颜色为一种特殊的暗红色或紫红色，毛孔深陷呈橘皮样改变，局部肿胀有轻微触痛，但患乳多无明显肿块可触及。患侧腋窝常出现转移性淋巴结肿大，质硬固定。本病无全身症状或全身症状较轻，体温正常，白细胞计数不高。抗炎治疗无效。本病进展较快，预后不佳，死亡率高。

（2）浆细胞性乳腺炎：多发于非哺乳期女性。其肿块多发于乳晕部，并伴有乳头凹陷内缩，乳晕皮肤红肿，有瘙痒感或烧灼感，后期转为疼痛。乳头可溢出红棕色、绿色或黑色液体，乳晕下区可触及边缘不清的软结节。

（3）乳房蜂窝织炎：本病发病急骤，进展迅速，病变范围大，症状重。患处焮红漫肿，皮色中央颜色较深，四周较浅，与周围组织分界不清。局部灼热，呈持续性跳痛，疼痛剧烈，患处组织迅速化脓坏死。本病多伴有全身症状，如高热、寒战等。

【辨证要点】

本病应根据病情发展程度，局部及全身症状加以辨证。乳汁淤积结块，患处皮色不变或微红，肿胀疼痛，并伴有恶寒发热、头痛、周身酸楚、口渴、便秘等全身症状，舌苔黄，脉数者为气滞热壅证。全身壮热，患乳肿痛，皮肤焮红灼热，肿块变软，应指有波动感，或切开排脓后引流不畅，红肿热痛不消，有"传囊"现象者，舌红，苔黄腻，脉洪数者为热毒炽盛证。溃脓后患乳疼痛减轻，但疮口有流脓现象，浓汁清稀，愈合缓慢或形成乳漏，神疲乏力，面色无华，或低热不退，食欲不振，舌淡，苔薄白，脉弱无力者为正虚毒恋证。

【治疗方法】

（一）辨证论治

1. 气滞热壅证

［证候］乳汁分泌不畅，乳房肿胀疼痛，结块或有或无，皮色不变或微红。或伴有恶寒发热，口苦咽干，烦躁易怒，食欲不振，便秘。舌质淡红或红，苔薄白或薄黄，脉浮数或弦数。

［治法］疏肝解郁，通乳消肿。

［方药］瓜蒌牛蒡汤加减。全瓜蒌 15g，牛蒡子 12g，蒲公英 15g，青皮 9g，橘络 12g，鹿角霜 10g，丝瓜络 12g，赤芍 12g。发热、恶寒、头痛者，加金银花 15g、连翘 15g 以疏表和营；乳汁壅滞太甚者，加王不留行 15g、路路通 12g、漏芦 12g 以通乳；产妇乳汁壅滞者，加生山楂 30~60g、生麦芽 30~60g 以回乳；产后恶露未尽者，加当归尾 12g、川芎 9g、益母草 15g 以和营祛瘀；乳房肿块明显者，

加当归 12g、皂角刺 15g 以活血祛瘀；胃热便秘者，加生大黄 6~10g、火麻仁 12g 以通腑泄热。

2. 热毒炽盛证

[证候] 患乳肿块逐渐增大，皮肤焮红灼热，疼痛如鸡啄，拒按，肿块中央渐软，有应指感。可伴有全身壮热，口渴饮冷，烦躁不宁，大便秘结，小便短赤。舌红或红绛，苔黄腻或黄糙，脉数或滑数。

[治法] 清热解毒，托里排脓。

[方药] 瓜蒌牛蒡汤合透脓散加减。全瓜蒌 15g，牛蒡子 12g，蒲公英 30g，丝瓜络 30g，赤芍 12g，鼠妇虫 15g，皂角刺 30g，当归 12g，黄芪 15g，连翘 12g，柴胡 9g，甘草 6g。肿块较硬者，加浙贝母 12g、莪术 12g 以软坚散结；疼痛剧烈者，加乳香 6g、没药 6g 以活血止痛；脓液稀薄者，加党参 20g、川芎 9g 以益气托毒；口渴咽干者，加芦根 30g、天花粉 15g 以养阴生津；大便秘结者，加枳实 12g、大黄（后下）9g 以泻下通腑。

3. 正虚毒恋证

[证候] 溃破后或切开排脓后乳房肿痛减轻，一般寒热减退，疮口逐渐愈合。若发生其他传变，如溃后脓出不畅，肿块不消，疼痛不减，身热不退，则出现袋脓现象；或脓液侵及其他腺叶，则为传囊乳痈；或疮口脓水不断，脓汁清稀，愈合缓慢，乳汁从疮口溢出则为乳漏。全身症状如面色少华，全身乏力，头晕目眩，或低热不退，食欲不振。舌淡，苔薄，脉弱无力。

[治法] 益气养血，和营托毒。

[方药] 托里消毒散加减。黄芪 30g，党参 12g，白术 12g，茯苓 15g，当归 12g，川芎 9g，黑蚂蚁 10g，皂角刺 30g，蒲公英 15g，白芷 9g，甘草 6g。头晕神疲乏力者，加红枣 15g、鸡血藤 30g 以益气养血；食欲不振者，加炒神曲 15g、厚朴 12g 以消滞开胃；溃后结块疼痛者，加王不留行 12g、忍冬藤 15g 以清热通络；大便稀溏者，加炒山药 15g、炒白扁豆 12g 以健脾祛湿；腰膝酸软者，加杜仲 12g、续断 12g 以益肾壮骨。

（二）中成药

（1）逍遥丸：每次 6g，每日 3 次。用于郁滞期的急性乳腺炎。

（2）新癀片：每次 4 片，每日 3 次。用于各期乳腺炎。

（3）痛血康胶囊：每次 1 粒，每日 2~3 次。用于急性乳腺炎乳房疼痛明显者。

（4）八珍冲剂：每次 1 包，每日 2 次。用于急性乳腺炎溃后期脓腐已尽，气血虚弱，疮口不愈者。

（三）针灸治疗

（1）针刺足三里、丰隆、行间、血海（均为双侧）、乳根（患侧）。捻转泻法，得气后留针 30 分钟。每日 1 次，5 日为 1 疗程。

（2）针刺患侧肩井穴针 0.5~0.8 寸，强刺激泻法，留针捻转 3~5 分钟调气血通经络。体虚者配足三里用弱刺激补法；乳汁壅滞者配膻中、少泽以调理气机；发热头痛者加合谷、风池以祛邪解表、清气退热，施以捻转泻法。

【预防与调护】

（1）妊娠 5 个月后，经常用温水、肥皂水擦洗乳头，使乳头保持清洁及乳头上皮角化增厚，避免产后婴儿吮乳而发生乳头皲裂。

（2）孕妇有乳头内陷者，应经常挤捏提拉矫正，亦可用乳头内陷矫正器矫治。

（3）乳母应保持心情舒畅，避免情绪过于激动。合理哺乳，养成定时哺乳的习惯，保持乳汁排出通畅；乳汁过多时，可用吸乳器将乳汁吸尽排空，或用毛巾热敷，再按摩。

（4）保持乳头清洁，如有乳头皲裂、擦伤应及时治疗。可用生肌散搽涂患处。

（5）保持婴儿口腔清洁，不可让婴儿口含乳头睡觉。

（6）断乳时应逐渐减少哺乳次数和时间，然后再行断乳。断乳前可先用麦芽 60g，山楂 60g 煎汤代茶饮。并用皮硝 60g 装入纱布袋中外敷。

第十一章　生殖器肿瘤

第一节　子宫肌瘤

子宫肌瘤是女性生殖器最常见的良性肿瘤，也是人体最常见的肿瘤之一。多见于30~50岁的女性，以40~50岁发病率最高，20岁以下少见。因很多患者无症状，或因肌瘤很小，不易被发现，不少病例是在普查时或因其他疾病剖腹探查时才被发现。肌瘤原发于子宫肌层，根据肌瘤发展过程中与子宫肌壁的关系，可分为肌壁间肌瘤、浆膜下肌瘤及黏膜下肌瘤3类。子宫肌瘤大小不等，小的可以仅如米粒，大的可如数月妊娠大小。

【诊断要点】

（1）有些患者无明显症状：症状的出现与肌瘤部位、生长速度及肌瘤变性关系密切，与肌瘤大小、数目多少关系不大。许多患者有月经的改变，可表现为周期缩短、经量增多、经期延长、不规则阴道出血等，并可伴有腹部包块，白带增多，腹痛，腰酸，下腹坠胀，尿频，排尿障碍，便秘，不孕，继发性贫血等。患子宫肌瘤的女性绝经年龄往往比一般女性更大。

（2）肌瘤较大者在其腹部即可触到质硬、不规则、结节状肿块。妇科检查时，肌壁间肌瘤子宫常增大，表面有不规则的、单个或多个结节状突起；浆膜下肌瘤可触及质硬且呈球块状物与子宫有细蒂相连；黏膜下肌瘤子宫均匀增大，有时子宫口扩张，肌瘤位于子宫口内或脱出在阴道内，呈红色、实质、表面光滑，伴感染则表面有渗出液覆盖或溃疡形成，排液有臭味。

【鉴别诊断】

（1）妊娠子宫：妊娠时子宫也增大且变软，若有明确的停经史和妊娠反应，与子宫肌瘤不难鉴别，但如果停经史和妊娠反应不典型，就可能误诊。子宫肌瘤有囊性变时应特别注意与妊娠子宫相鉴别，通过详细询问病史、妊娠试验和超声波检查即可区分。

（2）卵巢肿瘤：浆膜下子宫肌瘤应与卵巢肿瘤相鉴别，浆膜下子宫肌瘤囊性变时应与卵巢囊肿区别。检查时牵动子宫，浆膜下肌瘤与子宫体一起活动，而卵巢囊肿或卵巢肿瘤不与子宫一起活动。进一步确诊可用腹腔镜。

（3）子宫腺肌病：子宫均匀性增大，但很少超过3个月妊娠大小，多伴有进行性加重的痛经，还具有经期子宫增大、经后缩小的特征。而子宫肌瘤多表现为子宫有局限性、质硬的结节性突起，无进行性加重的痛经，经前经后肌瘤大小无明显变化。

（4）盆腔炎性肿物：常有盆腔感染的病史，肿物边界不清，与子宫粘连或不粘连，有压痛，抗炎治疗后症状好转。B超可协助诊断。

（5）子宫畸形：双角子宫或残角子宫易被误诊为子宫肌瘤。子宫畸形自幼即有，无月经改变。B超、腹腔、子宫输卵管碘油造影等可协助诊断。

【辨证要点】

主要根据全身症状及舌脉辨证。伴有胸胁胀满，小腹胀痛，脉弦者，为气滞血瘀证；伴有小腹冷痛拒按，脉沉弦或紧者，为寒凝血瘀证；伴有神疲肢倦，舌淡胖或有齿痕者，为气虚血瘀证。

【治疗方法】

（一）辨证论治

1. 气滞血瘀证

［证候］胞中有积块，较硬。月经量多，经色紫暗有血块，小腹胀痛，血块下后痛减，经前乳房胀痛，胸胁胀闷。舌质紫暗或有瘀斑瘀点，舌苔薄白，脉弦或弦涩。

［治法］行气活血，化瘀消癥。

［方药］膈下逐瘀汤加减。当归10g，川芎10g，枳壳12g，桃仁10g，红花10g，制香附10g，三棱10g，莪术10g，夏枯草15g，生牡蛎（先煎）30g，炙甘草6g。月经过多者，加益母草15g、三七粉（冲服）2g、花蕊石15g以祛瘀止血；乳房胀痛甚者，加郁金10g、香附10g以疏肝理气，通络消胀。

2. 寒凝血瘀证

［证候］胞中积块坚硬，固定不移。小腹冷痛拒按，得温痛减，经期延后，月经量多或经期延长，畏寒，四肢不温。舌紫暗或边有瘀点，苔白，脉沉紧。

［治法］温经散寒，化瘀消癥。

［方药］桂枝茯苓丸加味。桂枝15g，茯苓15g，牡丹皮10g，赤芍10g，桃仁10g，三棱10g，莪术10g，海藻15g，昆布15g，炒小茴香6g，吴茱萸6g。小腹疼痛剧烈者，可加延胡索10g、姜黄10g以行气活血止痛；积块坚硬者，加醋鳖甲12g、瓦楞子15g以软坚散结，化瘀消癥。

3. 气虚血瘀证

［证候］下腹胞中有结块。经期、经后小腹疼痛拒按，月经量或多或少，神疲乏力，气短懒言，食少便溏。舌淡暗或有瘀斑瘀点，苔薄白，脉沉涩。

［治法］益气活血，祛瘀消癥。

［方药］益气消癥汤。党参 15g，炙黄芪 15~30g，炙甘草 6g，当归 15g，赤芍 15g，丹参 15g，三棱 10g，莪术 10g，水蛭 9g，延胡索 10g，法半夏 15g，海浮石 15g，苍术 15g，瓦楞子 15g。月经量多者，去三棱、莪术、水蛭，加益母草 15g、升麻炭 6g、乌贼骨 15g、艾叶炭 6g 以升阳固冲止血。

4. 痰瘀互结证

［证候］胞宫结块，多年不孕，形体肥胖。月经后期或量少，带下量多色白，质黏、不臭，头晕心悸，胸闷泛恶，倦怠乏力。舌暗苔白腻，脉沉滑。

［治法］理气化痰，化瘀散结。

［方药］开郁二陈汤加减。法半夏 15g，茯苓 15g，陈皮 10g，制香附 10g，川芎 10g，苍术 10g，白术 10g，三棱 10g，莪术 10g，木香 6g，夏枯草 15g，海藻 15g，昆布 15g，制南星 15g，石菖蒲 12g。月经后期或经闭者，加当归 12g、川芎 10g、鹿角片 10g、淫羊藿 10g、巴戟天 10g 以温肾养血调经。

5. 阴虚内热证

［证候］胞宫结块，经血量多或淋漓不断，血色暗红，质黏稠。腰膝酸软，眩晕耳鸣，五心烦热，面赤少寐。舌红少苔，或有裂纹，脉细数。

［治法］养阴清热，凉血止血。

［方药］青海丸合二至丸加减。熟地黄 15g，山萸肉 15g，山药 15g，牡丹皮 10g，五味子 10g，麦冬 10g，白术 15g，白芍 15g，煅龙骨（先煎）20g，地骨皮 15g，北沙参 15g，女贞子 15g，墨旱莲 15g。出血量多者，加大蓟 15g、小蓟 15g、槐花 10g、荷叶炭 10g 以增强凉血止血之功。

（二）中成药

（1）鳖甲煎丸：一次 3g，一日 2~3 次；非经期服用。功能活血化瘀，软坚散结。用于子宫肌瘤之痰凝血瘀证。孕妇禁用。

（2）大黄䗪虫丸：每次服 1~2 丸，每日 1~2 次，非经期服用。活血化瘀。用于子宫肌瘤之血瘀证。

（3）桂枝茯苓胶囊：每次服 3 粒，每日 2 次，非经期服用。化瘀消癥。用于子宫肌瘤之寒凝血瘀证。

（三）其他治疗

（1）中药灌肠治疗：桃仁 10g，红花 10g，三棱 10g，莪术 10，路路通 12g，丹参 20g，红藤 30g，败酱草 15g，荔枝核 15g，生牡蛎（先煎）30g。浓煎后取汁100ml，保留灌肠。每晚 1 次，30 次为 1 疗程，经期停用。

（2）中药热敷治疗：当归尾 12g，赤芍 10g，白芷 10g，小茴香 20g，生艾叶20g，山海螺 20g。上药共研细末，装入布袋扎紧袋口，置于脐上，上置热水袋加热。每天 1 次，每次 20 分钟，30 天为 1 疗程。

（四）西医治疗

（1）雄激素：丙酸睾酮 25mg，肌内注射，5~7 日 1 次，共 4 次，经期每日注射 1 次，连用 3 日，每月总量不宜超过 300mg。或口服甲睾酮 5~10mg，每日 2 次，每月用药 10~15 日。

（2）促性腺激素释放激素激动剂（GnRH-a）：每日肌内注射 150μg，连续使用3~6 个月。使用后患者月经量减少或闭经，贫血逐渐纠正，子宫肌瘤缩小，但停药后子宫肌瘤往往逐渐增大，恢复其原来大小。不良反应为潮热、出汗、阴道干涩等。长期应用可致雌激素缺乏，骨质疏松。

（3）米非司酮：12.5~25mg，每日 1 次，口服。不宜长期大量服用，以防皮质激素引起的不良反应。

（4）三苯氧胺：10mg，每日 2 次，连服 3~6 个月。主要用于治疗子宫肌瘤引起的月经量明显增多者。用药后月经量明显减少，肌瘤缩小，但停药后又可逐渐增大。不良反应有潮热、出汗、阴道干涩等。

（5）肌瘤切除术：适用于 35 岁以下未婚或已婚未生育、希望保留生育功能者。多经腹或腹腔镜下切除肌瘤。突出宫口或阴道内的黏膜下肌瘤，可经阴道或宫腔镜切除。

（6）子宫切除术：肌瘤较大，症状明显，经药物治疗无效，不需保留生育功能，可行子宫次全切术或子宫全切术。50 岁以下，卵巢外观正常者可保留卵巢或保留一侧卵巢，目的是保留女性内分泌功能。

【预防与调护】

（1）调畅情志，气滞血瘀是形成子宫肌瘤的重要原因，因此调畅情志是预防子宫肌瘤的重要一环。

（2）加强营养，由于子宫肌瘤患者经常出现贫血，因此加强营养十分重要，特别是多进食铁及蛋白质含量较高的食物。

（3）清洁外阴，子宫肌瘤患者常有出血，故保持外阴清洁，预防感染不可忽视。

（4）注意保暖，避免受寒，忌食生冷食物。

（5）避孕方法选择，不宜放置宫内节育器，最好选用男方采取的避孕措施。

第二节　宫颈癌

宫颈癌的发病率占女性生殖系统疾病发病率的第一位。我国每年宫颈癌新发病例约为 13.15 万，占全球发病总数的 1/4。患者年龄呈双峰状，分别在 30~39 岁和 60~69 岁高发。大多数宫颈癌发生于鳞状上皮与柱状上皮交界处的移行带，其中 80% 为鳞癌，15% 为腺癌，3%~5% 为腺鳞癌。中医无与宫颈癌对应的病名，根据其临床表现，该病与"五色带""癥瘕""崩漏"等病症有一定的关系。

【临床表现】

（1）阴道出血及排液：年轻患者表现为接触性出血、白带增多，呈白色或血性，稀薄如米泔水样，气味腥臭。老年患者常自诉，绝经后出血，量可多可少。

（2）晚期患者，病灶侵犯邻近器官时可出现继发症状，如尿频、尿急、大便里急后重，下肢肿痛等，由于输尿管梗阻，出现尿毒症，全身出现恶病质。

（3）早期宫颈光滑或轻度糜烂如一般宫颈炎表现：宫颈浸润癌根据不同类型，局部体征亦不相同。外生型：宫颈呈菜花状，表面不规则，触之易出血。内生型：癌组织向内生长，宫颈变粗、变硬，如侵犯阴道，则阴道及宫颈均有变硬的情况。三合诊检查子宫主韧带增厚，结节状。晚期浸润达盆壁时会形成冰冻骨盆。肿瘤浸润、转移所形成的病灶可出相应的体征。

【鉴别诊断】

（1）宫颈糜烂或宫颈息肉：可引起接触性出血，外观难与宫颈癌前病变及宫颈癌 Ia 期相区别。应做宫颈刮片、阴道镜、宫颈活检等检查明确诊断。

（2）宫颈结核：表现为不规则阴道出血和白带增多，局部见多个溃疡，甚至菜花样赘生物，需与宫颈癌鉴别，宫颈活检是唯一可靠的鉴别方法。

（3）宫颈尖锐湿疣：病变表现为宫颈赘生物，外观乳头状或菜花状，经病灶组织做活检即可诊断。

【辨证要点】

首先辨明虚实，正虚要分清肝、脾、肾之阴阳，邪实要辨明湿热、瘀毒之状况，抓住患者的主症进行辨证论治。

【治疗方法】

（一）辨证论治

1.湿热瘀毒证

[证候] 白带增多，或黄白相间，或如米泔水，或如脓性，或带下色黄，臭秽难闻。口干咽燥，下腹疼痛，心烦胸闷，纳食不香，宫颈见癌灶感染、坏死。舌暗红或有瘀点，苔黄腻或薄腻，脉弦数。

[治法] 清热解毒，活血化瘀。

[方药] 黄连解毒汤加减。黄连10g，黄芩10g，黄柏10g，栀子12g，土茯苓24g，生薏苡仁24g，牡丹皮12g，赤芍10g，半枝莲15g，白花蛇舌草15g。腹痛甚者，加乳香6g、没药6g；大便燥结者，加生大黄（后下）6g。

2.肝肾阴虚证

[证候] 白带增多，或阴道不规则出血，或白带夹血。头晕目眩，腰骶疼痛，手足心热，口干便秘。舌嫩红苔少或光剥，脉细数。

[治法] 滋肾柔肝，清热解毒。

[方药] 杞菊地黄丸加减。熟地黄15g，山药12g，山茱萸12g，茯苓9g，泽泻9g，牡丹皮9g，枸杞12g，菊花12g，知母9g，当归12g，白芍12g，夏枯草15g，白花蛇舌草15g。阴道出血多者，加仙鹤草15g、地榆12g；低热者，加白薇12g、青蒿10g。

3.脾肾阳虚证

[证候] 带下量多清稀，秽臭不甚，崩中漏下。腰脊酸楚，头晕目眩，倦怠乏力，形寒肢冷，纳少便溏。舌质淡胖有齿痕，苔薄白水滑，脉沉细无力。

[治法] 温肾健脾，益气固涩，佐以清热解毒。

[方药] 附子理中汤合四神丸加减。制附子（先煎）10g，人参10g，白术15g，干姜9g，炙甘草6g，补骨脂9g，吴茱萸6g，肉豆蔻10g，五味子9g，败酱草15g。带下量多、臭秽者，加生薏苡仁30g；阴道出血量多者，加乌贼骨15g、仙鹤草15g。

（二）中成药

（1）大黄䗪虫丸：每次6g，每日2次，温开水送服。用于湿热瘀毒证。

（2）金匮肾气丸：每次6~9g，每日2~3次，淡盐水送服。用于脾肾阳虚证。

（三）西医治疗

1.宫颈上皮内瘤样病变

（1）轻度：暂按炎症处理，每3~6个月随访一次。做宫颈细胞涂片检查，必要时可进行活检，病情稳定者可继续观察。

（2）中度：可行宫颈锥形切除或 LEEP 治疗，亦可选用冷冻、激光、微波、电灼等物理治疗。术后每 3~6 个月随访一次。老年患者宫颈萎缩、颈管有粘连者，不宜行物理治疗，可行子宫切除术。

（3）重度：应行手术治疗。宫颈锥形切除术适用于年轻、希望保留生育功能者；子宫全切术适用于老年或绝育的患者。

（4）患者应每 3~6 个月做一次宫颈细胞涂片及阴道镜检查，随访稳定 1 年后，每年检查一次。

2. 宫颈浸润癌

（1）手术治疗适用于早期患者，手术治疗可以更好地保留年轻女性的卵巢和阴道功能。

（2）放疗适用于各期的宫颈癌患者。

（3）化疗是有效的辅助治疗手段，可用于手术或放疗前后，对放射治疗有增敏作用。

（4）宫颈腺癌对放疗及化疗敏感性均较差，应尽量争取手术治疗。若手术有困难，可于术前或术后加用放疗。

【预防与调护】

（1）加强卫生宣教及防癌普查教育，已婚女性每年应接受普查一次。

（2）积极治疗阴道炎及宫颈炎。

（3）积极治疗宫颈上皮瘤变，并密切观察。

（4）随访过程中如有复发或转移可能者，应进一步检查以明确诊断，以便及时治疗。

第三节　卵巢囊肿

卵巢囊肿通常是指良性卵巢肿瘤中的浆液性囊腺瘤和黏液性腺瘤。是妇科常见的良性肿瘤。该病可发生于任何年龄段，以 20~50 岁最为多见。

本病属于中医学"癥瘕""积聚""肠覃"等病证范畴。主要病机为气血津液失调，肝郁脾虚，痰瘀互结，阻滞冲任、胞脉，日久而成有形之囊肿。

【临床特点】

本病早期常无明显症状，腹部无法扪及肿块，该病往往在患者做妇科检查时被发现。到囊肿逐渐增大，患者出现下腹部胀痛不适或腹部可扪及肿块。较大的囊肿可占满整个盆腔引起压迫症状如尿频、尿急、呼吸困难、心悸、大便不畅等，并可伴有头晕乏力，食欲不振等。卵巢囊肿患者一般无明显疼痛，若出现突然腹痛多系卵巢囊肿蒂扭转所致，偶因囊肿破裂、出血及感染所致。主要症状是突感腹部剧痛，严重时可伴恶心、呕吐，甚至休克。囊肿较大，长期不愈者，有卵巢囊肿蒂扭转、囊肿破裂、继发感染或恶性病变的可能，严重威胁女性的身心健康。囊肿较大时，腹部可触及包块，球形，多无粘连，囊性，可移动。于子宫一侧或双侧扪及卵巢肿物，单侧居多，且其表面光滑，质地呈囊性感，活动好，无明显触痛。若囊肿很大时，往往占满盆腔和腹腔，难以推动。

【疾病分类】

（1）卵巢卵泡囊肿：是成熟卵泡不破裂，或闭锁卵泡持续增大，直径常在 5cm 以内，多为单发。卵泡囊肿常无明显症状，但囊肿较大时也会有钝痛或骨盆负重感，很少伴有腹腔内出血或异常子宫出血。一般在 1~2 个月内自然消退。

（2）黄体囊肿：正常黄体若持续存在或增大，使卵巢变大。多为单侧，直径可达 5cm，一般在 2 个月左右自然消退。由于囊肿持续分泌孕激素，常导致月经周期延长；而长期持续黄体囊肿可导致弥漫性腹痛、盆腔痛、白细胞增多，若囊肿破裂则有腹腔内出血的表现。

（3）卵巢冠囊肿：在阔韧带内，多来自中肾管，亦有来自副中肾管的。临床无特殊症状，仅在增大时偶感患侧下腹坠胀。双合诊囊性感强，活动度大，无压痛，一般为椭圆形。腹腔镜下可见囊肿位于输卵管与卵巢之间的系膜内。

【辨证要点】

首辨病程，病之初起，邪实但正气不虚，病久，正气虚衰。再辨全身症状，情志抑郁，少腹胀甚于痛，时痛时休，属气滞血瘀，脘痞满闷，时有恶心，苔腻，脉滑，属痰湿凝聚。

【治疗方法】

（一）辨证论治

1.气滞血瘀证

［证候］腹部包块，腹胀或痛，按之痛增。舌暗，或有瘀斑瘀点，脉弦细或弦涩。

［治法］行气活血，化瘀消癥。

［方药］香棱丸加减。木香 10g，青皮 10g，枳壳 10g，牡丹皮 10g，赤芍 15g，桃仁 10g，川芎 12g，香附 10g，三棱 10g，莪术 10g，川楝子 15g，小茴香 10g，

生牡蛎（先煎）30g。腹胀甚者，加槟榔 15g、延胡索 12g 以行气导滞；小腹疼痛者，加水蛭 10g、荔枝核 15g 以行气化瘀止痛。

2. 痰湿凝聚证

［证候］腹部肿块，按之不坚，推揉不散。胸脘痞闷，时有恶心，身倦无力。舌淡，苔白腻，脉弦细滑。

［治法］燥湿化痰，活血消癥。

［方药］涤痰消癥饮。苍术 15g，陈皮 10g，茯苓 15g，胆南星 10g，山慈菇 15g，夏枯草 15g，赤芍 15g，瓦楞子 30g，半夏 10g，炒薏苡仁 30g，海藻 15g，厚朴 10g。身倦无力明显者，加党参 15g、黄芪 15g 以益气。

（二）中成药

（1）桂枝茯苓胶囊：每次服 3 粒，每日 2~3 次，非经期服用。活血消癥。用于血瘀证。

（2）血府逐瘀口服液：每次服 10ml，每日 3 次，非经期服用，活血化瘀。用于气滞血瘀证。

（三）西医治疗

（1）手术治疗：是目前西医治疗本病的主要手段，但术后多有复发及后遗症出现。

（2）B 超下经皮穿刺抽液或注射无水乙醇、枯痔灵等硬化剂治疗。

（3）超短波治疗：采用超短波治疗机于卵巢囊肿体表投影区及相应背部位置进行超短波治疗，每天 1 次，每次 20 分钟，21 次为一疗程，疗程间隔 7 天。

【预防与调护】

（1）注意经前、经期防寒保暖，忌食生冷油腻食物，不冒雨涉水，不久居潮湿之地。

（2）调畅情志，注意心理健康，保持心情愉快。

（3）加强体质锻炼，避免剧烈活动。

第四节　卵巢癌

卵巢体积虽小，却是肿瘤的高发器官。卵巢深藏于盆腔，卵巢癌初期很少有症状且缺乏早期诊断方法，以致确诊时 60%~70% 的患者已属晚期，严重危害女性身心健康。卵巢癌多发生于未育女性。卵巢癌在女性常见恶性肿瘤中占 2.4%~5.6%，在女性生殖道癌症中占第三位，仅次于宫颈癌和子宫体癌。属中医学

"癥瘕""积聚"范畴。

【诊断要点】

（1）症状表现：食欲不振，消化不良，少腹坠胀，尿频或排尿困难，肛门下坠，大便不畅，腹痛，腰痛，腿痛。小腹一侧或双侧实质性不规则包块、与周围组织固定，腹水征阳性或伴胸腔积液，浅表淋巴结增大或伴贫血。

（2）B超检查：B超检查对测定卵巢的外形、大小、轮廓及囊实性都比较准确。对实质性肿块明显的乳头状突起及邻近器官的受累，可提示恶性肿瘤，也可区别腹水和巨大卵巢囊肿，此外还可帮助确定卵巢癌的扩散部位，如肝结节、主动脉淋巴结肿大及输尿管积水等。

（3）腹腔镜检查：通过腹腔镜检查可以直观盆腔内脏器，确定病变部位，抽取腹水或冲洗液进行细胞学检查，对可疑组织做病理检查以确定病变的性质。

【鉴别诊断】

（1）卵巢良性肿瘤：该病多发生在育龄女性，临床以肿瘤逐渐增大，多为单侧、活动、无压痛为主要表现。多无腹水，无淋巴结肿大。经药物、介入或手术治疗可治愈。

（2）子宫内膜异位症：该病是由生长在子宫腔以外的子宫内膜引起的一种病变，这种形态上完全良性的内膜组织可像恶性肿瘤一样播散、种植与转移。除盆腔有固定包块外，临床常见经前期腹痛，腰骶部胀痛，月经不调，性交痛，不孕等。若异位的子宫内膜累及直肠或膀胱，则出现排尿困难或尿频、尿急等症状。但无腹水，经腹腔镜检查可明确诊断。

（3）附件结核或腹膜结核：该病是由人型结核杆菌引起的一类疾病，除下腹部不规则固定包块外，临床常见消瘦、低热、盗汗、月经失调、不孕等。子宫内膜病理检查，结核菌素试验，盆腔X线摄片及子宫输卵管碘油造影有助于本病的诊断。

【辨证要点】

按包块的性质、大小、部位，病程的长短以及患者舌苔、脉象，兼证在气在血，属痰属湿等方面进行辨证。

【治疗方法】

（一）辨证论治

1. 气滞血瘀证

［证候］烦躁易怒，胸胁胀痛，面色晦暗，口苦咽干，形体消瘦，肌肤甲错，

下腹疼痛有肿块，推之不移，胀痛不适。舌质紫暗或见瘀斑瘀点，脉沉细或涩。

[治法] 理气活血，软坚散结。

[方药] 逍遥散合桃红四物汤加减。柴胡 10g，当归 12g，白芍 12g，白术 12g，茯苓 15g，桃仁 10g，红花 10g，川芎 10g，熟地黄 12g，薄荷（后下）6g，生姜 9g，生甘草 6g。食欲不振者，加生麦芽 12g、鸡内金 10g；口干者，加天花粉 15g。

2. 痰湿瘀阻证

[证候] 形体肥胖或水肿，身倦无力，胸腹满闷，月经失调，白带增多，下腹肿块，时时作痛。舌体胖大苔白腻，脉沉或滑。

[治法] 化痰除湿，软坚消癥。

[方药] 苍附导痰丸合桂枝茯苓丸。苍术 15g，香附 12g，陈皮 10g，制南星 12g，枳壳 10g，姜半夏 12g，川芎 9g，滑石 30g，白茯苓 15g，焦神曲 10g。桂枝 12g，桃仁 10g，牡丹皮 10g，赤芍 10g。带下量多者，加椿根皮 12g、白芷 10g；小便不利者，加车前子 15g、泽泻 15g。

3. 气血两虚证

[证候] 面色萎黄或苍白，神疲乏力，头晕纳差，下腹肿块。舌质淡或淡胖，苔薄白或苔少，脉沉细无力。

[治法] 补益气血，软坚消癥。

[方药] 十全大补汤加味。黄芪 15g，生晒参 10g，茯苓 15g，白术 12g，熟地黄 12g，白芍 12g，当归 15g，川芎 10g，炙甘草 6g，肉桂 6g，法半夏 15g，瓦楞子 15g，全蝎 6g，僵蚕 12g。面浮肢肿者，加龟鹿二仙胶 5g、白茅根 30g、冬瓜皮 30g。

（二）中成药

（1）鳖甲煎丸：每次 6g，每日 2 次。活血化瘀，软坚散结。用于气滞血瘀证。

（2）大黄䗪虫丸：每次 6g，每日 2 次。活血破瘀，通经消痞。用于气滞血瘀证。

（3）犀黄丸：每次 6g，每日 2 次。清热解毒，化痰散结，活血消肿，祛瘀止痛。

（三）针灸治疗

（1）体针：取大椎、足三里、血海、关元等穴。用补泻结合手法，每日 1 次，每次 5~10 分钟，能提高白细胞及血小板数目，提高机体免疫力。

（2）耳针：取肝、脾、胃、大肠、小肠、三焦、十二指肠、缘中、屏间，或耳部压痛点、色素点等，每次选 3~4 穴，用毫针刺法，埋针法、压豆法等，每日

1次，双耳交替运用。

（3）灸法：取神阙、关元、气海、水道、归来、心俞、肝俞、脾俞、肺俞、肾俞、命门。隔姜灸，每日1~2次，每次3~5壮。

【预防与调护】

（1）医护人员应首先向患者介绍癌症并不可怕，人类征服癌症已有重大突破，使患者从绝望中看到希望，增强治疗信心，主动配合手术和化疗。

（2）卵巢癌手术范围较大，术中出血较多，术后保留尿管时间长，且患者抵抗力明显下降，容易引起感染。术后除观察血压、脉搏、体温的变化外，特别要注意保持会阴部的清洁，保证引流管和导尿管的通畅。

（3）卵巢癌术后即开始化疗，化疗药物会刺激局部静脉产生静脉炎，若外溢至皮下则会引起局部红肿疼痛，甚至皮肤溃烂。所以应严格防止此类情况发生。

第十二章 妇科杂病

第一节 非哺乳期乳腺炎

近年来，随着孕期和产褥期卫生知识的普及，哺乳期乳腺炎的发病率已呈下降趋势，而非哺乳期乳腺炎的发病率则呈上升趋势。所谓非哺乳期乳腺炎是指女性在非哺乳期出现乳房肿胀、隐痛，是一种非细菌性的炎症表现。女性在婴儿期、青春期、绝经期和老年期，各个生理时期均可能发生乳腺炎症。婴儿期及青春期的乳腺炎常因体内激素的失衡所致，偶有男性也可患本病。本章所讨论的非哺乳期乳腺炎是指成年人非哺乳期的乳腺炎。

非哺乳期乳腺炎大体可分为浆细胞性乳腺炎与肉芽肿性乳腺炎两类。

浆细胞性乳腺炎

浆细胞性乳腺炎是一种乳腺导管扩张、浆细胞浸润为病变基础的慢性非细菌性感染的乳腺化脓性疾病。青春期后的女性可患此病，30~40岁非哺乳期女性及绝经期女性多见。多数患者伴有先天性乳头凹陷。本病临床表现复杂多样，其特点是多在非哺乳期和非妊娠期发病，常有乳头凹陷或溢液，初起肿块多位于乳晕部，化脓溃破后脓液中夹杂有脂质样物质，易反复发作形成瘘管或窦道，病程较长，经久难愈，全身炎症反应较轻。中医认为本病属于"粉刺性乳痈"的范畴。

【临床表现】

本病多发生在非哺乳期或非妊娠期的女性，多见单侧乳房发病，也有双侧发病者。多数伴有先天性乳头凹陷，并有白色带臭味的脂质样分泌物。临床表现复杂多样，常有溢液、肿块、化脓、瘘管。初起肿块位于乳晕部，常伴有红肿疼痛，7~10天化脓。溃破后脓液中夹杂脂质样物质，久不收口。或反复红肿溃破，形成瘘管，常与输乳孔相通。若反复发作形成瘢痕则乳头凹陷更加明显。红肿化脓时可伴有恶寒发热等全身症状，一般较轻。

【鉴别诊断】

（1）炎性乳腺癌：本病是一种少见的特殊类型的乳腺癌。多发生于青年女性，尤其是处在妊娠期或哺乳期的妇女。炎性乳腺癌局部征象明显，由于癌细胞迅速浸润全乳，在乳腺皮肤淋巴网内扩散，故患侧乳房迅速增大，常累及整个乳房的

1/3 或 2/3 以上，并可迅速波及对侧乳房。患处皮肤颜色呈暗红或紫红色，毛孔深陷呈橘皮样或猪皮样改变，局部肿胀有轻微触痛或无痛，但患乳多无明显肿块可触及。患侧腋窝常出现转移性肿大淋巴结，质硬固定。本病无全身症状，或全身症状较轻，体温正常，白细胞计数不高。抗炎治疗无效。本病进展较快，预后不佳，甚至于数周后死亡。

（2）急性乳腺炎：多发生于哺乳期或妊娠期女性，乳房红肿热痛显著，全身症状较为明显，高热可达39℃以上。溃破后流脓黄稠，疮口收敛较快，病程较短。经敏感抗生素治疗，多在2周之内痊愈。

（3）乳房结核：本病病程较长，从出现肿块到化脓常需数月之久，脓出稀薄并夹有败絮样物质，多呈潜行性空腔。溃破后形成的窦道，多位于乳房部，并与胸壁固定，一般不与输乳孔相通。本病患者常有肺结核病史，全身症状可伴有低热、盗汗、疲倦、消瘦等。

（4）乳腺导管内乳头状瘤：本病多有乳头溢液，呈血性及淡黄色液体，可于乳晕部触及绿豆大圆形肿块，易与浆细胞性乳腺炎混淆。但无乳头凹陷畸形，乳头无粉渣样物排出，肿块不会化脓。

【辨证要点】

本病报告病例及相关研究较少，关于本病的辨证要点尚待进一步的临床研究来完善。据现有研究结果本病可分为两大类证型。乳晕部结块、红肿、灼热、疼痛，乳头凹陷，有脂质样分泌物，伴有发热、头痛、大便干结，小便黄等全身症状者为肝经郁热证；乳房脓肿溃破后久不收口，脓水稀薄淋漓，形成乳漏，时愈时发，局部有僵硬结块者为正虚毒恋证。

【治疗方法】

抗生素对本病疗效有限，采用西医手术治疗切除肿块或切除乳腺区段，则有复发的可能；若切除全部乳房则创伤过大。而中医药治疗本病有良好的疗效，宜首选。乳头溢液者，应寻找病因，对症处理。肿块期尚未成脓时积极治疗可望消散。若肿块未能消散，化脓或形成瘘管的患者，采用中医手术疗法，创伤小、痛苦轻，可最大程度保持乳房外形，而且疗效较好。

（一）辨证论治

1.肝经郁热证

［证候］乳房结块、红肿热痛，乳头凹陷，有脂质样分泌物。伴有发热、头痛、大便干结，小便黄等全身症状。舌质红，苔黄腻，脉滑数。

［治法］疏肝清热，和营消肿。

［方药］柴胡清肝汤加减。柴胡 10g、生地黄 10g、当归 10g、白芍 10g、黄芩 9g、山栀子 3g、天花粉 10g、牛蒡子 5g、连翘 9g、蒲公英 15g、夏枯草 15g。

2. 正虚毒恋证

［证候］乳房脓肿溃破或切开后久不收口，脓水稀薄淋漓，形成乳漏，时愈时发，局部有僵硬结块。舌质红或淡红，苔薄黄，脉弦或数。

［治法］扶正托毒。

［方药］托里消毒散加减。黄芪 30g，党参 12g，白术 12g，茯苓 15g，当归 12g，川芎 9g，黑蚂蚁 10g，皂角刺 30g，蒲公英 15g，白芷 9g，甘草 6g。局部红肿热痛者，可选用银花甘草汤加减；气血两虚者，可选用八珍汤加白花蛇舌草、生山楂、虎杖、丹参等药品以清热活血。

【预防与调护】

（1）婴儿出生后若发现有乳头凹陷，应及时予以纠正。

（2）避免穿着过于紧身的内衣，以免使乳头凹陷。

（3）经常保持乳头清洁，及时清除分泌物，避免异物阻塞输乳孔。

（4）保持心情舒畅，忌食辛辣炙煿之物。

（5）发病后积极治疗，形成瘘管后宜及时手术治疗，以防病情加重。

肉芽肿性乳腺炎

肉芽肿性乳腺炎是以乳腺组织肉芽肿形成为主要病理表现的乳腺慢性炎症。主要侵犯乳腺小叶，因此也称为肉芽肿性小叶性乳腺炎。该病在临床并不多见，但近年来发病率有所上升。本病常见于年轻女性，其特点是肿而难腐，腐而难溃，溃而难敛，容易误诊误治，从而导致皮下脂肪和皮肤坏死，病情反复，迁延不愈，对患者的身心造成较大的伤害。中医认为本病属于"乳疽"的范畴，乳疽的主要症状为乳房结块，坚硬微痛，皮色不变，肿块渐渐增大，成脓较慢，化脓时有恶寒发热，溃后流出黄色脓液，溃孔较深。

【诊断要点】

（1）乳房部肿块，疼痛，质地较硬，形态不规则，与正常组织界限不清，也可有同侧腋下淋巴结肿大。起病突然或肿块迅速增大，几天后皮肤发红形成小脓肿，破溃后脓液不多，久不愈合，红肿破溃此起彼伏。有时伴有小腿部红斑与结节，并有疼痛。

（2）肉芽肿性乳腺炎诊治过程中，早期有半数患者临床诊断为恶性肿瘤。细针抽吸细胞学检查不能鉴别炎症与乳腺癌，因此肉芽肿性乳腺炎确诊和鉴别诊断主要靠病理学检查，首选经皮活检，如穿刺活检或用真空辅助切除活检，不推荐手术活检。肉芽肿性乳腺炎以肿块为表现时酷似乳腺癌，只有通过病理学检查，可明确鉴别肉芽肿性乳腺炎与乳腺癌，排除其他肉芽肿性疾病及可能疾病。

【治疗方法】

肉芽肿性乳腺炎的处理现仍存有争议，如今西医治疗方法中传统单纯手术切除者占50%，但复发率高达20~30%。类固醇激素治疗后再行手术则可降低复发率，激素加免疫抑制剂治疗、抗分枝杆菌治疗也有一定效果。

肉芽肿性乳腺炎及浆细胞性乳腺炎虽然是两种不同的疾病，但同属非哺乳期乳腺炎，中医认为其在病因病机、临床表现方面均有相似之处，在临床治疗方面亦可采用异病同治的方法。在西医治疗效果不佳的情况下采用中医治疗可取得较好的疗效。

根据笔者的体会，在临床实践中可将肉芽肿性乳腺炎分为肿块期、成脓期和恢复期三个不同阶段，结合中医进行辨证论治。本病初起，多表现为非哺乳期突然发生乳房肿块，伴有红肿热痛，质地坚硬，边缘清楚，推之可移动，经活检病理细胞学检查可确诊。抗生素治疗无效，类固醇或免疫抑制剂治疗可缓解症状，但减量或停药后多数会出现病情反复，此乃热毒壅聚，气滞血瘀痰结的结果。治当釜底抽薪，以"消"为主，可选用仙方活命饮加减以清热解毒，消肿溃坚，活血止痛。也有患者经治疗，热象并不明显或并无热象，只是以肿块为主要表现，疼痛亦不严重。此时可以温阳通络，软坚散结，化痰活血，方选阳和汤加减，并可用火针对肿块进行焠刺，每3~4周1次。另外以阳和解凝膏外贴，可以加速肿块软化。成脓期的治疗当以"外引内托"为法，即确定脓腔的位置及大小，再以刺络拔罐法吸出脓腔中的脓液，此为"外引"；成脓之后，气血受损，内治之法当益气养血，托毒外出，方用托里透脓汤加减。若脓溃后有瘘管或窦道形成，则宜在"内托"基础上配合中医外治诸法祛腐生肌，促进疮口愈合。恢复期以扶正为主，兼清余邪，方用十全大补汤加丝瓜络、合欢皮、淡竹叶、生麦芽、芦根、白茅根。

第二节　外阴硬化性苔藓

外阴硬化性苔藓是以外阴及肛周皮肤萎缩变薄为主要病变的一种皮肤病。病因不明，可能与以下几种因素有关：①基因遗传：有文献报道有姐妹、母女等直系亲属家族性发病；②自身免疫性疾病：有报道21%的患者合并有自身免疫性疾病，如糖尿病、甲状腺功能亢进或低下、白癜风、斑秃、恶性贫血等；③性激素缺乏：本病与雌激素、睾酮、雄激素受体缺乏有关。

本病以外阴瘙痒为主症，故归属于中医"阴痒"范畴。后期阴部出现皮肤萎缩、粘连等症状时，可参考"阴痿""阴缩"论治。本病病机以虚为主，主要因肝、脾、肾不足，阳气不足或精血亏虚，阴部失养所致。

【临床表现】

早期病变较轻，皮肤红肿，出现粉红或象牙白色丘疹，丘疹融合成片后呈紫癜状。若病情进一步发展，则出现外阴萎缩，小阴唇变小甚至消失，大阴唇变薄，阴蒂萎缩。皮肤颜色变白、皱缩、弹性差，常伴有皲裂或脱皮。病变一般对称，并可累及会阴及肛周而呈蝴蝶状。晚期皮肤菲薄，皱缩似卷烟纸或羊皮纸，阴道口挛缩狭窄。本病极少进展到浸润癌，但浸润癌周围可以有硬化性苔藓。

【鉴别诊断】

（1）外阴白化病：属于全身性遗传性疾病，仅外阴局部发病，但无自觉症状。

（2）白癜风：白癜风若长在外阴部，应为界限分明的发白区，表面光滑润泽，质地完全正常，无任何症状。

（3）老年生理性萎缩：见于老年患者，表现为外阴萎缩，但无任何症状。

【辨证要点】

本病以阴部瘙痒或灼热，外阴萎缩变性、色素减退为主症。若兼腰膝酸软，头晕耳鸣，舌红少苔，脉细数者，为肝肾阴虚证；若兼见形寒肢冷，纳呆便溏，夜尿频多，舌淡胖，苔薄白，脉沉细者，为脾肾阳虚证；若见气短乏力，面色萎黄，心悸怔忡，睡眠多梦，舌淡苔薄白，脉细弱者，属心脾两虚证。

【治疗方法】

（一）辨证论治

1.肝肾阴虚证

［证候］阴部瘙痒灼热，入夜尤甚，外阴萎缩，色素减退，腰膝酸软，头晕耳鸣。舌红少苔，脉细数。

［治法］补益肝肾，活血通络。

［方药］左归丸合二至丸。生地黄15g，熟地黄15g，枸杞子15g，山药15g，山萸肉15g，川牛膝12g，菟丝子12g，女贞子15g，墨旱莲15g，当归15g，赤芍12g。阴部瘙痒明显者，加黄柏10g、知母10g、白蒺藜12g、防风10g以清热泻火，祛风止痒。

2. 脾肾阳虚证

［证候］阴部瘙痒，外阴皮肤萎缩，色素减退，形寒肢冷，纳呆便溏，夜尿频多，性欲淡漠。舌淡胖，苔薄白，脉沉细。

［治法］温肾健脾，养血活血。

［方药］右归丸合佛手散。熟地黄15g，山药15g，山萸肉12g，枸杞子15g，杜仲12g，肉桂6g，附子6g，当归15g，川芎10g，炙甘草6g，淫羊藿12g，菟丝子15g。外阴萎缩明显者，加黄芪15g、补骨脂15g、鸡血藤20g、刘寄奴15g以益气温阳，养血除风，止痒。

3. 心脾两虚证

［证候］外阴瘙痒、干涩，阴部皮肤黏膜变薄、脱屑、皲裂，面色萎黄，心悸怔忡，睡眠多梦。舌淡，苔薄白，脉细弱。

［治法］健脾益气，养血润燥。

［方药］归脾汤加减。党参15g，炙黄芪15g，茯苓15g，当归15g，熟地黄15g，白术15g，炒枣仁15g，远志10g，龙眼肉10g，木香6g，鸡血藤15g，合欢皮20g，夜交藤20g。脱屑、皲裂明显者，加桃仁10g、红花10g、鳖甲15g以活血止痒。

（二）西医治疗

（1）一般治疗：保持外阴皮肤干燥清洁，禁用刺激性药物或肥皂擦洗，禁用手或器械搔抓患处。忌食辛辣和刺激食物。不穿紧身裤和化学纤维内裤。精神紧张，外阴瘙痒明显而致失眠者，可加用镇静和抗过敏的药物以提高疗效。

（2）局部治疗：丙酸睾酮油膏局部涂擦为本病的标准治疗方法，但疗效常因人而异。临床以2%丙酸睾酮油膏（丙酸睾酮200mg加入凡士林10g配制而成油膏）涂擦患处并按摩，每日2次，连用3周后改为每日1次，再连用3周，而后隔日1次。若瘙痒严重时，可加用1%或2.5%氢化可的松软膏混合涂擦，瘙痒缓解后逐渐减少以至停用氢化可的松软膏。用药2个月左右方可出现疗效。应连续治疗3~6个月，瘙痒症状消失后1~2年内，用药次数可逐渐减少，直至每周1~2次维持量。一旦出现多毛或阴蒂增大等男性化现象或疗效欠佳时就停药，改用0.3%黄体酮油膏（黄体酮100mg油剂加入凡士林30g油膏配制而成）涂擦，每日3次。亦可用0.05%氯倍他索软膏，开始每日2次，连用1个月后改为每日1次，连用2个月，再每周2次，连用3个月，共6个月。幼女患外阴硬化性苔藓，至青春期有可能自愈，一般不采用丙酸睾酮油膏治疗，以防止出现男性化特征。

（3）手术治疗：对病情严重或药物治疗无效者，可行表浅外阴切除或激光切除，但治疗不彻底或复发率高，目前已很少应用。

【预防与调护】

（1）保持外阴皮肤清洁干燥，禁用刺激性药物或擦洗，禁用手或器械搔抓患处。

（2）不穿紧身裤或化纤内裤，平时不常使用卫生护垫。

（3）忌食辛辣刺激食物。

（4）调畅情志，保持心情舒畅，避免精神紧张。

第三节　外阴鳞状上皮细胞增生

外阴鳞状上皮细胞增生是以外阴瘙痒为主要临床症状的鳞状上皮细胞良性增生疾病。病因不明，可能与长期处于潮湿的环境，阴道分泌物长期刺激，患者自身反复搔抓阴部等有关。

本病以外阴瘙痒为主症，故归属于中医"阴痒"范畴。而在病变发展过程中出现阴部皮肤变厚、肿痛、溃烂等时，可参考"阴肿""阴痛""阴蚀"论治。

【诊断要点】

（1）常有性情抑郁，带下量多，各种阴道炎症反复发作的病史。

（2）外阴瘙痒剧烈，难以忍受，由于反复搔抓使皮损加重，瘙痒加剧，形成恶性循环。

（3）病损主要累及大阴唇、阴唇间沟、阴蒂包皮及阴唇后联合等处。病变可呈孤立、局灶性或多发、对称性。早期病变皮肤暗红或粉红色、角化过度部位呈白色；病变晚期皮肤增厚，色素增加，皮肤纹理明显突出，出现苔藓样变，并见到搔抓痕迹。本病可与外阴浸润癌并存，有研究显示其恶性病变率为2%。

【鉴别诊断】

（1）外阴白化病：属于全身性遗传性疾病，有时也可能仅在外阴局部发病，但无自觉症状。

（2）白癜风：白癜风长在外阴部，为界限分明的发白区，表面光滑润泽。

（3）特异性外阴炎：念珠菌外阴炎、滴虫性外阴炎、糖尿病外阴炎等患者的阴道分泌物及糖尿病长期刺激外阴，均可使外阴表皮过度角化、脱落而呈白色。但是念珠菌外阴炎、滴虫性外阴炎均有分泌物增多、瘙痒，分泌物检查可发现病原体。特异性外阴炎治愈后，白色区域随之消失。

【辨证要点】

阴部瘙痒，外阴皮肤粗糙增厚，或色素减退，伴烦躁易怒，或性情抑郁，脉弦者，为肝郁气滞证；若外阴奇痒，灼热疼痛，外阴皮肤、黏膜增厚，白色或灰白色，或周围红肿、破溃，或带下量多，色黄臭秽，胸闷烦躁，口干口苦，苔黄腻，脉弦滑数者，多属肝经湿热证；外阴瘙痒，色素减退，弹性减弱，腰膝酸软，情志抑郁，脉弦细数者，则属肾虚肝郁证。

【治疗方法】

（一）辨证论治

1.肝郁气滞证

［证候］阴部瘙痒，外阴皮肤粗糙增厚，或色素减退，伴烦躁易怒，或性情抑郁，经前乳房胀痛，胸闷嗳气，两胁胀痛。舌质淡红苔薄白，脉弦。

［治法］疏肝解郁，养血通络。

［方药］逍遥散加减。柴胡 10g，当归 15g，白芍 15g，茯苓 15g，白术 12g，生甘草 6g，薄荷 6g。阴部瘙痒明显者，加地肤子 15g、白鲜皮 15g 以祛湿止痒。

2.肝经湿热证

［证候］外阴奇痒，灼热疼痛，皮肤、黏膜肥厚，白色或灰白色。或周围红肿、破溃，或带下量多，色黄臭秽，胸闷烦躁，口干口苦。苔黄腻，脉弦滑数。

［治法］清肝通络，祛湿止痒。

［方药］龙胆泻肝汤加减。龙胆草 15g，柴胡 10g，栀子 10g，黄芩 10g，生地黄 15g，当归 15g，车前子（包煎）10g，泽泻 10g，通草 10g，生甘草 6g。局部红肿者，加连翘 15g、金银花 15g、蚤休 15g 以清热凉血，解毒消肿。

3.肾虚肝郁证

［证候］外阴瘙痒，色素减退，弹性减弱，腰膝酸软，头晕耳鸣，情志抑郁，失眠多梦。舌暗少苔，脉弦细数。

［治法］滋肾养肝，疏肝理气。

［方药］一贯煎加味。北沙参 15g，麦冬 15g，当归 15g，生地黄 15g，枸杞子 15g，川楝子 10g，制首乌 15g，白芍 15g。弹性减弱明显者，加仙茅 10g、淫羊藿 10g、菟丝子 15g 温补肾阳。

（二）西医治疗

（1）一般治疗：保持外阴皮肤清洁干燥，禁用刺激性药物或肥皂擦洗，禁用手或器械搔抓患处。忌辛辣刺激性食物。不穿紧身裤和化纤内裤。精神紧张、外阴瘙痒明显而致失眠者，可加用镇静、安眠和抗过敏药物。

（2）局部治疗：局部应用肾上腺糖皮质激素类药物控制瘙痒。可选用 0.025% 氟轻松软膏，或 0.1% 曲安奈德软膏外涂，每日 3~4 次。症状缓解后改用不良反应较小的 1%~2% 的氢化可的松软膏，每日 1~2 次维持治疗。局部用药前应先用温水坐浴，每日 2 次，每次 10~15 分钟，使皮肤软化，可促进药物吸收，并可缓解瘙痒症状。

（3）手术治疗：由于本病恶性病变率仅为 2%，并且手术治疗有远期复发的可能，故一般不采用手术治疗。手术治疗仅用于反复药物治疗无效或有恶性病变可能者，包括单纯外阴切除或激光手术。

第四节　盆腔淤血综合征

盆腔淤血综合征是由于盆腔静脉瘀血所致。其发生常与患者早婚早育、多产、难产、输卵管结扎术、子宫后位、习惯性便秘以及长期站立有关。

根据临床表现，本病属于中医学"痛经""女性腹痛""带下"等病证范畴。其主要病机为各种因素导致瘀血形成，瘀血阻滞冲任、胞宫、胞脉，导致发病。

【诊断要点】

（1）下腹坠痛，腰痛，月经过多，腹胀，乳房胀痛，疲乏，带下增多，性交痛。当累及膀胱时，可有尿频、尿痛等。部分患者可有心烦或心情抑郁、夜寐多梦、头晕头痛、心悸气短、呃逆、全身酸痛等自主神经功能紊乱症状。

（2）妇科检查外阴、阴道呈紫蓝色，子宫颈摇举痛，子宫多后倾，子宫增大，质软，附件增厚、质地柔软，可扪及界限不清之软性肿块。

【鉴别诊断】

（1）子宫内膜异位症：两病之经行腹痛或非经期下腹疼痛不适、腰骶部疼痛相似，但子宫内膜异位症的经期腹痛较重，周期性特点明显。子宫内膜异位症可通过妇科检查、B 超、盆腔静脉造影或腹腔镜确诊而与本病鉴别。

（2）慢性盆腔炎：盆腔炎患者的症状与本病颇为相似，应仔细鉴别。一般来说，盆腔炎患者多有反复盆腔感染或急性发作病史，而盆腔淤血综合征有早婚早育、多产、难产与输卵管结扎病史。盆腔炎的腹痛可为下腹坠痛，腰骶部疼痛，经期腹痛可加重；盆腔淤血综合征腹痛以坠痛为主，经期加重不明显。妇科检查盆腔炎患者有盆腔包块，包块多有边界，粘连固定，子宫如后位多固定活动差；盆腔淤血综合征的盆腔包块无边界，柔软，无粘连固定感。盆腔静脉造影盆腔炎无瘀血征象，必要时腹腔镜可确诊。

【辨证要点】

本病属于中医血瘀证，辨证应根据疼痛的时间、性质等辨清寒热虚实。一般来说小腹冷痛、绞痛，得热则舒者，属寒凝血瘀证；小腹灼痛，得热痛剧，平时带下色黄质稠者，属湿热瘀结证；小腹胀痛，肛门坠痛，烦躁易怒，胸胁、乳房胀痛，属气滞血瘀证；小腹坠痛、喜按，带下清稀，伴倦怠乏力，气短懒言者，属气虚血瘀证；小腹坠痛、喜按，伴腰酸腿软，带下清稀者，属肾虚血瘀证。

【治疗方法】

（一）辨证论治

1.寒凝血瘀证

［证候］小腹冷痛，按之痛甚，得热痛减，经行不畅，畏寒肢冷。舌质紫暗苔白滑，脉沉弦或紧。

［治法］温经散寒，祛瘀止痛。

［方药］少腹逐瘀汤加减。炒小茴香10g，肉桂6g，当归6g，川芎10g，赤芍15g，延胡索10g，苏木10g，三棱10g，莪术10g，水蛭10g。经期腹痛甚者，加炮附子6g、吴茱萸3g以温阳活血行瘀。

2.气滞血瘀证

［证候］小腹胀痛，经前烦躁易怒，胸胁乳房胀痛，或经期延长，月经淋漓，经色紫暗有血块。舌质紫暗或有瘀斑瘀点，苔薄白或薄黄，脉弦或弦涩。

［治法］治血化瘀，行气止痛。

［方药］血府逐瘀汤加减。当归15g，生地黄12g，柴胡10g，川牛膝15g，枳壳10g，延胡索10g，川芎10g，桃仁10g，红花10g，三棱10g，莪术10g，水蛭10g。伴经前乳房胀痛明显或有结块者，加郁金12g、青皮10g以理气散结，通络止痛。

3.湿热瘀结证

［证候］小腹灼痛拒按，得热痛增，月经量多或经期延长。平时小腹隐痛，白带量多色黄，质稠，有异味，或平时低热。舌暗红，苔黄腻，脉弦数或细数。

［治法］清热利湿，祛瘀止痛。

［方药］清热调血汤。当归15g，川芎10g，生地黄15g，黄柏10g，制香附10g，牡丹皮15g，桃仁10g，三棱10g，莪术10g，水蛭10g，败酱草15~30g，延胡索10g。月经量多或经期延长者，减去三棱、莪术、水蛭，加茜草炭12g、乌贼

骨 15g、三七粉（冲服）3g 以凉血化瘀止血。

4. 气血两虚证

［证候］小腹坠痛，月经量多，排便不畅，倦怠乏力，气短懒言，纳呆。舌淡暗或有瘀斑瘀点，苔薄白，脉细涩。

［治法］益气活血，祛瘀止痛。

［方药］益气消癥汤。党参 15g，炙黄芪 15g，当归 15g，赤芍 15g，丹参 15g，三棱 10g，莪术 10g，水蛭 10g，延胡索 10g，炙甘草 6g。月经量多者，去三棱、莪术、水蛭，加海螵蛸 15g、升麻 6g、艾叶炭 6g 以升阳固冲止血。

5. 肾虚血瘀证

［证候］下腹坠痛，腰膝酸软，月经量多，平时头晕耳鸣。舌紫暗，或有瘀斑瘀点，脉细弦涩。

［治法］补肾活血，祛瘀止痛。

［方药］养精汤。紫河车 15g，熟地黄 15g，黄精 15g，巴戟天 15g，白芍 15g，当归 15g，丹参 30g，三棱 10g，莪术 10g，制香附 12g。经期腹痛较甚者，加延胡索 3g、血竭 3g 以理气活血止痛。

（二）中成药

（1）少腹逐瘀胶囊：每次服 4 粒，每日 3 次。温经散寒，化瘀止痛。用于寒凝血瘀证。

（2）血府逐瘀口服液：每次服 10~20ml，每日 3 次。理气活血，祛瘀止痛。用于气滞血瘀证。

（三）其他治疗

（1）针刺疗法：取穴三阴交、关元、肾俞、命门。采用平补平泻法，留针 15~20 分钟，每天 1 次，10 天为 1 疗程。

（2）艾灸疗法：①温灸盒灸小腹，每周 2~3 次。②隔姜灸：中脘、下脘、神阙、气海、关元、天枢（双），每次 3~5 壮，每周 2~3 次，10 次为 1 疗程。

（3）推拿疗法：患者仰卧，医者先行常规腹部推拿数次，再点按气海、关元，血海、三阴交各半分钟，然后双手按揉少腹部数次；或者患者伏卧，医者以手掌在患者腰骶部常规按揉数次，再点按肾俞、次髎、大肠俞各半分钟，然后在腰骶部推拿 3~5 分钟。

（4）药物熏洗疗法：鸡血藤 30g，红花、赤芍、三棱、莪术、没药、乳香、血竭各 9g。加水煮沸 30 分钟，去渣，将药液置盆中，先熏洗外阴部，待药液温热适度后，坐浴 15~30 分钟。每日 1 次，10~15 日为 1 疗程。

（5）中药保留灌肠疗法：桂枝 10g，透骨草 30g，丹参 30，桃仁 10g，莪术

15g，水蛭 10g，上述药物浓煎成 150ml 的中药液体，保留灌肠，每晚睡前 1 次。经期停用。

（四）西医治疗

（1）药物治疗：可选用自主神经调节药或镇静肌肉营养药。如谷维素、氢溴酸新斯的明，地西泮等。

（2）经腹全子宫及附件切除术：适用于近绝经期的女性，应将曲张的子宫静脉及卵巢静脉尽可能地切除。

（3）阔韧带筋膜横行修补术：适用于因阔韧带裂伤所致的严重盆腔淤血综合征。此方法效果良好，但手术修补后患者再次受孕时需行剖宫产手术。

【预防与调护】

（1）提倡晚婚，节制生育，选择好节育避孕措施。

（2）采用新法生产和接生，防止产程过长和难产。

（3）保持大便通畅，防止便秘和慢性咳嗽。

（4）做好女性劳动卫生防护，避免长期站立或蹲位以及重体力劳动。

（5）防止疲劳，提倡侧俯卧位睡眠，这对防止某些轻型的盆腔淤血综合征的发生有很好的效果。

第五节　子宫内膜异位症

具有活力的子宫内膜组织生长在子宫腔被覆黏膜以外部位而引起的疾病称为子宫内膜异位症。异位的子宫内膜多数生长在盆腔内生殖器官及邻近器官的腹膜面，又称盆腔子宫内膜异位症。其中生长在卵巢者占 80%，也可见于直肠子宫陷凹、宫骶韧带、直肠乙状结肠前壁、膀胱浆膜层、圆韧带、阑尾、小肠、宫颈、会阴侧切或腹臂切口等处。25~45 岁的育龄女性患者占总患者人数的 15% 左右。根据临床所见，子宫内膜异位症属于中医学的痛经、癥瘕、月经不调范畴。其主要病机为各种因素导致瘀血形成，瘀血阻滞于冲任、胞宫、胞脉，日久形成癥瘕，经期经血流通受阻，而致经行腹痛，冲任失调，发为此病。

【诊断要点】

（1）继发性痛经，渐进性加重为主要症状；伴有月经过多、经期延长或经前淋漓出血；可合并不孕；病灶位于直肠子宫陷凹时可有性交痛或肛门坠胀。若卵巢囊肿破裂时，出现急腹痛。因病变部位不同，可有经期排便、排尿疼痛，或周期性尿血、便血；手术切口瘢痕处结节周期性增大、红肿疼痛等。

（2）临床三合诊检查对本病诊断有特殊意义，检查发现子宫多后倾固定，直肠子宫陷凹、子宫后壁下段、宫骶韧带等部位可扪及触痛结节，结节一般不大，小的如米粒，大者直径多在 2cm 以下，单发或多发，有时几个结节融合成团；若累及卵巢，一侧或双侧附件区可触到与子宫相连的包块，边界不清楚，囊性偏实，不活动，轻压痛，或触痛明显。若病变累及宫颈或直肠阴道隔，可在宫颈或阴道后穹窿部见到紫蓝色斑点、小结节或包块。

【鉴别诊断】

（1）子宫腺肌病：痛经症状与子宫内膜异位症相似，甚至更加剧烈，妇科检查子宫多呈球状均匀增大或有局限性结节隆起，质地偏硬，触痛明显，经量增多。临床常与子宫内膜异位症合并存在。

（2）盆腔炎性包块：多有急性盆腔炎或反复感染发作史，平时即有腹部隐痛，经期加重，并可伴有发热，或带下增多、色黄、有臭味，抗炎治疗有效。

（3）卵巢恶性肿瘤：患者一般情况较差，或出现恶病质，病情发展迅速，为持续性腹痛、腹胀，妇科检查除扪及盆腔包块外，常伴有腹水，B 超显示肿瘤包块多为实性或混合性，形态多不规则。若诊断不清时，应尽早剖腹探查。

（4）卵巢良性肿瘤：妇科较常见的卵巢良性肿瘤有良性畸胎瘤、浆液性囊腺瘤、黏液性囊腺瘤等，需与临床症状不典型的卵巢子宫内膜异位症相鉴别。卵巢良性肿瘤很少与周围组织粘连。良性畸胎瘤如含有钙化组织，通过 X 线摄片可鉴别；B 超检查可提示有毛发所致的短线状回声。浆液性囊腺瘤和黏液性囊腺瘤的 B 超影像学表现为囊壁薄，囊液清，回声均匀。子宫内膜异位的囊肿为颗粒状或不均匀回声。难以区别者可行腹腔镜检查或剖腹探查。

【辨证要点】

临床辨证应根据腹痛的时间、性质等辨清寒热虚实。一般痛在经前、经期，小腹冷痛、绞痛，得热则舒者属寒凝血瘀证；痛在经前或经期，灼痛，得热痛剧，平时带下色黄质稠者，属湿热瘀结证；痛在经前或经期，小腹胀痛，肛门坠痛，烦躁易怒，胸胁、乳房胀痛者，属气滞血瘀证；疼痛喜按，伴倦怠乏力，气短懒言者，属气虚血瘀证；兼见久不受孕，腰膝酸软者，属肾虚血瘀证。

【治疗方法】

（一）辨证论治

1. 寒凝血瘀证

［证候］腹部结块，经前、经期小腹冷痛、绞痛，按之痛甚，得热痛减。或肛

门坠胀，月经量少，或经行不畅，畏寒肢冷。舌质紫暗，苔薄白，脉沉弦。

［治法］温经散寒，祛瘀消癥。

［方药］少腹逐瘀汤加减。炒小茴香10g，肉桂6g，制附子（先煎）9g，吴茱萸3g，高良姜9g，当归10g，川芎10g，赤芍15g，延胡索10g，苏木10g，三棱10g，莪术10g，水蛭10g。经期腹痛较甚者，加乌药10g、血竭粉（冲服）3g以温经通络止痛。

2. 气滞血瘀证

［证候］下腹结块，经前经期胀痛，或肛门坠痛，经前烦躁易怒，胸胁、乳房胀痛，或经期延长，月经淋漓，经色紫暗，有血块。舌质紫暗或有瘀斑瘀点，脉弦或弦涩。

［治法］理气活血，祛瘀消癥。

［方药］血府逐瘀汤加减。当归12g，生地黄12g，柴胡10g，川牛膝15g，枳壳10g，延胡索10g，川芎10g，桃仁10g，红花10g，三棱10g，莪术10g，水蛭10g，蜈蚣2条。伴有经前乳房胀痛或有结块者，加荔枝核10g、青皮10g以理气散结，通络止痛。

3. 湿热瘀结证

［证候］下腹结块，经前、经期小腹灼痛拒按，得热痛剧。月经量多或经期延长，平时小腹隐痛，带下量多色黄，质稠有异味，或平时低热。舌暗红苔黄腻，脉弦数或细数。

［治法］清热利湿，祛瘀消癥。

［方药］清热调血汤加减。败酱草15~30g，蒲公英15g，生薏苡仁20g，当归15g，川芎10g，生地黄15g，黄柏10g，制香附10g，丹皮15g，三棱10g，莪术10g，水蛭10g，延胡索10g。月经量多或经期延长者，减去三棱、莪术、水蛭，加蒲黄炭10g、贯众炭10g、益母草15g以凉血化瘀止血。

4. 气虚血瘀证

［证候］下腹结块，经期、经后小腹疼痛拒按，月经量多或少，排便不畅，倦怠乏力，气短懒言，纳呆。舌淡暗或有瘀斑瘀点，苔薄白，脉细涩。

［治法］益气活血，祛瘀消癥。

［方药］益气消癥汤加减。炙黄芪30g，党参15g，炙甘草6g，当归15g，赤芍15g，丹参15g，三棱10g，莪术10g，水蛭10g，延胡索10g，鸡内金10g，炒麦芽12g。月经量多者，减去三棱、莪术、水蛭，加焦白术15g、升麻炭6g、艾叶炭6g以升阳固冲止血。

5. 肾虚血瘀证

［证候］下腹结块，久不受孕，经期、经后小腹疼痛，腰膝酸痛，月经量少，平时头晕耳鸣。舌质紫暗或有瘀斑瘀点，脉细弦。

［治法］补肾活血，祛瘀消癥。

［方药］补肾活血汤加减。熟地黄 15g，山萸肉 12g，巴戟天 15g，紫石英 15g，枸杞子 15g，女贞子 15g，菟丝子 15g，川续断 15g，当归 15g，丹参 15g，三棱 10g，莪术 10g，水蛭 10g。经期腹痛较甚者，加延胡索 10g、血竭 3g 以理气活血止痛。

（二）中成药

（1）桂枝茯苓胶囊：每次服 3 粒，每日 3 次。温经散寒，祛瘀消癥。用于痰凝血瘀证。

（2）血府逐瘀口服液：每次服 10ml，每日 3 次。理气活血，祛瘀消癥。用于气滞血瘀证。

（三）其他治疗

中药保留灌肠疗法：丹参 20g，桃仁 10g，三棱 15g，莪术 15g，海藻 15g，生牡蛎（先煎）30g，荔枝核 15g，上述药物加水 400ml，浓煎成 100ml 的中药汤剂，保留灌肠，每晚睡前 1 次，经期停用。

【预防与调护】

（1）消除和避免经血逆流的因素，注意经期卫生保健，经期严禁房事，禁止剧烈运动；及时治疗处女膜闭锁、阴道横膈、宫颈粘连及残角子宫等疾病。

（2）进行妇科有关检查时，应严格按操作规程进行，经期或刮宫术后不行妇科检查，确有必要时，动作要轻；经前或经期不进行输卵管通畅性检查或取放宫内节育器，人工流产手术时要防止宫内负压骤然变化，以防止医源性子宫内膜异位症的发生。

（3）适龄婚育，因为妊娠和哺乳可控制本病的发展。

（4）药物避孕，可抑制排卵，使子宫内膜萎缩，经量减少，减少经血逆流的机会。

第六节　女性性功能障碍

女性性功能障碍是指女性不能很好地完成正常性活动。包括性欲低下、性厌恶、性高潮障碍、性交痛等。人类性活动的质量除受生理本能影响外，还受诸多因素的支配和影响，如对性知识的了解程度、夫妻双方的感情、夫妻双方的身体健康状况、性活动经历等等。此外酗酒、过劳等，亦可引起女性性功能障碍。

中医认为，女性性功能障碍主要与脏腑功能失调有关，与肾、肝、脾、心关系密切。

【诊断要点】

（1）医生需询问患者是否有被迫性生活、乱伦史、粗暴性生活、性创伤史、长期酗酒、过度疲劳、合并内科疾病、长期服用镇静药物、抗癫痫药物史等。

（2）患者缺乏对性生活的主观意愿和参与性活动的意识；但当进行性活动时，部分患者可唤起和获得性高潮。

（3）患者极力回避几乎所有的性接触或性活动，甚至出现惊恐反应。

（4）患者虽有性要求，性欲亦属正常，但性活动时难以出现性高潮反应，很少或很难达到性满足。

（5）患者试图进行性交时，阴道下段肌肉不自主地强烈痉挛，导致阴道紧缩，甚至使阴道口关闭，性交难以进行。

【辨证要点】

临床上主要根据伴随症状进行辨证。若性欲低下伴头晕耳鸣、腰膝酸冷、阴冷，属肾阳虚证；性欲低下，性交涩痛，伴腰膝酸软，手足心热，属肾阴虚证；性欲淡漠，性交疼痛，伴心烦易怒，乳房胀痛，属肝郁证；性欲低下，伴体倦乏力，气短懒言，纳差腹胀，属脾虚证；性欲低下，或伴心悸气短，失眠健忘，属心脾两虚证。

【治疗方法】

（一）辨证论治

1. 肾阳虚证

［证候］性欲淡漠，性厌恶，性高潮缺失。头晕耳鸣，腰膝酸冷，阴痛，小腹不温，夜尿频多，面色晦暗，精神萎靡。舌质淡，苔薄白，脉沉细，尺脉尤甚。

［治法］温阳补肾，填精益气。

［方药］右归丸。熟地黄 15g，山药 15g，山萸肉 10g，枸杞子 15g，鹿角胶（烊化）10g，菟丝子 15g，炒杜仲 12g，当归 12g，肉桂 9g，制附子（先煎）10g。寒象不甚者，去肉桂、制附子，加淫羊藿 10g、锁阳 12g、肉苁蓉 12g 等温而不燥之品；腰脊不温者，加川椒 10g、紫石英 15g 以温补督脉。

2. 肾阴虚证

[证候] 性欲低下，阴中干涩，性交痛，或厌恶性生活，性高潮障碍。头晕眼花，腰酸腿软，手足心热。舌质红嫩，少苔或无苔，脉细数。

[治法] 滋肾育阴，养血益气。

[方药] 左归丸。熟地黄 15g，山药 15g，山茱萸 10g，枸杞子 15g，女贞子 15g，楮实子 15g，鹿角胶（烊化）10g，菟丝子 15g，龟甲胶（烊化）10g，川牛膝 12g，当归 15g，锁阳 10g，太子参 12g。月经量少、月经后期者，加紫河车 10g、蛤蚧 1 对以补肾填精。

3. 肝郁证

[证候] 性欲低下，厌恶房事或所有性接触，性交疼痛，胸胁、乳房胀痛，心烦易怒，善太息，或抑郁不舒，舌质正常或暗苔薄白，脉弦细。

[治法] 养血柔肝，理气解郁。

[方药] 逍遥散加味。醋柴胡 10g，当归 15g，白芍 15g，茯苓 15g，白术 12g，薄荷（后下）6g，生姜 2 片，菟丝子 30g，何首乌 15g，黄精 15g，郁金 12g，醋香附 10g。肝郁化火，口干口苦者，加牡丹皮 15g、栀子 10g 以清郁热。

4. 脾虚证

[证候] 性欲低下，性高潮障碍，厌恶房事。体倦乏力，气短懒言，嗜睡，纳少腹胀，大便溏，面色萎黄。舌体胖大边有齿痕，苔薄白，脉沉细弱。

[治法] 健脾益气，补肾温阳。

[方药] 参芪饮。党参 12g，黄芪 15g，炒白术 15g，炒山药 15g，荜澄茄 10g，陈皮 6g，炙甘草 9g，菟丝子 15g，当归 12g，淫羊藿 10g。四肢不温，大便溏薄，形体虚弱者，加巴戟天 10g、肉豆蔻 10g 以温阳止泻。

5. 心脾两虚证

[证候] 性欲低下，性高潮缺乏，厌恶性活动。头晕心悸，精神不易集中，失眠健忘，多疑善虑，面色萎黄。舌质淡苔薄白，脉细弱。

[治法] 补益心脾，佐以养肾。

[方药] 归脾汤。党参 10g，炙白术 15g，黄芪 15g，茯神 15g，炒枣仁 15g，浮小麦 30g，远志 10g，当归 12g，龙眼肉 12g，菟丝子 15g，木香 6g，炙甘草 6g。焦虑恍惚，心中愦愦者，加合欢皮 30g、珍珠母 30g、莲子心 10g 以宁心安神。

（二）中成药

（1）金匮肾气丸：每次服 9g，每日 2 次。温补肾阳，用于肾阳虚证。

（2）六味地黄丸：每次服 6g，每日 2~3 次。滋肾育阴，养血益气。用于肾阴虚证。

（3）加味逍遥丸：每次服 6g，每日 2~3 次。养血柔肝，理气解郁。用于肝郁证。

（4）人参健脾丸：每次服 9g，每日 2 次。补益心脾。用于心脾两虚证。

（三）针刺治疗

1. 肾阳虚证

（1）取穴：神门、肾俞、足三里、八髎、中极、关元。

（2）手法：补法或温针灸。

2. 肾阴虚证

（1）取穴：关元、膏肓俞、肝俞、肾俞、次髎、照海、三阴交。

（2）手法：补法。

3. 肝郁证

（1）取穴：太冲、期门、肝俞、气海、气冲。

（2）手法：平补平泻。

4. 脾虚证

（1）取穴：气海、关元、足三里、脾俞、肾俞。

（2）手法：补法。

5. 心脾两虚证

（1）取穴：关元、天枢、足三里、三阴交、脾俞、心俞、肝俞、神门。

（2）手法：补法或平补平泻。

【预防与调护】

（1）进行性知识教育，提高性科学常识水平，正常对待性关系。

（2）避免和防止早恋、早婚，对性骚扰应采取积极措施，过度忍耐易造成心理创伤。

（3）夫妻性活动应以双方意愿为基础，避免和防止被迫性生活带来的不良影响，当过度疲倦时不宜勉强进行性生活。避免男方的粗暴性行为对女方造成不良后果。

（4）经期、妊娠早期和晚期禁止性生活。

（5）生殖器急性炎症时禁止性生活。

（6）阴道分泌物过少而阴中干涩者，应适当使用润滑剂。

（7）注意改善性生活环境，营造适宜气氛。

第七节　不孕症

女子婚后有正常的性生活且未避孕，同居1年以上未受孕者或曾经受孕，此后1年未避孕而再未受孕者，称为"不孕症"。前者称为原发性不孕，后者称为继发性不孕。此外，还有绝对性不孕和相对性不孕之分。绝对性不孕是指女方有先天或后天性生殖器官解剖生理方面的缺陷，无法纠正者，例如先天性子宫缺如、卵巢未发育或发育不全等。相对性不孕，是指某些因素阻碍了受孕，经过治疗，一旦纠正即可受孕。本节讨论的是相对性不孕。

中医认为不孕症的主要病因病机为肾虚、血虚导致胞脉失养，肝郁、痰湿、血瘀导致冲任阻滞，不能摄精成孕。

【辨证要点】

本病有虚实之分。临床辨证应根据患者的月经周期、行经时间、经量、色质、伴随症状及舌脉等辨清寒热虚实。一般不孕伴月经后期、量少、色暗淡，腰骶酸痛者，多属肾虚证；不孕伴月经量少、色淡、质稀，面色萎黄，心悸少寐者，多属血虚证；不孕伴月经先后不定期、量或多或少，经前乳房胀痛者，多属肝郁证；不孕伴月经稀发，肥胖，带下量多者，多属痰湿证；不孕伴经行腹痛、血块多，或平素小腹疼痛者，多属血瘀证；不孕伴小腹坠胀，腰骶酸楚者，活动、劳累、性交后加重，多属湿瘀互结证。无排卵性不孕伴黄体功能不全可按肾阳虚证辨证治疗；无排卵性不孕伴卵泡发育不良及免疫性不孕可按肾阴虚证辨证治疗；子宫发育不良可按血虚证辨证治疗；因精神紧张或过度焦虑造成的不孕，或不孕伴有经前期紧张症者，可参照肝郁证辨证治疗；多囊卵巢综合征可参照痰湿证辨证治疗；输卵管阻塞性不孕可参照血瘀证辨证治疗；慢性盆腔炎、盆腔炎症所致的不孕可参照湿瘀互结证辨证治疗。

【治疗方法】

（一）辨证论治

1.肾阳虚证

［证候］婚久不孕。月经后期、量少、色暗，或闭经，面色晦暗，性欲淡漠，腰膝冷痛，夜尿频多。舌质淡，脉沉细无力。

［治法］温肾助阳，调冲助孕。

［方药］毓麟珠。鹿角霜、川芎、白芍、生白术、茯苓、人参各12g，川椒、

杜仲、甘草各 6g，当归、菟丝子、熟地黄各 24g。性欲淡漠明显者，加淫羊藿 15g、巴戟天 10g 以温肾壮阳；宫寒不孕者，加艾叶 10g、紫石英 15g 以温经散寒，暖宫助孕。

2. 肾阴虚证

［证候］婚久不孕。月经先期或后期，量少，色鲜红，甚或闭经，腰膝酸软，头晕耳鸣，五心烦热。舌质嫩红少苔，脉细数。

［治法］滋肾育阴，调冲助孕。

［方药］养精种玉汤。熟地黄 10g，当归 15g，白芍 15g，山茱萸 10g，枸杞子 15g，女贞子 15g，菟丝子 15g。月经量少者，加紫河车 10g、生山药 15g、党参 15g、黄精 15g 以增强滋肾育阴、健脾养血之力。

3. 血虚证

［证候］久不孕育。经行延后，量少、色淡，面色萎黄，头晕目眩，心悸少寐。舌质淡苔薄白，脉沉细无力。

［治法］益气养血，调经助孕。

［方药］人参养荣汤。当归 12g，白芍 15g，熟地黄 10g，人参 10g，黄芪 30g，茯苓 15g，白术 10g，肉桂 6g，陈皮 10g，五味子 10g，远志 10g，炙甘草 6g。胃纳呆滞者，加砂仁 6g、石菖蒲 10g 以醒脾和胃；心悸失眠者，加炒枣仁 15g、龙眼肉 10g 以养血安神。

4. 血瘀证

［证候］婚久不孕。月经后期量或多或少，色暗有血块，经行腹痛，平时小腹及腰骶疼痛如刺。舌质暗或有瘀斑苔薄白，脉沉细弦涩。

［治法］活血化瘀，调冲助孕。

［方药］少腹逐瘀汤加减。小茴香 10g，肉桂 6g，干姜 6g，生蒲黄 10g，五灵脂 10g，桃仁 10g，当归 12g，川芎 10g，赤芍 10g，丹参 15~30g，郁金 15g，醋香附 10g。瘀滞较重，小腹疼痛明显者，加土鳖虫 6g、血竭粉（冲服）3g 以化瘀止痛。

5. 肝郁证

［证候］婚后多年不孕。月经先后无定期，经量或多或少，色暗红，夹有血块，情志忧郁，经前乳房、胸胁、小腹胀痛。舌质正常或暗红苔薄白，脉弦或弦细。

［治法］疏肝解郁，调冲助孕。

［方药］开郁种玉汤加味。香附 10g，郁金 15g，当归 15g，白芍 15g，茯苓 20g，牡丹皮 10g，天花粉 15g，合欢花 12g。经前乳房胀痛较重者，加枳壳 10g、

丝瓜络 15g 以疏肝活络止痛；经行不畅，痛经明显者，加生蒲黄 10g、五灵脂 10g 以活血化瘀，通经止痛。

6. 痰湿证

［证候］形体肥胖，久不孕育。月经后期、量少、色淡，或经闭不行，带下量多色白黏腻，头晕头重，口淡乏味，或口中黏腻，痰多泛恶，胸脘痞闷。舌质淡苔白腻或白滑，脉滑细。

［治法］燥湿化痰，调冲助孕。

［方药］苍附导痰汤加味。苍术 10g，香附 10g，鹿角霜 15g，淫羊藿 15g，续断 30g，茯苓 20g，法半夏 12g，石菖蒲 12g，胆南星 9g，枳壳 15g，陈皮 10g，神曲 10g，甘草 6g，生姜 3 片。月经量少，小腹胀痛不适者，加当归 15g、生白芍 12g、鸡血藤 20g 以养血活血调经。

7. 湿瘀互结证

［证候］婚后或流产后久不受孕。下腹部坠胀，或腰骶酸楚，劳累后、经行前后、性交后加重，白带量多色黄有异味，食纳欠佳，大便不爽。舌质暗或有瘀斑，苔白腻，脉沉细弦。

［治法］活血除湿，调冲助孕。

［方药］桂枝茯苓丸加味。桂枝 10g，茯苓 20g，牡丹皮 10g，桃仁 10g，赤芍 10g，生黄芪 30g，生薏苡仁 15g，威灵仙 15g，莪术 10g，生山药 15g，炒白扁豆 15g，蚕沙 12g。低热口苦者，加白花蛇舌草 15g、蒲公英 15g 以清热解毒；小腹胀痛明显者，加郁金 12g、香附 10g 以增强理气止痛之功。

（二）中成药

（1）安坤赞育丹：每次服 9g，每日 2 次。温阳补肾，调冲助孕。用于肾阳虚证。

（2）调经助孕丸：每次服 50 粒，每日 2 次。补肾健脾，益气助孕。用于脾肾两虚证。

（3）五子衍宗口服液：每次服 20ml，每日 2 次。滋阴补肾，调经助孕。用于肾阴虚证。

（4）人参养荣丸：每次服 9g，每日 2 次。益气养血，调冲助孕。用于气血两虚证。

（5）乌鸡白凤丸：每次服 9g，每日 2 次。益气养血，调冲助孕。用于气血两虚证。

（6）逍遥丸：每次服 6g，每日 2~3 次。疏肝解郁，调冲助孕。用于肝郁证。

（7）血府逐瘀口服液：每次服 20ml，每日 2 次。理气活血化瘀，调冲助孕。

（8）桂枝茯苓胶囊：每次服 4 粒，每日 3 次。温阳化瘀，化痰散结。用于湿瘀互结证。

（三）针灸治疗

1. 体针

（1）基本取穴：气海、气穴、子宫。

（2）加减：肾阴虚者加阴谷、三阴交；肾阳虚者加关元、命门；肝郁者加太冲、内关；痰湿者加丰隆、阴陵泉；血瘀者加地机、血海；脾虚者加足三里、脾俞。

（3）针刺方法：气海直刺 0.5~1.0 寸，肾阴虚用补法，肾阳虚者可加灸法，肝郁、痰湿、血瘀用泻法；气穴直刺或斜刺 0.8~1.2 寸，平补平泻法；子宫直刺 0.8~1.2 寸，平补平泻法；阴谷直刺 0.5~1.0 寸，平补平泻法；三阴交直刺 0.5~1.0 寸，用补法；关元用灸法；命门直刺 0.5~1.0 寸，补法加温针灸；太冲直刺 0.5~0.8 寸，内关直刺 0.5~1.0 寸，两穴均用泻法；丰隆直刺 0.5~1.2 寸，用泻法；阴陵泉直刺 0.5~0.8 寸，平补平泻法；地机直刺 0.5~0.8 寸，血海直刺 0.5~1.0 寸，两穴均用泻法；脾俞斜刺 0.5~1.0 寸、足三里 0.8~1.2 寸，均用补法。

2. 耳针

（1）基本取穴：屏间前、肾、子宫、脑、卵巢。

（2）针刺方法：每次选用 2~4 个穴位，毫针刺，中等强度刺激，每日 1 次，10 次为 1 疗程。也可用耳穴埋针或埋王不留行籽法。

【预防与调护】

（1）保持心态平和，避免过度紧张和焦虑，积极治疗，顺其自然。

（2）平时及经期注意局部清洁卫生，严禁经期同房，以防发生生殖道炎症而影响受孕。

（3）生活规律，起居有常。学会自测基础体温，寻找排卵期同房，提高受孕率。

（4）婚后暂不准备生育者，应采取有效避孕措施，尽可能避免人工流产。

（5）养成良好生活习惯，不抽烟，不酗酒，不熬夜。

第八节　绝经后骨质疏松症

原发性骨质疏松症的特征为全身性骨量减少，骨组织的微观结构退化或破坏，导致骨脆性增加，易于发生骨折。包括绝经后骨质疏松症和老年性骨质疏松症。

绝经后骨质疏松症的发病主要与女性绝经前后卵巢功能衰退，雌激素水平迅速降低有关，它与老年性骨质疏松症不同的是骨量丢失主要在松骨质，常见椎体骨折和桡骨远端骨折。

本病表现为腰背疼痛，四肢屈伸不利或麻木、疼痛、身材变矮或驼背，下肢无力，不能负重，易骨折等，属于中医学"腰痛""骨痛""骨痹""骨痿"等病症范畴。

【临床特点】

（1）本病常发生于体弱多病、长期卧床、缺少运动、日照不足、饮食结构不合理或营养缺乏、吸烟、酗酒、饮浓咖啡等有不良生活习惯者。

（2）女性在绝经后逐渐出现腰背疼痛，四肢屈伸不利或麻木、疼痛，下肢无力，不能久立或负重，不耐劳作，症状可因咳嗽、弯腰而加重，甚至活动受限，卧床不起。

（3）绝经前后发生身材变矮或驼背等形体变化，甚至发生骨折。

【鉴别诊断】

（1）继发性骨质疏松症：是指由于内分泌功能紊乱（如甲状腺功能亢进或低下），或肝肾疾病、营养障碍，或长期使用肾上腺糖皮质激素引起的骨质疏松症。应根据病史、体检、临床表现、实验室检查予以鉴别。

（2）退变性骨质增生症：又称骨性关节炎，系骨质增生导致腰部或四肢关节疼痛、活动受限、功能障碍的一种疾病。通过骨科检查与 X 线照片能够鉴别与确诊。

（3）晚发型类风湿关节炎：常发生于 45~60 岁，主要为全身关节受累、疼痛，尤以小关节明显，类风湿因子阳性。

（4）腰肌劳损：多见于平时缺乏锻炼、有外伤史或长期劳动史者。活动或劳累后腰背疼痛加重，休息后可缓解。

【辨证要点】

本病属中医肾虚证。眩晕耳鸣，失眠盗汗，五心烦热，颧红易怒，溲黄便秘，舌质偏红者，属肝肾阴虚证；伴神疲乏力，气短懒言，畏寒腹胀，面浮肢肿，大便溏泄，小便不利，舌质偏淡者，属脾肾阳虚证；肾阴阳两虚证，除腰背疼痛或腰膝酸软之外，前两证的症状可兼而有之，如时有骨痛或足跟痛，畏寒喜暖，体倦无力，头晕耳鸣，失眠心悸。

【治疗方法】

（一）辨证论治

1. 肝肾阴虚证

[证候] 绝经后腰背疼痛或腰膝酸软，关节屈伸不利。眩晕耳鸣，失眠盗汗，五心烦热，颧红易怒，小便黄，大便秘。舌暗红苔薄白或黄，脉沉细弦或弦数。

[治法] 补肾强腰，滋阴清热。

[方药] 左归丸合知柏地黄丸。熟地黄15g，山药12g，山茱萸10g，枸杞子12g，菟丝子15g，牛膝10g，鹿角胶10g，龟甲15g，茯苓15g，牡丹皮10g。咽干颧红，口臭心烦，大便秘结，舌苔黄而厚者，加熟大黄10g，芒硝（冲服）6g，枳壳10g。

2. 脾肾阳虚证

[证候] 绝经后腰背疼痛或腰膝酸软。神疲乏力，气短懒言，畏寒腹胀，面浮肢肿，尿频或小便不利，大便稀溏。舌胖淡暗苔白而润，脉沉细濡或沉弱。

[治法] 补肾强腰，温阳健脾。

[方药] 大补元煎合右归丸。熟地黄15g，山药12g，山茱萸12g，枸杞子12g，菟丝子15g，鹿角胶10g，当归10g，杜仲10g，肉桂3g，炮姜6g，制附子（先煎）10g，人参10g，炙甘草6g。兼头痛身重，关节麻木或疼痛，皮肤瘙痒，肌肤甲错，口干渴不欲饮，舌质黯或有瘀斑，脉沉细涩者，加桃仁10g、丹参15g、五灵脂10g、牛膝15g以化瘀止痛。

3. 阴阳两虚证

[证候] 绝经后腰背疼痛或腰膝酸软，时有骨痛或足跟痛。畏寒喜暖，体倦无力，头晕耳鸣，失眠心悸。舌淡暗苔薄白，脉沉细。

[治法] 补肾强腰，填精壮骨。

[方药] 四二五合汤加减。仙茅9g，淫羊藿12g，当归15g，熟地黄15g，白芍12g，川芎10g，菟丝子15g，覆盆子12g，枸杞子15g，车前子12g。畏寒肢冷骨痛甚者，加制附子（先煎）6g、肉桂6g、细辛3g；失眠心悸，溲黄便秘，五心烦热者，加炒栀子10g、牡丹皮10g、瓜蒌子15g；上肢痛重者，加姜黄10g、桑枝12g；下肢痛重者，加防己10g、狗脊12g、透骨草10g；腰痛重者，加续断15g、杜仲15g、桑寄生15g。

（二）中成药

（1）壮骨关节丸：每次服6g，每日2次。补肝肾，强筋骨。用于肝肾两虚兼有血瘀证。

（2）龙牡壮骨冲剂：每次服 6g，每日 2 次。健脾益气，健脾和胃，补肾益精，强壮筋骨。用于脾肾阳虚证。

（3）知柏地黄丸：每次服 6g，每日 2 次。补肾滋阴，强腰健骨。用于肾虚有热证。

（4）金匮肾气丸：每次服 6g，每日 2 次。温肾益气，强壮筋骨。用于肾虚偏寒证。

（三）西医治疗

（1）激素替代疗法（HRT）：针对绝经后雌激素水平急剧下降而应用雌激素替代疗法，能够控制骨量丢失，降低骨质疏松症的发病率及骨折危险性，缓解绝经症状，改善血脂代谢状况，减少部分心血管疾病的发病率。

（2）钙制剂：缺钙并非 I 型骨质疏松症发病的主要原因，但绝经后女性若每日摄入元素钙 1500mg，即可缓解负钙平衡，抑制骨吸收。一般认为，进餐时补充钙制剂，较空腹时钙吸收率增加 20%~30%。

（3）维生素 D：绝经后骨质疏松症患者肠道钙吸收不良，其原因与维生素 D 代谢异常，骨化三醇水平下降有关。在补钙同时加用维生素 D，可促进肠道钙吸收，提高血钙浓度，并使血中甲状旁腺素（PTH）水平降低，进而抑制骨吸收。但长期服用维生素 D，应注意控制钙的摄入量，避免发生高钙血症、高钙尿症；此外，应增加每日饮水量，防止钙在肾脏和心脏等脏器中沉积，提高维生素 D 类的用药安全性。

（4）降钙素：能减少骨吸收，并有明显的止痛作用，但价格昂贵，且需肌内注射，故多用于伴有骨痛症状者和骨折的患者。

（5）双磷酸盐：不能应用雌激素者，改用双磷酸盐，可抑制骨吸收，减少骨丢失率。用药后可能出现消化道不适或局部刺激现象。长期使用双磷酸盐，应补充足量的钙剂，以避免发生骨软化症。有血栓形成倾向者、肾功能不良者、骨折急性期和妊娠期皆不宜使用此类药物。

【预防与调护】

（1）在青春发育期，应注意饮食结构合理，营养充足，坚持运动。杜绝不良习惯如吸烟、酗酒等。

（2）女性 35 岁及男性 40 岁之后，应采取措施延缓骨量丢失，有意识地补钙，以刺激成骨过程，增强平衡功能与肌肉张力。

（3）女性绝经后直到老年，除饮食营养、足量补钙、保证日照时间之外，还应注意防止跌倒，避免发生骨折，适当运动，以维持对骨骼的力学刺激。骨折患者，除服用药物之外，还需要特别的康复治疗。

第十三章 性传播疾病

第一节 淋病

淋病是淋病双球菌引起的以泌尿生殖系统化脓性炎症为主要表现的一种性传播疾病，任何年龄均可发生，患者人群以 20~30 岁居多。

本病属于中医学"淋证""淋浊""白浊""带下病"范畴。淋病多由不洁性交、摄生不慎、洗浴用具不洁或外感湿热淫毒所致。初起者，邪毒直犯下焦，影响膀胱气化，而致淋浊。日久伤及胞宫，任带不固，则发生带下。若淋病病毒日久不去，脏腑虚损，则病情缠绵难愈。

【疾病分类】

（1）无合并症淋病：包括急性尿道炎、子宫颈炎、前庭大腺炎。急性期典型表现为白带增多，呈脓性或黏液脓性；或有尿频、尿急、尿痛等尿道刺激症状。伴有前庭大腺炎时，可有外阴阴道肿胀疼痛，或伴发热等。妇科检查见尿道口红肿，有脓性分泌物流出；宫颈充血、糜烂，可见脓性分泌物由宫颈管流出；或前庭大腺部位扪及硬块，局部红肿、触痛，轻轻挤压有少许脓液流出。

（2）有合并症淋病：主要合并子宫内膜炎、输卵管炎、盆腔炎等。症状、体征同一般的炎症。急性期有寒战、发热、下腹部疼痛及白带增多，查体有下腹压痛、反跳痛及肌紧张，宫颈举痛、子宫、附件区压痛，脓肿形成时可触及包块。

（3）慢性淋病：发生在急性期 2 周之后。常因急性期未治疗或治疗不彻底所致。可无明显症状，或有时白带增多，下腹部疼痛，腰痛等。常因劳累、性交等诱因引起反复性急性发作。

（4）妊娠期淋病：妊娠期合并淋病时临床表现与非孕期相同，易发生流产、胎膜早破、早产、宫内感染等。分娩过程中由产道分泌物感染给新生儿，可发生新生儿淋菌性眼炎。

【鉴别诊断】

（1）非淋菌性尿道炎：淋病与非淋菌尿道炎两者症状、体征在临床上很难区别，主要通过分泌物的检查加以鉴别。后者可检出衣原体、支原体等。

（2）非淋菌性生殖器炎性疾病：淋菌性盆腔炎主要应与一般细菌感染引起的

盆腔炎相鉴别。后者无不洁性交史，分泌物涂片或培养检查淋病奈氏菌阴性。

【辨证要点】

若带下量多、色黄如脓、臭秽，小便频数，灼热涩痛，或腹痛，烦热口干，或有发热，舌红苔黄腻，脉滑数者，属下焦热毒证；若带下量多，色黄白，质稀薄，无臭气，尿频，有白浊流出，神疲乏力，食少便溏，腰膝酸软，舌质淡苔白或腻，脉沉细弱者，属脾肾两虚证；若小便涩痛不甚，带下色黄，或赤白相间，质黏稠，阴部涩痛，腰膝酸软，头晕耳鸣，五心烦热，口干舌燥，舌红少苔，脉细数者，属肝肾阴虚证。

【治疗方法】

（一）辨证论治

1. 下焦热毒证

［证候］小便频数、灼热、涩痛，带下量多、色黄如脓、臭秽，小腹痛，烦热口干，或有发热。舌红苔黄腻，脉滑数。

［治法］清热利湿，解毒通淋。

［方药］八正散。车前子12g，萹蓄10g，瞿麦10g，滑石15g，通草9g，大黄6g，栀子10g，炙甘草6g。热毒较盛，带下量多臭秽者，加绵萆薢、金银花、败酱草、土茯苓各15g以增强清热解毒之力。

2. 脾肾两虚证

［证候］尿频，有白浊流出，带下量多，色黄白，质稀薄，无臭气，神疲乏力，食少便溏，腰膝酸软。舌质淡苔白腻，脉沉细弱。

［治法］健脾补肾，化浊解毒。

［方药］无比山药丸。山药15g，生地黄15g，赤石脂15g，巴戟天10g，茯苓15g，牛膝12g，山茱萸12g，泽泻10g，五味子10g，肉苁蓉15g，杜仲10g。带下量多，倦怠乏力明显者，加白术15g、党参15g、蚕沙12g以增强健脾益气之力。

3. 肝肾阴虚证

［证候］小便涩痛不甚，带下色黄或赤白相间，质黏稠，阴部涩痛，腰膝酸软，头晕耳鸣，五心烦热，口干舌燥。舌红少苔，脉细数。

［治法］滋阴清热，泻火解毒。

［方药］知柏地黄丸。熟地黄15g，山药15g，山萸肉12g，茯苓15g，牡丹皮10g，泽泻10g，知母10g，黄柏10g。带下量多，色黄或赤白相间，味臭者，加败酱草15g、虎杖15g以清热解毒。

（二）中成药

（1）龙胆泻肝丸：每次服 6g，每日 2~3 次。清热利湿。用于淋证之湿热下注证。

（2）金匮肾气丸：每次服 6g，每日 2~3 次。健脾补肾，化浊止淋。用于淋证之脾肾两虚证。

（3）知柏地黄丸：每次服 9g，每日 2 次。滋阴清热降火。适用于淋证之肝肾阴虚证。

（三）针刺治疗

取穴：中极、带脉、足三里、三阴交、阴陵泉等。脾虚者加脾俞、丰隆；肾虚者加肾俞、关元；湿热者加阴陵泉、下髎等。平补平泻法，留针 15~20 分钟。

（四）西医治疗

治疗应遵循及时、足量、规范、彻底、性伴侣同时治疗的原则。由于淋病双球菌对青霉素、四环素耐药日益严重，现在首选药物为头孢类抗生素。根据不同的病情采取相应的治疗方案。

（1）无合并症淋病：头孢曲松钠 250mg 或头孢噻肟钠 1g，1 次肌内注射；对头孢类抗生素过敏或耐药者首选大观霉素 2~4g，1 次肌内注射；或环丙沙星 500mg，1 次口服，或氧氟沙星 400mg，1 次口服。

（2）有合并症淋病：头孢曲松钠或头孢噻肟钠 1g，肌内注射或静脉滴注，每日 1 次，连用 10 天以上；或大观霉素 2g，肌内注射，每日 1~2 次，连用 10 天以上；或环丙沙星 250mg 或 500mg，1 次口服；红霉素每次服 500mg，每日 2 次，连服 7 天。

（3）妊娠期淋病：孕期禁用四环素及喹诺酮类药物，其余用药方法及剂量与无合并症淋病基本相同。

第二节　梅毒

梅毒是由苍白螺旋体感染引起的种慢性性传播疾病。临床表现极为复杂，早期梅毒若治疗不及时，可累及各器官，造成终身残疾，甚至死亡。梅毒孕妇能通过胎盘将病原体传给胎儿而引起早产或分娩出先天梅毒患儿。因此在性传播疾病中梅毒的危害性极大，仅次于艾滋病。

中医称本病为"杨梅疮"，又称"霉疮""翻花疮"等。中医认为本病由不洁性交，接触被污染的衣物或禀受父母霉疮毒气而致淫秽邪毒外伤肌肤，内损筋骨、肝脏而成。邪毒酿湿蕴热，化火生毒，致机体气血逆乱，功能失调。日久正气损伤，病势日甚，脏腑衰败。

【疾病分期】

（1）一期梅毒：潜伏期为3~4周，有的可长达13周，有硬下疳和腹股沟淋巴结肿大的典型临床特征。硬下疳：感染后4~8周，女性发生在外阴、阴道、宫颈及会阴等处，开始为红色炎性丘疹，进而糜烂，形成无痛性溃疡，常为单发，圆形或椭圆形，直径1~2cm，边缘整齐，创面清洁，周边及基底部发硬，在3~8周内硬下疳可自然消失。腹股沟淋巴结肿大，称为梅毒性横痃。硬下疳出现1~2周后，一侧或双侧腹股沟淋巴结肿大，常为数个，大小不等，质硬，不粘连，不破溃，无痛感，可自行消失。

（2）二期梅毒：有一期梅毒史，病期2年以内。皮肤、黏膜病变，常在感染后6~12周出现皮疹，为多形态，有斑疹、丘疹、斑丘疹、斑状梅毒疹、鳞样皮疹。好发于胸、胁、腹部及背部、四肢。皮疹常对称、可呈卫星状排列。新旧皮疹可同时存在。外阴及肛周多见湿丘疹、扁平湿疣。皮疹持续2~3个月，可自愈。同时可出现全身淋巴结肿大及骨关节病变。

（3）三期梅毒（晚期梅毒）：有早期梅毒病史，病期2年以上。除了有二期梅毒的临床特征外，还有心血管及神经系统等病变。

（4）潜伏梅毒（隐性梅毒）：有感染史，可有一、二期或三期梅毒病史，临床上常无明显的梅毒症状和体征，但血清学试验为阳性。2年内为早期潜伏梅毒，2年以上为晚期潜伏梅毒。

【鉴别诊断】

（1）软下疳：生殖器溃疡为多发，溃疡基底部柔软且触痛明显，腹股沟淋巴结肿大疼痛，常可破溃流脓而形成窦道。病原体为杜克雷嗜血杆菌。

（2）生殖器疱疹：潜伏期为7天，出现集簇性小疱疹，伴灼热、剧痛，形成浅表性溃疡，有浆液性分泌物，伴有腹股沟淋巴结肿大，并有压痛。病原体为疱疹病毒。

（3）急性女阴溃疡：多与性接触无直接关系，常在阴唇出现多发性小溃疡，疼痛，易复发。溃疡内可检出肥大杆菌。

（4）白塞病：二期梅毒出现黏膜病变时可同时表现有口腔、生殖器、眼角膜的溃疡，应与白塞病相鉴别，对黏膜病变分泌物检查可以帮助诊断。

（5）生殖器癌：三期梅毒的树胶肿当与癌肿相鉴别。癌肿发病较慢，肿块坏死后有恶臭，不愈合，通过活检可以鉴别。

第三节 尖锐湿疣

尖锐湿疣是常见的性传播疾病之一，是由人乳头瘤病毒（HPV）感染引起的。好发于生殖器各部位，故又称为生殖器疣。现已证实宫颈 HPV 感染与宫颈上皮内瘤变（CIN）、宫颈癌的发生发展有密切关系。

中医学并无尖锐湿疣的病名，根据其临床特征，属中医学"阴痒""阴蚀"等病症范畴。中医认为系由摄生不慎，洗涤用品不洁，湿毒邪气侵袭等因素，蕴积于外阴、阴道、子门，湿毒停聚，蕴久毒盛，赘于阴部而成。

【临床特点】

好发于大、小阴唇，阴唇后联合，阴唇系带，阴道口及肛门周围，阴道壁及子宫颈等处。初起时为细小淡红色丘疹，逐渐增多、增大，呈乳头、结节、鸡冠、菜花样赘生物，根部有蒂与皮肤或黏膜相连，表面湿润、质软、脆，易出血，有时分泌物较多，污秽，有臭味，可有瘙痒或疼痛感。5% 醋酸试验（用棉签蘸 5% 醋酸液擦拭疣体）病损处变为白色。

【鉴别诊断】

（1）假性湿疣：常与白色念珠菌感染及局部的分泌物刺激有关。在外阴部经常发生一种良性乳头瘤，多发生于小阴唇内侧，为双侧发生，但不完全对称，外观为小丘疹状，呈淡红色或黏膜本色，稍向外突出呈砂粒状，多数丘疹密集成片或散在发生，触之有颗粒样感觉。一般无自觉症状或轻微瘙痒感，用 5% 醋酸涂擦，不变为白色。病理为慢性炎症或乳头瘤增生。

（2）扁平湿疣：扁平湿疣为二期梅毒性损害，好发生于外阴部及肛门周围，外观为扁平稍隆起的丘疹，基底宽无蒂，表面潮湿而有光泽，有分泌物，取表面分泌物涂片检查，可看到梅毒螺旋体，梅毒血清反应呈阳性。

（3）外阴癌：尖锐湿疣聚集成较大的团块者，应与外阴癌相鉴别，主要鉴别方法为取活组织病理检查，有助确诊。

【治疗方法】

（一）辨证论治

湿毒感染证

［证候］外阴瘙痒灼痛，带下量多色黄有臭味，阴户可见臊瘊赘生物。烦热口干，小便短赤，大便秘结。舌红苔黄腻，脉滑数。

［治法］清热解毒，除湿消疣。

［方药］龙胆泻肝汤。龙胆草 15g，柴胡 10g，栀子 10g，黄芩 10g，车前子 12g，泽泻 10g，生地黄 15g，当归 15g，甘草 6g，生薏苡仁 30g。带下量多、色黄、臭秽者，加白花蛇舌草、连翘、椿根皮各 15g 以清热解毒除湿。

（二）其他治疗

中药浴治疗法：蒲公英 30g，败酱草 15g，苦参 15g，百部 15g，白鲜皮 15g，黄柏 10g，蛇床子 12g，煎汤，坐浴外洗，每日 1 次。

第四节　非淋菌性泌尿生殖器感染

是指主要由沙眼衣原体和解脲支原体感染所引起的一种性传播疾病。亦称"非特异性尿道炎""非特异性生殖道感染""黏液脓性宫颈炎"。

【临床表现】

（1）尿频、尿急或轻微尿痛，但症状较淋病轻，许多患者并无症状；宫颈炎主要为宫颈内膜炎，宫颈充血，或有接触性出血，白带量多，色黄呈黏液脓性；若宫颈炎不治疗，上行感染则可引起子宫内膜炎、输卵管炎、盆腔炎，并可导致异位妊娠、不孕症等。

（2）孕妇感染衣原体后，并发症如高血压、羊水过多、早产、胎膜早破及宫内感染；新生儿在产时受感染，一周后出现结膜炎及肺炎等。

（3）尿道口微红，挤压可见有少量脓性分泌物；阴道分泌物增多，宫颈管内有脓性分泌物流出；或上行感染引起盆腔炎，三合诊检查子宫及附件压痛，甚者可扪及炎性包块。

【治疗方法】

（一）辨证论治

1. 下焦湿热证

［证候］小便淋漓涩痛，尿液浑浊，带下量多、色黄、质黏稠，味臭秽，或伴有阴部灼热瘙痒。胸闷心烦，纳呆，大便不爽，小便短赤。舌红苔黄腻，脉滑数。

［治法］清热祛湿，化浊通淋。

［方药］程氏萆薢分清饮。萆薢 15g，车前子（包煎）12g，茯苓 15g，莲子心 6g，石菖蒲 10g，黄柏 12g，丹参 15g，白术 12g，白茅根 30g，冬瓜皮 30g，土茯苓 15g。阴部瘙痒者，加苦参、地肤子、白鲜皮各 15g 以祛湿止痒。

2. 脾肾两虚证

［证候］小便淋漓不畅，或尿有白浊流出，带下量多、色黄白、质稀薄。神疲乏力，食少便溏，腰膝酸软。舌质淡苔白或腻，脉沉细弱。

［治法］温补脾肾，除湿止带。

［方药］济生肾气丸。制附子（先煎）10g，肉桂6g，熟地黄15g，山药15g，山萸肉12g，茯苓15g，泽泻10g，牡丹皮12g，车前子15g。小便淋漓不畅，或尿有白浊者，加萆薢12g、石菖蒲15g、白茅根30g以祛湿化浊。

（二）中成药

（1）八正合剂：每次服15~20ml，每日2次。清热利水，通淋止带。适用于下焦湿热证。

（2）热淋清颗粒：每次服12g，每日2次。清热利湿通淋。适用于下焦湿热证。

（3）济生肾气丸：每次服9g，每日次。补肾阳，化湿浊。适用于肾阳不足证。

（三）西医治疗

（1）多西环素：每次服100mg，每日2次，连服7~10天；或阿奇霉素，每次服500mg，每日4次，连服7天；或氧氟沙星，每次服300mg，每日2次，连服7天。

（2）孕期禁用四环素及喹诺酮类药物：可用红霉素每次服0.5g，每日4次，连服7天；或阿奇霉素1g，单次顿服。合并淋病者应联合用药。

第十四章　辅助生育相关疾病

第一节　未破裂卵泡黄素化综合征

未破裂卵泡黄素化综合征，又称卵泡黄素化未破综合征，是指在月经周期中，卵泡成熟但不破裂。卵泡中的颗粒细胞受黄体生成激素的刺激，卵细胞未排出而原位黄素化，形成黄体并分泌孕激素。临床上有月经周期长或持续不孕等表现，是无排卵性月经的一种特殊类型，亦是不孕症的常见原因。未破裂卵泡黄素化综合征最主要的后果是影响受孕能力导致不孕症，属于卵巢性不孕。主要通过促排卵等方式进行治疗，患者保持良好的心态积极配合治疗预后一般较好。

由于中医对未破裂卵泡黄素化综合征尚无相应病名，一般可将其归属于"不孕症"范畴。依据一些导致未破裂卵泡黄素化综合征的病因，还可归于痛经、腹痛、经期延长、经间期出血等等。采用具有促卵泡发育及促排卵的中药辨证论治，许多患者可以成功排卵受孕，是目前临床治疗未破裂卵泡黄素化综合征的有效方法。

【临床特点】

（1）本病一般无明显临床症状，患者虽不能正常排卵，但卵泡中的颗粒细胞受黄体生成素的刺激发生黄素化后仍可分泌孕激素，所以月经周期、体温变化曲线、宫颈积液分泌、子宫内膜的周期性变化都可能与常人无异。但患者在未避孕的情况下，可发现自己长期无法受孕。

（2）基础体温呈典型或不典型双相：常见部分患者因卵泡黄素化可能出现基础体温在高温期上升缓慢、延迟、持续时间缩短的现象。

（3）宫颈积液显示黄体期改变：宫颈积液于预测排卵日后变稠、减少，呈椭圆形结晶，常见宫颈积液呈黄体期改变。

（4）经前子宫内膜呈分泌期变化：经前诊断性刮宫，子宫内膜受孕激素影响呈分泌期改变。

（5）部分患者可能合并卵巢囊肿，伴随月经周期时而存在时而消失，严重者可出现月经紊乱。

【鉴别诊断】

（1）多囊卵巢综合征：该病多表现为月经周期不规律，闭经、月经量减少，经阴道超声可见患者双侧卵巢体积增大，内出现多个直径小于 1cm 的小无回声，数量超过 10 个且患者出现雄激素水平过高可确诊为本病。而未破裂卵泡黄素化综合征患者一般月经周期规律，联合宫颈积液及子宫内膜周期性改变可诊断。

（2）子宫内膜异位症：该病最常见的症状是痛经，多为继发性，其次月经过多、经期延长，大便坠胀，B 超检查发现子宫体积增大且肌层回声不均匀。部分患者不孕，而未破裂卵泡黄素化综合征一般无明显临床症状，合并黄体破裂或卵巢囊肿蒂扭转会出现下腹部疼痛的症状且月经周期多正常。

（3）卵巢异常：卵巢先天发育不良，卵巢局部炎症、卵巢早衰导致的卵泡发育不良，导致的过早绝经和不孕。而未破裂卵泡黄素化综合征卵巢功能正常，卵泡发育成熟，且月经周期规律正常。

【辨证要点】

本病常见证型有四类，肾虚血瘀证见腰痛、腰酸、下腹隐痛刺痛、头晕耳鸣、夜尿多，经期腰酸腰痛明显加重、记忆减退、舌质淡暗、苔薄白、脉沉细弱；脾虚湿重证见食欲不振、乏力身困、嗜睡、带下清稀量多、月经色淡量少或经期偏短，舌质淡胖有齿痕、苔薄白、脉沉细；肝郁血瘀证见胸胁不适、善太息、口苦、纳差、腹胀作痛、精神抑郁不畅、心烦易怒、月经色暗或夹血块、经前乳胀，舌质暗、舌边红、脉弦细；痰瘀互结证见月经紊乱、量少、色暗或有块、后期，小腹刺痛或压痛，舌质暗红、苔白厚或腻、脉沉细滑或涩。

【治疗方法】

（一）辨证论治

1. 肾虚血瘀证

［证候］腰痛、腰酸、下腹隐痛刺痛，头晕耳鸣、记忆减退，夜尿频多。经期腰酸腰痛明显加重。舌质淡暗、苔薄白、脉沉细弱。

［治法］益肾补精、化瘀通络。

［方药］温肾散加减。续断 12g，菟丝子 15g，杜仲 15g，淫羊藿 12g，熟地黄 15g，制何首乌 15g，紫河车 6g，丹参 15g，泽兰 12g，桃仁 9g，鸡血藤 30g，五灵脂 10g，沉香 10g，小茴香 10g，巴戟天 10g。

2. 脾虚湿重证

［证候］食欲不振、神疲乏力、嗜睡，带下清稀量多，月经色淡量少或经期偏短。舌质淡胖有齿痕、苔薄白、脉沉细。

［治法］健脾益气、除湿化瘀通络。

［方药］四君子汤合泽兰汤加减。党参 15g，黄芪 15g，山药 15g，白术 12g，茯苓 12g，泽兰 15g，川芎 9g，石菖蒲 12g，路路通 10g，桂枝 10g，菝葜 15g，薏苡仁 15g，青皮 10g。

3. 肝郁血瘀证

［证候］胸胁不适，口苦，纳差，腹胀作痛，精神抑郁不畅，心烦易怒，月经色暗或夹血块，经前乳胀。舌质红暗，舌边红，脉弦细。

［治法］疏肝理气、化瘀通络。

［方药］左金丸加味。柴胡 10g，香附 10g，延胡索 10g，郁金 15g，牡丹皮 10g，青皮 10g，路路通 10g，泽兰 15g，丹参 30g，红花 10g，赤芍 10g，鸡血藤 30g。

4. 痰瘀互结证

［证候］月经紊乱、量少、色暗或有块，小腹刺痛或压痛。舌质暗红，苔白厚或腻，脉沉细滑或涩。

［治法］益气化痰、活血化瘀。

［方药］桂枝茯苓丸加味。党参 10g，黄芪 20g，桂枝 10g，茯苓 12g，赤芍 10g，小茴香 10g，丹参 30g，皂角刺 15g，生牡蛎（先煎）15g，泽兰 15g，川芎 10g，延胡索 10g，土鳖虫 10g，水蛭 10g，九香虫 10g。

（二）其他治疗

（1）针刺结合热敏灸：在月经第 10 天起监测卵泡的同时针刺关元、中极、子宫（双）、三阴交（双），针刺得气后进行热敏灸。关元、中极均为任脉与足三阴经的交会穴，具有培补元气、温肾暖宫、通调冲任之效，子宫是"治疗女性久无子嗣之要穴"，三阴交为足三阴经交会穴，具有调理肝脾肾功能。诸穴共用起补肾益精，调理冲任之效。针刺有关腧穴通过某种机制兴奋下丘脑—垂体—卵巢轴系统，促使 E2、LH 分泌，诱导出 LH 峰诱发排卵。针刺可发挥整体调节的优势，从整体上调节机体的内分泌环境和卵巢局部微循环，从而有利于妊娠。

（2）穴位注射：选取关元、子宫（双）、三阴交（双）、大赫、中极、八髎等穴位 2~3 个进行穴位注射。具体操作如下：注射针抽取黄芪、当归注射液各 2ml，快速刺入穴位皮下，缓慢进针提插后局部有胀感并向外生殖器或足底放射，回抽无血时，每穴位注射药液 1ml 左右。出针后压迫止血，并按摩 3~5 分钟。视卵泡发育情况，每 1~2 天 B 超监测 1 次，直至排卵。

（3）艾灸疗法：选取足三里、三阴交等穴位，通过艾灸的温热刺激，使其温通之效直达胞宫脉络，促进卵泡的生长与卵子的排出。

【预防与调护】

（1）调节饮食，注意饮食的均衡与适度。注意科学节食，避免食用辛辣、油腻之品，宜清淡饮食，多进青菜、瓜果。避免盲目服用减肥药品。

（2）未破裂卵泡黄素化综合征患者精神压力一般较大，患者及其家属应改变传统观念、互相沟通及时鼓励，减轻思想负担，保持健康的生活习惯及饮食睡眠规律。

（3）避免性生活频繁，嘱患者通过测量基础体温预测排卵期，提高妊娠率。

（4）不吸烟，吸烟对卵巢有一定的伤害。

（5）尽量多在户外进行体育锻炼，慢跑及游泳等有氧运动，保持正常的体重。

（6）避免高危的性接触，做到洁身自爱，预防盆腔炎症等其他问题。

第二节　卵巢过度刺激综合征

卵巢过度刺激综合征（ovarian hyperstimulation syndrome，OHSS）是随着人类辅助生殖技术的蓬勃发展，促排卵药物的广泛应用而出现的一类严重医源性并发症。

本病在中医学中尚无对应的病名，根据其症状可归属于"癥瘕""腹痛""鼓胀"之范畴。中医认为本病是受到医源性因素的刺激之后，破坏了正常的生理机制，导致脏腑功能失常，气血失调，影响到冲任、子宫、胞脉、胞络，产生相应病变，而这种病变产生的病理产物可再度妨碍脏腑气机的升降调节，导致脏腑气血的严重紊乱。本病涉及心、肝、脾、肺、肾等多个脏腑，其发病之初多在肝、肾，渐涉及脾胃、心肺，导致五脏俱损。其以气滞为先，瘀滞乃病发之关键，最终水湿停滞为患。在本病发生过程中，脏腑功能失调为本，病理产物为标。本虚标实常相兼为病，若不及时控制，易酿成气阴衰竭之危症。

【临床表现】

主要病理特征为双侧卵巢的增大及毛细血管通透性的增高。轻者可无症状或仅表现为恶心、呕吐、腹胀、腹泻等；重者可出现胸腹水，血栓形成，肝肾功损害，严重时呼吸困难，甚至死亡。双侧卵巢增大及下腹胀痛，胸腔或腹腔积液，高雌激素血症，电解质酸碱失去平衡，毛细血管通透性增加，体液从血管内渗透至血管外血液呈高凝状态，少尿等。轻者可无症状或仅表现为恶心、呕吐、腹胀、腹泻等；严重者可致肾衰竭、血栓、DIC 甚至死亡。目前本病缺乏针对性强的有效治疗，因此预防很关键。

（1）轻度：腹部不适，恶心呕吐，腹泻，卵巢直径 5~10cm。

（2）中度：轻度 OHSS 症状合并超声下可见腹水，卵巢直径大于 10cm。

（3）重度：中度 OHSS 症状合并胸腔积液、呼吸困难、凝血功能异常、血液黏度增加、少尿等症状，卵巢直径大于 12cm。

【鉴别诊断】

（1）多囊卵巢综合征：该病多表现为月经周期不规律，闭经、月经量减少，经阴道超声可见患者双侧卵巢体积增大，内出现多个直径小于 1cm 的小无回声，数量超过 10 个且患者出现雄激素水平过高可确诊为本病。

（2）肝硬化腹水：该病与卵巢过度刺激综合征相似，患者可出现腹腔积液。但肝硬化腹水是肝功能减退与门静脉高压的共同结果，患者常有肝功的异常及肝病病史；而卵巢过度刺激综合征的患者之前多无肝脏疾病，通过实验室检查腹水中各物质的特点，有利于鉴别。

【治疗方法】

（一）辨证论治

1. 气滞血瘀证

［证候］卵巢肿大，腹痛，腹胀，胸胁满闷，口渴，性情怫郁。舌质紫红或有瘀斑，脉弦细涩。

［治法］疏肝理气、养血活血。

［方药］逍遥散合桂枝茯苓丸加减。炒柴胡 10g，广郁金 15g，广木香 6g，茯苓 12g，白术 12g，赤芍 9g，桃仁 9g，大腹皮 10g，青皮 9g，川桂枝 12g，牡丹皮 12g，泽泻 15g。气滞血瘀明显者，可改用血府逐瘀汤；兼肝郁化火者，可加钩藤、夏枯草，去桂枝；腹痛明显者可合失笑散；兼痰湿者可合二陈平胃散；湿热者可合四妙散；合并妊娠者，则用药需注意勿损伤胎元。

2. 脾肾阳虚证

［证候］腹部膨满，恶心呕吐，腹水，面色黄白，气短时汗，肢体肿胀，少气懒言。舌质淡、苔白滑，脉沉细。

［治法］温阳化水。

［方药］真武汤合苓桂术甘汤。茯苓 15g，白术 12g，白芍 10g，生姜 3 片，制附子（先煎）10g，桂枝 15g，生甘草 6g。气短懒言，大便溏泻者，加四君子汤；四肢肿胀明显，舌质胖嫩，舌边有齿痕者，加砂仁 3g、白术 10g、茯苓 10g、大腹皮 6g、生姜皮 6g、陈皮 5g。

3. 气阴衰竭证

［证候］胸闷气促，胸腹水，腹泻，少尿。面色苍白，腹痛剧烈，甚则内出

血。舌淡，脉细数。

［治法］益气养阴固脱。

［方药］生脉散加味。黄芪 30g，人参 15g，麦冬 15g，五味子 10g，葶苈子 30g，大枣 6 个，白茅根 30g，冬瓜皮 30g，郁金 15g，香附 10g，蒲黄 10g，五灵脂 10g。血压下降，手足湿冷者，应考虑内出血的可能，急用独参汤煎服。本证属危象，紧急情况下需采用西医的方法抢救，以免延误病情。

（二）西医治疗

目前对于卵巢过度刺激综合征，西医仍缺乏有针对性的治疗方法。主要治疗目标：改善患者的症状，避免发生严重的并发症。轻度卵巢过度刺激综合征一般具有自限性，以自我监护为主，同时避免剧烈活动或长期卧床，多饮水并加强营养，多食用高蛋白、高热量及高维生素的食物。中重度患者需记录每天液体的总摄入和排出量、腹围、体重等指标，此外，还需监测患者水电解质、心肺功能以及凝血功能的变化，以便了解患者病情变化。妊娠患者避免使用人绒毛膜促性腺激素进行保胎，换用其他药物，如黄体酮。

（1）扩容治疗：通过给予患者适量液体，维持正常的血容量，确保各器官组织的血液灌注，避免多器官功能衰竭的发生。扩容治疗使用的液体包括葡萄糖溶液、白蛋白、羟乙基淀粉、低分子右旋糖酐等，治疗期间需严密监测尿量及红细胞比容的变化。

（2）保肝治疗：适用于肝功能异常的患者。如果肝功能轻度异常，可以使用葡萄糖醛酸内酯、维生素 C 等药物；若肝功能中重度异常，可静脉滴注还原型谷胱甘肽钠。一般治疗后，随着卵巢过度刺激综合征的好转，肝功能不会进一步恶化，可恢复到正常。

（3）利尿治疗：对于肾衰竭，或者已经进行了扩容治疗和腹腔穿刺治疗后，仍然少尿的患者，可以使用较低剂量的多巴胺静脉滴注扩张肾血管，同时根据血压等指标调整药物的滴注速度。对于血液已经稀释，仍然少尿的患者，可静脉推注呋塞米，但血液浓缩、血液容量低、低钠血症等患者应避免使用，因为这些患者过早或频繁使用利尿剂，可以导致血管内的血液量进一步丢失，进而引起血栓。

（4）抗凝治疗：对于长期卧床的患者，为预防血栓形成，可尽早穿上弹力袜或预防性使用肝素或阿司匹林等抗凝药物，用药期间，需关注出血症状，如皮下出血点、牙龈出血等；若血栓形成可进行溶栓或手术治疗。

（5）穿刺引流治疗：对于胸腔、腹腔积液导致呼吸困难、明显腹胀、腹痛的患者，可在 B 超引导下进行胸腔或腹腔（经腹部或阴道）的穿刺引流。穿刺引流的同时，需维持人体液体的输入量和排出量之间的平衡，及时补液和利尿，同时监测血压和心率；如果患者需要反复进行穿刺引流，应注意避免诱发感染；若腹腔内存在出血等情况时，禁用腹腔穿刺，可用腹水超滤浓缩后再自体回输的方法治疗。

（6）抽吸治疗：如果患者症状加重，且卵巢囊肿明显增大，或穿刺引流治疗无效时，可以在 B 超的指导下，进行卵巢囊肿的抽吸治疗。由于卵巢的血管丰富，质地脆弱，抽吸可能导致出血，术后应密切观察腹腔内有无出血。若出现大量出血或卵巢扭转，需紧急手术治疗。

（7）人工流产：由于妊娠会加重卵巢过度刺激综合征的症状，延长疾病的过程，如果患者出现了严重的并发症，如血栓、多器官衰竭等，且经过扩容治疗和反复穿刺引流后，症状仍未缓解，可以通过人工流产的方式终止妊娠。

【预防与调护】

（1）均衡饮食、适量运动，同时避免性生活等可能造成卵巢囊肿破裂的危险行为。

（2）根据患者个体实际拟促排卵方案，谨慎恰当掌握药物用量，注意监测排卵；特别注意正确使用 hCG。

（3）中度以下患者可以门诊治疗，卧床休息，口服饮料或淡盐水，观察症状、食欲、体重，记录每日出入量。若患者病情恶化，应及时入院治疗。

（4）避免长期静坐，可穿弹力袜促进下肢静脉回流。

第三节　卵巢储备功能不足

卵巢储备是指卵巢皮质区卵泡生长、发育、形成可受精的卵母细胞的能力。卵巢储备功能不足，也称为卵巢储备功能下降，即卵巢产生卵子的能力减弱，卵母细胞质量下降，导致女性生育能力减弱。其临床表现为月经稀发、经量减少、闭经及不孕。卵巢储备功能不足为卵巢早衰的前期表现。本病患者常有排卵功能障碍，如不及时治疗，卵巢长时间不能排卵将逐渐萎缩而致卵巢早衰。本病发病机制迄今尚不明确，医学界普遍认为可能与心理、遗传、自身免疫、酶缺乏及环境毒物相关。近年来随着现代生活的发展，女性工作及生活上的压力日益加重，各种不良的情志因素使女性的中枢神经系统及下丘脑 – 垂体 – 卵巢轴（H-P-O 轴）功能失调，性激素异常分泌，影响卵巢正常功能，遂致本病。

根据临床表现，中医认为卵巢储备功能不足属"月经量少""闭经""不孕""血枯""经水早断"等病症范畴。肾藏精，主生长发育及生殖。月经来潮、绝经、有子、无子等都与肾气是否充盛有密切关系。肾中阴阳主宰着女性生殖功能的发育与衰退，对女性卵巢的生理功能起着决定性作用。

【辨证要点】

本病在临床上以肾虚为主。多见月经后期、经量减少、经色淡暗，或闭经，或不孕。腰膝酸软，头晕耳鸣，精神不振，倦怠乏力，小便频数，面色晦暗。舌质淡苔白，脉沉细弱。

除上述主症外，肾虚证一般与血瘀、心火旺、肝郁、脾虚等证兼夹。血瘀者可见经期延长，色紫暗有血块，闭经，经行小腹刺痛，经行头痛，或有下腹部肿块，舌质紫暗或舌边有瘀斑瘀点；心火旺者可见月经后期，量少、质黏稠，闭经，经行小腹隐痛，经行发热，五心烦热，潮热盗汗，失眠多梦，烦躁易怒，耳鸣耳聋；肝郁者可见月经后期、经量减少、痛经、经行不畅，经行乳房胀痛，或闭经，或不孕。胸胁乳房胀痛，小腹胀痛，情志抑郁，胸闷不舒，善太息，嗳气，食欲不振；脾虚者可见月经后期，量少、色淡红、质稀薄，渐至经闭不行，不孕，神疲乏力，食少便溏，腰膝酸软，舌质淡胖，边有齿痕，苔白，脉沉缓或细弱。众多医家虽采用的方药各异，但均以补肾益精为大法，并在此基础之上相应予以清心降火、疏肝理气、益气健脾、活血祛瘀等治法。

【治疗方法】

（一）辨证论治

1. 肾虚证

［证候］月经后期、经量减少、经色淡暗，或闭经，或不孕。腰膝酸软，头晕耳鸣，精神不振，倦怠乏力，小便频数，面色晦暗。舌质淡苔白，脉沉细弱。

［治法］滋肾养阴、调补冲任。

［方药］补肾滋阴方。熟地黄 24g，生山药 12g，山萸肉 12g，牡丹皮 9g，当归 12g，菟丝子 15g，续断 15g，桑寄生 15g，杜仲 15g，丹参 15g，合欢皮 30g，红花 9g，钩藤 10g。

2. 肾虚火旺证

［证候］月经后期，量少、质黏稠，闭经，经行小腹隐痛，经行发热。头晕耳鸣，腰膝酸软，五心烦热，潮热盗汗，失眠多梦，烦躁易怒，耳鸣耳聋。舌质红少苔，脉细数。

［治法］滋肾清心。

［方药］左归丸合天王补心丹加减。生山药 15~30g，枸杞 15g，山萸肉 12g，菟丝子 15g，龟甲胶 10g，鹿角胶 10g，玄参 12g，丹参 15g，远志 10g，当归 15g，五味子 10g，麦门冬 12g，柏子仁 12g，酸枣仁 12g，生地黄 15g。

3. 肝郁肾虚证

［证候］月经后期、经量减少、痛经、经行不畅，经行乳房胀痛，或闭经，或不孕。胸胁乳房胀痛，小腹胀痛，情志抑郁，胸闷不舒，善太息，嗳气，食欲不振。腰膝酸软，头晕耳鸣，精神不振，倦怠乏力，小便频数，面色晦暗。舌质正常苔薄白，脉弦。

［治法］补肾疏肝。

［方药］滋水清肝饮加减。熟地黄 24g，当归 15g，白芍 12g，酸枣仁 12g，山萸肉 12g，茯苓 9g，生山药 15g，柴胡 9g，栀子 9g，牡丹皮 9g，泽泻 9g，郁金 15g，醋香附 10g，生麦芽 12g。

4. 肾虚血瘀证

［证候］经期延长，色紫暗有血块，闭经，经行小腹刺痛，经行头痛，或有下腹部肿块，不孕。小腹疼痛，痛如针刺，痛有定处，或小腹结块，按之痛甚，推之不移，肌肤甲错。舌质紫暗或舌边有瘀斑瘀点。

［治法］补肾活血。

［方药］益肾活血汤加减。熟地黄 24g，黄精 15g，枸杞子 15g，山萸肉 12g，当归 15g，白芍 12g，川芎 10g，丹参 15g，桃仁 9g，红花 6g，枳壳 12g，怀牛膝 15g，菟丝子 15g，水蛭 12g，刘寄奴 15g。

5. 脾肾两虚证

［证候］月经后期，量少、色淡红、质稀薄，渐至经闭不行。不孕。神疲乏力，食少便溏，腰膝酸软。舌质淡胖，边有齿痕，苔白，脉沉缓或细弱。

［治法］补肾健脾、益气养血。

［方药］健脾益肾汤加减。黄芪 30g，熟地黄 24g，当归 15g，淫羊藿 12g，仙茅 12，杜仲 15g，当归 15g，茯苓 12g，炒山药 15g，炒薏苡仁 15g，益母草 15g，川芎 10g，艾叶 12g，白芍 12g，阿胶（烊化）10g。

（二）针灸治疗

1. 艾灸（艾炷温和灸或隔姜灸）

取穴：肾俞、脾俞、命门、神阙、气海、关元、足三里。隔日 1 次，艾灸 10 次，休息 2~3 天。

2. 温针灸

取穴：关元、气海、大赫、内关、公孙、足三里、三阴交、太冲、太溪。每周治疗 3 次，12 次为 1 个疗程，治疗 4 个疗程，每个疗程间隔 1 周。

3. 体针

取穴：关元、归来、子宫、中极、三阴交、足三里、血海、太冲、太溪或膈俞、肝俞、脾俞、肾俞、关元俞、次髎。2组穴位交替使用，隔日1次，3个月为1个疗程，共2个疗程。

（三）西医治疗

（1）激素替代疗法：在没有禁忌证的情况下，推荐使用激素替代疗法。一方面，缓解因激素缺乏导致的相关围绝经期症状，提高患者的生活质量，另一方面，降低许多远期并发症的发生率，如心血管疾病，骨质疏松和神经认知障碍等等。

（2）促排卵疗法：促排卵疗法随着辅助生殖领域的发展，多种促排卵方案被广泛应用于临床治疗中。包括口服促排卵药物，如克罗米芬、来曲唑等。以及注射用促排卵药物或二者的综合运用。

（3）卵子冷冻技术：卵母细胞、卵巢组织或胚胎冷冻技术。年轻的患者可选择卵子冷冻技术来保存生育能力。将未成熟卵泡保存在卵泡前期状态，然后通过在围排卵期将未成熟卵泡移植，卵泡能够成功地发育成熟。

【预防与调护】

（1）均衡饮食、适量运动，调畅情志，降低精神压力。

（2）戒烟戒酒，保持正常体重，养成良好的生活习惯。

（3）根据患者个体实际拟定促排卵方案，谨慎恰当掌握药物用量。

当代名医经验篇

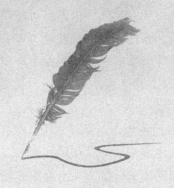

第一节 月经病

夏桂成

经典医案 1

张某，女，20 岁。痛经 6 年，自初潮后即有痛经，月经来潮时需服止痛片缓解。月经史：14 岁初潮，时有血块，夹腐肉样物，经行大便稀，行经第 2 天小腹痛甚。现经行第 1 天，腰酸乳胀，大便偏稀。脉细弦，舌淡红，苔腻。辨证属肾阳虚症，心肝气郁，夹有血瘀。方选痛经汤，制钩藤 10g、益母草 15g、五灵脂 10g、川牛膝 10g、茯苓 10g、制苍术 10g、制香附 10g、丹参 10g、赤芍 10g、木香 9g、延胡索 10g、续断 10g、肉桂 5g、泽兰 10g，7 剂。二诊：月经周期第 8 天，经净后 1 天，劳累后腰酸腰痛，脉细弦，舌红苔腻。予以滋阴养血，疏肝理气。方选归芍地黄汤合越鞠二陈汤加减，丹参 10g、赤白芍 10g、怀山药 10g、山萸肉 9g、牡丹皮 10g、茯苓 10g、续断 10g、桑寄生 10g、怀牛膝 10g、制苍术 10g、广郁金 10g、木香 9g，7 剂。三诊：月经周期第 15 天，出现拉丝样白带 2 天，脉细弦，舌红苔腻。按经间排卵期论治，方选补肾促排卵汤加减，丹参 10g、赤芍 10g、白芍 10g、怀山药 10g、山萸肉 9g、炒牡丹皮 10g、茯苓 10g、炒续断 10g、菟丝子 10g、紫石英（先煎）10g、五灵脂 10g、广木香 9g、杜仲 10g，12 剂。服完后月经来潮，下腹痛明显减轻，血块少，无腐肉样物，大便稀亦好转。后按补肾法治疗 2 个月经周期，痛经未再发作。

按语：痛经的治疗需要掌握正确的治疗时间，保证经间排卵期的顺利转化和经前期的阳长是治愈痛经的不二法门。痛经患者常常表现为阳长不足，所以经前期的治疗是扶助阳长，保持重阳的持续。具体说来又有血中补阳，阴中求阳，气中补阳之分，代表方有毓麟珠、右归饮、健脾温肾汤等。

经典医案 2

王某，女，16 岁。14 岁初潮，月经不调，经量多，色鲜红有血块。腹痛，卧床休息出血后稍减，伴头晕乏力，面色无华，心情烦躁，腰酸，夜寐亦差。脉细弦数，舌质偏红，边有紫气。辨证属阴虚火旺证，夹有血瘀。治当滋阴清热，化瘀止血，方取固经丸加味，龟甲（先煎）30g、炒黄柏 15g、炒续断 15g、白芍 15g、女贞子 10g、小蓟 10g、墨旱莲 20g、炒蒲黄 10g、炒五灵脂 10g、炒荆芥 6g、莲子心 5g，7 剂。出血减少，睡眠有好转。再服二至地黄汤合加味失笑散 7 剂，经血始净，如此治疗 4 个月方逐渐建立周期。

按语：前人治疗崩漏有"塞流、澄源、复旧"之说，当务之急应首先控制出血。该患者是学生，功课多，压力大，心肝火旺，肝火扰动子宫血海，形成血热病机，肝火下耗肾水，又形成阴虚病机，同时夹有血瘀，所以治当滋阴清热，化瘀止血。先用固经汤控制出血，然后用二至地黄汤促使肝肾之阴恢复，再用补肾调周法调治，帮助建立月经周期，达到治疗效果。

刘奉五

医话经验：对于月经不调、月经稀发、闭经等，总体来讲偏于寒者居多。血脉凝泣，经血滞而不行，不能如期而至，故见有小腹发凉、四肢不温、行经腹痛。治疗时以温经汤为主方以温之。挟郁者，可用得生丹或逍遥散以疏之；经闭日久者，可加桃仁、红花、牛膝引血下行以开其闭；若以肝热为主，可用经验方瓜石汤；热偏重时，可引起吐衄、头痛、闭经，都可用当归龙荟丸加牛膝以降之；若因脾虚，气血津液化源不足，可用八珍益母丸、归脾汤以补之；若为产后大出血所引起的血虚肾亏经闭，可用经验方四二五合方以温补之。

月经周期尚正常而月经量少，多见血虚、血瘀两类。对于血虚者，可用八珍汤以补之。血瘀者又有兼寒兼热之别，兼寒者宜用少腹逐瘀汤，兼热者宜用芩连四物汤加桃仁、红花、泽兰、益母草。

对于月经先期、月经频至、崩漏等，总体来讲偏于热者居多。且以心烦、急躁、肌肤发热、口干乏津、舌红、脉滑细略数为主症。治疗时以清经汤为主方。气郁明显者，加柴胡、炒荆芥穗，或用丹栀逍遥散加减。挟瘀者，可用生化汤去炮姜加失笑散以开之。气虚者，多表现为心悸、气短、疲倦、纳呆、经色淡红、面色青白黄暗、脉缓弱，治疗时以四君子汤为主，以补其气，气虚崩漏者用归脾汤。大崩不止者加侧柏炭、地榆炭、棕榈炭或龙骨、牡蛎、椿根白皮止血治标以收之。若兼气陷不举者，可加升麻、柴胡以升之。若因肾虚漏血不止者，可用三胶四物汤加续断、菟丝子、山药以收补之。

另外，月经周期尚正常，但是血量较多，可分偏虚、偏热两类。偏虚者多为脾肾不足，冲任不固，治宜健脾补肾，方用四君子汤加续断、熟地黄或加龙骨，牡蛎、椿根白皮固冲任以收之。偏热者多因热迫血行，宜用清经汤加墨旱莲、乌贼骨一清一收。

月经周期正常而月经淋漓不尽者，多为肾虚，冲任不固，宜用三胶四物汤加续断、菟丝子或龙骨、牡蛎以补之、收之。兼热者，宜用两地汤加乌贼骨、墨旱莲、阿胶（烊化）等清补兼收之。

庞泮池

医话经验：闭经发病原因繁多，其临床表现不一。因此医家在辨证施治时，除了探查患者体质、症状、脉象、舌苔外，还需辨病证虚实，病变脏腑，以究其病因。或补肝肾，或健脾胃，或清热养阴，或调理气血，或化痰去湿。

经典医案 1

黄某，女，22岁。经气腹造影螺旋 CT 影像技术诊断为多囊卵巢综合征。平时头晕，乏力，面色灰滞，毛发密集，脉细小，舌苔薄，舌质红。月经延后常数月至半年一行，或需用药方行。庞泮池认为该患者先天肾气不足、冲任不充、头晕、面色灰滞、舌质红，为肝肾阴亏，妇科检查盆腔有血块则为瘀阻胞脉。辨证当为虚中挟实。治疗时采用攻补兼施的方法，应用四物汤加鳖甲、牛膝、五灵脂、蒲黄、炮山甲、丹参、茺蔚子、赤芍、牡丹皮、香附、王不留行等理气活血，化瘀通经。获效以后连续服药两月月经如期而行。

经典医案 2

金某，女，24岁。月经初潮17岁，开始月经尚正常，近半年来闭经。日见消瘦，纳差，呕吐。来诊时面色萎黄，毛发枯黄，体重只有55斤，不能久坐（患者系家中第七个孩子，足月产）。庞泮池认为该患者先天不足，后天脾胃运化失司。采用急则治其标的原则，宜益气养胃和中，药用太子参、川石斛、麦冬、天花粉、竹茹、旋覆花、代赭石、苏梗、生麦芽、生薏苡仁、枇杷叶。服药后情况有所好转。庞泮池认为脾胃为生化之源。生化乏源，气血则无以生，女子无血则月经不得以下。经过1个月的益气养胃和中，患者体力逐渐恢复，体重增至82斤，后再增至95斤。然后采用标本同治的方法。益气健脾，调补肝肾，使患者月经得通。

经典医案 3

俞某，女，35岁。妊娠足月，临产时并发黄疸性肝炎，产后大出血，输血2000~3000ml，胎盘早剥，产后亚急性黄色肝萎缩，经抢救治愈。但产后3个月，无乳汁，毛发脱落严重，至产后四月指甲亦脱，经行不定时，以至经闭不行，性欲淡漠，腰酸无白带。庞泮池认为该患者气血两虚，冲任亏损，结合脉症，脉细小，苔薄质淡。主要为肾阳不足、血海空虚，故当先温补肝肾佐以养血通经，病虽未痊愈，但经事得通。庞泮池治闭经不拘泥理气活血或一味通经，而是以治病求本为原则，往往能获奇效。

罗元恺

二稔汤（自创方1）

岗稔根（桃金娘科桃金娘属植物桃金娘的果实或根）30~50g，地稔根（野牡丹科野牡丹属植物地稔的根）30g，续断15g，制首乌30g，党参20~30g，白术15~20g，熟地黄15~20g，棕榈炭10~15g，炙甘草9~15g，桑寄生15~30g，赤石脂20g。

加减：血块多者加益母草 15~30g；血色鲜红者加墨旱莲 20~25g，紫珠草 30g；血色淡红者加艾叶 15g，或以姜炭替换棕榈炭；血量特多者加五倍子 10g，阿胶（烊化）12g，并给高丽参嚼服或炖服。

除服药外，同时艾灸（悬空施灸 15~20 分钟或直接灸 7~11 壮）隐白、大敦、三阴交，以收止血之效。

方解：上方有补气摄血和补血止血之功。岗稔根、地稔根均为华南地区常用的草药，性味均甘、涩、平，具有补血摄血的作用。首乌养肝肾而益精血，药性温敛，滋而不腻，补而不燥，是治疗崩漏的理想药物。桑寄生补肝肾而益血，续断补肝肾而止崩，兼有壮筋骨的功效，故能兼治腰膝酸疼。熟地黄补血滋肾，党参、白术、炙甘草均能补气健脾，取其补气以摄血的作用。棕榈炭、赤石脂均能敛涩止血，以收塞流之效。

滋阴固气汤（自创方 2）

组成：熟地黄 20g，续断 15g，菟丝子 20g，制首乌 30g，党参 20g，黄芪 20g，白术 15g，岗稔子 30g，阿胶（烊化）12g，牡蛎（先煎）30g，山萸肉 15g，炙甘草 10g。

加减：出血仍较多者，可适当加入止血药或其他固摄之品如海螵蛸、鹿角霜、赤石脂等。有虚热证候者，去黄芪加女贞子。

方解：出血缓减后，应着重对因治疗，即所谓"澄源"，根据崩漏的主要原因为肝肾阴虚、脾肾不固，治法应以滋养肝肾为主，兼以固气益血。本方用熟地黄、续断、菟丝子、山萸肉以滋养肝肾，党参、黄芪、白术、炙甘草以补气健脾，首乌、岗稔子、阿胶（烊化）以养血涩血，牡蛎以收敛。全方兼顾肾、肝、脾、气、血，以恢复整体之功能，巩固疗效。

补肾调经汤（自创方 3）

组成：熟地黄 25g，菟丝子 25g，续断 15g，党参 20~25g，炙甘草 10g，白术 15g，制首乌 30g，枸杞子 15g，金樱子 20g，桑寄生 25g，黄精 25g，鹿角霜 15g。

加减：预计排卵期间，可加入温补肾阳之品如淫羊藿、补骨脂、仙茅、巴戟天等以促其排卵；腰酸痛明显者，可加入狗脊、杜仲、乌药；月经逾期 1 周以上者，可加入牛膝、当归。

方解：出血停止后，应协助患者恢复生理功能以建立月经周期，促使其按期排卵。治疗原则应以补肾为主，兼理气血。本方以熟地黄、菟丝子、金樱子、续断、鹿角霜滋肾补肾，枸杞子、黄精、首乌、桑寄生养血，党参、白术补气健脾。使肾气充盛，血气和调，冲任得固。

第二节 妊娠病

蒲辅周

经典医案

姚某，女，35岁。婚后12年，先后流产或早产5次。其中一次是妊娠4个月，其余均为5个月和6个月。每于妊娠1个月后必漏血数天，并同时出现血压降低，引起头晕，左腿及左腰疼痛，虽屡次积极进行保胎措施，仍不能避免妊娠之中断。在第四次妊娠时，曾服用胎产金丹亦未获效。现已受孕两个多月，近20天内有工艺卡开发，择食，大便稍干，小便正常，精神较差，睡眠尚可。诊其脉左脉沉弦，右脉沉滑，舌无苔。中医诊断属滑胎。现有恶阻之象，治宜先调脾胃，次固肝肾；待脾胃健强，续予补肝肾以固胎本，并建中气以养胎元。

处方：党参6g，白术6g，茯苓6g，炙甘草3g，广陈皮4g，砂仁3g，藿香6g，生姜3片，大枣3枚。此方服3剂，恶阻止后，继服下方，以泰山磐石散与安胎银苎酒加减合方：熟地黄12g，白术6g，制川附子3g，人参3g，杜仲9g，当归3g，桑寄生3g，巴戟天9g，肉苁蓉6g，川续断6g，苎麻根9g。此方每剂煎两次，共取400ml，分两次温服。1周服1剂，并绝对控制性生活，以免扰动胎元。患者按法服之，直至足月顺利分娩。

施今墨

经典医案

丁某，女，28岁。患者平素体健，受孕已足月，产前检查未见异常。昨日中午1点破水后，即送至某医院产科，至今日下午已超过24小时，仍未生产。检查无产道异常、胎位不正和胎儿畸形等情况，医院考虑进行剖宫产手术，患者未同意，由其母前来问诊。羊水已破多时，生产困难，显系阴液不足，气滞不降所致，拟用养阴润燥，调理气血为治。服药后5小时，如胎儿仍不下，即施手术，万勿拖延。

处方：菟丝子15g，火麻仁18g，赤白芍各6g，冬葵子12g，当归12g，香附米6g，紫河车10g，炒桃仁10g，炒枳壳6g，炙甘草6g。

按语：方中用菟丝子、冬葵子、火麻仁、桃仁、当归等油润富脂之品，养阴润燥。香附、枳壳调气，赤芍、白芍理血，甘草扶助正气，紫河车既补精血，又有引经作用。其中用菟丝子、冬葵子尚有"诸子皆降"之意。《本草正义》载："菟丝子多脂……其味微辛，则阴中有阳，守而能走，与其他滋阴诸药之偏于滞腻者绝异。"《本草纲目》载冬葵子有"滑胎"之功。全方用药虽然简单，但每味药的选择都很有针对性，配伍十分严谨。

第三节 产后病

施今墨

经典医案

车某，女，33岁。患者自诉产后3个月，乳水不足，月经仍按期而至，心跳、头晕、极易发怒，饮食二便及睡眠尚属正常。六脉虚软，左关较盛。产褥期天癸闭止，则乳汁充足，此为常理。今则月经按期而至，乳水自应不足气不固血，血不养肝，虚则易怒，拟养血、补气、强心、疏肝以治。处方：党参10g，砂仁3g，当归10g，熟地黄10g，杭白芍10g，炙黄芪12g，鹿角胶10g，炒远志10g，甜瓜子30g，炙甘草3g。二诊：药服8剂，心跳头晕见好，乳汁量增。原方加：阿胶（烊化）10g，五味子3g，可多服数剂。三诊：前方共服10剂，乳汁仍不甚足，精神好转。处方：甜瓜子60g，赤小豆30g，路路通12g。

按语： 前世医家认为，乳汁亦为经血所化，故哺乳期间，月经闭止，是属正常。本案为经水按期而至，而致乳汁量少，补气养血，使之趋于正常生理，乳汁自当充足，化裁人参养荣汤、柴胡汤，加阿胶（烊化）、鹿角胶以增养血之力。

蔡小荪

经典医案

李某，女，28岁。患者自诉产后35天恶露未净，日前出现血量增多，色淡红有小血块，小腹阵痛，头晕乏力，腰背酸楚，面色少华，脉细苔薄腻质淡边有齿印。证属气血两亏，瘀阻胞宫。拟补血止血，祛瘀生新。拟方：生蒲黄20g，阿胶（烊化）10g，炒党参12g，炒当归10g，仙鹤草10g，益母草12g，续断肉10g，桑寄生12g，2剂。药后腹痛消失，下块较多，恶露显减未止，续服2剂恶露净止。

按语： 血瘀崩漏，通因通用。蒲黄长于活血化瘀，尤善通利血脉，故有止血固崩之功。临床上由于瘀血引起的崩漏屡见不鲜。瘀滞未去，则新血不能归经，导致出血不止，或量多如注有块。本着通因通用的原则，蔡小荪常重用蒲黄，其用量可达30~60g，化瘀止血，寓通于涩。

王应萱

医话经验： 产后汗症，《妇人良方大全》曰："虚汗不止者，由阴气虚而阳气加之，里虚表实，阳气独发于外，故汗出也。血为阴，产则伤血，是为阴虚也；气为阳，其气实者，阳加于阴，故冷汗出。而阴气虚不复者，则汗出不止。凡产后气血兼虚，故多汗，盖人身之气血相互依存，密切相关。"产后自汗，又能导致失眠，汗出淋漓，衣服均湿，换衣又易感冒。如此，疾病缠绵。王应萱教授认为，治病必求其本，如单从止汗着手，服药后，汗虽可暂时停止，但体质依然虚弱，日后仍会复发，使治疗前功尽弃，何况有产后误下者，预后更差。故必须注意培本，或温补肾阳，或补益气血，或滋阴固表，于培本药物之后，敛汗药仅加一二味，即可药到病除。

经典医案 1

王某，女，25岁。患者自诉周身发冷，以双下肢最为显著已2年多。自分娩以后，汗出频频，经医生诊为贫血，服用补血药后略有好转，但自腰以下及双下肢发凉，甚则寒冷，时值夏季，身着棉裤也不知暖，经多方医治无效。现症见面色苍白，精神不振，身着绒衣棉裤，触下肢皮肤润而不温，舌淡苔白，脉沉细且迟缓。证属久汗伤阴，阴损及阳致肾阳虚弱，治宜温补肾阳，补脾敛汗。熟地黄24g，山药20g，山萸肉12g，桂枝12g，附子10g，牛膝12g，杜仲15g，菟丝子15g，淫羊藿15g，焦白术15g，砂仁10g，炙甘草6g。二诊：服上药3剂后自觉两下肢有温感，舌苔脉象同前，效不更方，且于上方中加入黄芪60g，当归12g。三诊：患者主诉双下肢已完全不发凉，虽时已初秋，反将棉裤换掉，见证皆除，体质转好，嘱其服金匮肾气丸以善其后。

按语：本例经产之后，长期汗出，阴津亏损，累及阳气，致阳气衰微，而产生寒冷症状，治则应抓住根本，重在壮阳。故用附子回阳补火，温中散寒，桂枝温经通阳，熟地黄、淫羊藿以壮肾阳，菟丝子养阴又能助阳，牛膝引药下行，使药直达下肢，配以白术、砂仁、山药兼顾脾胃，山萸肉一味既补益肝肾，又涩精止汗，使阳气渐壮，寒气得除。二诊配当归补血，滋补阴血，使阴生阳长，气旺血生，阴平阳秘，病获痊愈。

经典医案 2

成某，女，25岁。患者自诉周身发凉2月余，于产后70天时，骑摩托车后自觉周身酸痛，自寻中医予解表散风寒之剂调治。服后大汗淋漓，继之一直自汗不止，周身乏力，发凉恶风，肢节酸楚，夜寐不安而来诊。现症：面㿠微胀，自汗，时值五月，仍穿棉衣棉裤，周身汗腥味极浓，刺鼻难闻，舌质红苔白，脉虚。证属产后误汗致表虚不固，治宜固表敛汗，滋补阴血。黄芪60g，当归12g，焦白术15g，牡蛎（先煎）15g，龙骨（先煎）15g，茯苓12g，牛膝12g，杜仲12g，菟丝子12g，桂枝6g，寄生10g，陈皮10g，草豆蔻15g，山药20g，甘草6g。二诊：服上药5剂后汗已大减，已不觉身凉，舌苔白，脉缓，衣服减去两件，仍以前方再服3剂而收功。

按语：《景岳全书》卷三十九："产后之禁……谓不可汗，不可下，不可利小便。"本例患者年轻，产后体质尚好，受凉后周身不适，因误汗后形成表虚不固。

治宜涩敛固表为标，滋补阴血为本，兼顾壮肾阳之法。使龙骨、牡蛎收涩敛汗，菟丝子养阴而助阳，当归补血汤补气生血而滋阴，焦白术、山药、茯苓、草豆蔻、陈皮健脾补中以资生气血之源，桂枝温经通阳，牛膝、杜仲、寄生补腰膝而壮肾阳，诸药合用力大而效宏。

经典医案3

孔某，女，23岁。患者自诉产后汗多，骨蒸劳热，浑身发冷3月余。自经产之后，终日浑身不适，邀医诊治，诊为受风，给解表发汗。从此汗出绵绵，浑身发冷，酸痛异常，且伴骨蒸发热，又邀医诊治，给固表止汗之剂，但效不佳。现症：时已六月，仍穿棉衣棉裤，颜面红胀，微汗，身有汗臭，手足心热，舌质红苔微黄，脉细数无力。证属产后汗出，津亏阴虚，治宜滋阴敛汗。方用：黄芪60g，当归12g，生地黄20g，麦冬15g，沙参15g，知母12g，地骨皮12g，鳖甲15g，牡蛎（先煎）15g，五味子15g，石斛15g，枳壳10g，草豆蔻15g，甘草6g。二诊：服上药3剂后浑身汗出减少，仍有酸痛不适，舌脉同前。将前方略加调整：黄芪60g，当归12g，麦冬15g，五味子15g，白芍15g，玉竹15g，焦白术15g，牡蛎（先煎）15g，生地黄20g，沙参15g，石斛15g，白豆蔻10g，秦艽10g，桂枝6g，甘草6g。三诊：二诊后浑身不适已消除，仍感骨蒸发热，脉象同前，仍照第一次原方，再服5剂善后。

按语：本例产后卫阳不固，周身不适，前医误诊，使其汗出绵绵，耗损阴液致精亏阴虚，使阳气化生所依靠的物质基础不足，发展到一定阶段，而呈现畏冷，阴虚又可导致骨蒸发热。故用当归补血汤滋阴，补气生血；生地黄、麦冬、沙参、石斛养阴生津；鳖甲为血肉有情之品，可滋阴潜阳；牡蛎收敛止汗；五味子益肾温敛；白芍敛阴止汗，补养中寓以酸敛，增强止虚汗之功；知母疗有汗之骨蒸，止虚劳之热，滋化源之阴；再配地骨皮退骨蒸劳热。诸药合参，共奏养阴除蒸。生津敛汗之效。

何少山

经典医案

陈某某，女，27岁。患者自诉足月分娩，产后7天发热，经抗炎治疗后热退。患者畏寒怕冷，左半身举动不遂，语音低微，大汗淋漓，中脘隐痛，便溏纳呆，干呕，恶露未净，腹软无压痛，舌淡，苔薄白，脉虚细，证属脾肾阳虚，卫表不固，拟参附汤加味。红参5g，炒党参12g，熟附片5g，炮姜炭5g，焦白术10g，茯苓10g，酒白芍10g，怀山药10g，煅龙骨（先煎）30g，煅牡蛎（先煎）18g，炙甘草5g。次日由家属转告，汗出已少，精神稍振，便次亦减，再拟温中和胃，以上方去附子加黄芪，先后共诊6次，服药10剂而化险为夷。

按语：本患者新产后冲任损伤，荣血暴亏，阳无所附而浮越于外，以致畏寒怕冷，阳气虚弱，卫表不固则自汗淋漓，语声低微，复加呕吐、泄泻，其阴液劫亡，虚阳欲脱之象昭然若揭。虽按时令，温热滋腻之剂在所避用，但患者阴阳俱衰，岌岌可危，非参附之类，安能取效？故何少山大胆运用参附汤以回阳救逆，"瞬息化气于乌有之乡，顷刻生阳于命门之内。"一诊而取效，待阳回后，即去附加芪，因产后出血过多，用温燥恐非所宜，故益气健脾养血，以资生化之源，自然阳生阴长，康复可期。

第四节　妇科杂病

庞泮池

庞泮池对于女性不孕症有独到的见解，治疗上主张辨证与辨病相结合，内服与外治并用。善于抓住"通管、促排卵、健黄体"三大关键方法，提高临床疗效。

1. 通管

"通管"即"通输卵管"。临床上"输卵管阻塞性不孕"占不孕症的 40% 左右，大多由于输卵管及盆腔炎症，或子宫内膜异位症所引起。古书虽无明确叙述，但某些记载极为类似。如《石室秘录》中指出："任督之间，倘有疝瘕之症，则精不能施，因外有所障也。"庞泮池认为此"疝瘕"即积聚和癥瘕阻于脉络，使精不能施，血不能摄，故无子。

本病肝肾之证为多，因肝肾同源，精血互化，根本病机是气滞血瘀。临床上可见患者平素腰酸膝软，少腹酸胀或隐痛，经前乳胀，烦躁易怒，或经行两少腹刺痛、胀痛以夜为甚，下血有块，头晕耳鸣健忘，脉弦细或细涩，舌暗或有瘀点。治疗当理气活血，然而庞泮池认为瘕积已成，病在血分，且病程较长，女子以血为本，若投以峻，欲求速效，难免耗血伤正。故治此病，不能强攻，应选较平和的理气活血软坚之品，缓图其功。

庞泮池选用活血和血的四物汤为基础，桃仁、红花专攻活血化瘀；香附、路路通、石菖蒲理气通络；皂角刺消积除障；海螵蛸软坚散结；茜草行血凉血；红藤、败酱草清热消炎，合之取名为"通管汤"。肝经瘀阻去熟地黄，加柴胡、郁金；肾虚夹瘀去红藤，加菟丝子、淫羊藿；肝郁肾虚去石菖蒲，加柴胡、菟丝子；虚寒加桂心、炮姜。于经净后连服 7~10 剂，排卵后再酌加补肾之品续服。

2. 促排卵

卵巢功能失调是不孕症的又一重要原因。庞泮池认为卵巢功能失调主要与肾虚有关。素体虚弱，先天不足，房劳过度，肾气损伤、阳虚不能温煦胞宫，不能温化痰湿，均会影响卵巢功能。症见久婚不孕，月经后期，月经稀发，甚则闭经。

头晕耳鸣，带下清稀，腰酸腿软，性欲淡漠，经来无度，淋漓不尽，形体肥胖。庞泮池认为此类患者大多是肝肾不足，胞宫虚寒。补肾要温阳暖宫，激发卵巢排卵功能。调冲要寓补于通之中，不能见闭经就活血化瘀，见月经淋漓就一味止血，而应补肾促排卵，使经血循经，按期而行。取方以四物汤养血和血；黄精、菟丝子、杜仲、肉苁蓉、淫羊藿补肾促排卵；紫石英、石楠叶温阳暖宫；泽兰、王不留行、牛膝活血通经；或经后乌鸡白凤丸及河车大造丸连服10天。小腹冷痛加艾叶、小茴香、桂心；乳胀加制香附、柴胡、陈皮、青皮；月经淋漓去活血通经之品，加女贞子、墨旱莲；痰湿重加苍术、制半夏、胆南星、生米仁。

3. 健黄体

如果有排卵，基础体温双相，但黄体功能不足，排卵后曲线爬行上升或提前下降（黄体期＜10天），亦可由于子宫内膜分泌期状态不佳，不利于受精卵的着床或生长，而造成不孕或早期流产。庞泮池认为此系排卵期阴阳转化不及或不平衡，肝肾不足，精血亏少，即便能摄精也难以成孕，或由于阴血不足，不能化阳，虚火下迫。症见期中出血，量少淋漓，月经先期，量多或少，腰酸乏力，口干烦热，心悸失眠，脉细数，舌红苔薄。或由于脾肾阳衰，不能统摄，则症见月经色淡、量多，畏寒肢冷，神疲乏力，纳呆便溏，脉沉细、舌淡苔薄。治疗当补脾肾调气血，血充气和为受精卵着床做好准备。庞泮池强调此法重在"调"字，即补气兼理气，养血兼活血。然而用药要谨慎，不宜过用理气活血之品，而选用当归、川芎、泽兰、茺蔚子、香附之流，活血而不动胎。取方圣愈汤为基础，加菟丝子、肉苁蓉、黄精、泽兰、茺蔚子。脾肾阳虚者，加淫羊藿、巴戟肉、紫石英；阴虚内热，虚火下迫者，加天冬、麦冬、黄芩、地骨皮、茜草、女贞子、墨旱莲；肝气郁结者，去党参、黄芪，加柴胡、制香附、郁金；肝经郁热者，加牡丹皮、山栀子。

柴松岩

多囊卵巢综合征在妇科病中属于内分泌失调、排卵功能障碍的疾病范畴，临床表现为闭经、肥胖、痤疮、多毛、不孕等，病程漫长，病机复杂。柴松岩认为，本病首先责之于肾。在正常情况下，肾气盛除倚仗先天之外，尚需依赖于五脏六腑各司其职，方可将有余之精微汇聚于肾。在病理情况下，"五脏相移，必归于肾"，故治疗时以肾为中心，兼顾他脏。

1. 肺肾同治

肺主一身之气，并可输布水谷精微以达全身。肺属金，金生水，柴松岩在补肾同时从肺入手，常用沙参、百合益肺养阴，启动肾水；用百部、银花、杏仁、川贝清肺热，行肺气，对多囊卵巢综合征患者之体毛浓密，皮肤脂溢或粗糙等均有明显的治疗作用。

2. 脾肾同治

脾为后天之本，在肾阳温煦下，参与全身水液代谢，完成运化、升清、生血之功能。卵泡多而不能成熟排出，是因湿性黏腻、阻滞气机使然。柴松岩常选用薏仁米、冬瓜皮、茯苓、半夏、桔梗、佩兰、夏枯草、贝母等健脾祛湿，化痰散结，加温肾助阳或温经通阳之品，可使患者排卵功能逐渐恢复而获良好疗效。

3. 肝肾、心肾同治

肝肾同源，精血互生，这是月事以时下及顺利妊娠的基础，她常选择兼入肝肾、益精养血之品，用药已如前述。心为君主之官，主神明，"二阳之病发心脾"，通过反复实践、学习老师处方用药，柴松岩认为中医上讲"心"的功能与西医学中枢神经系统的功能极为相似，即多囊卵巢综合征患者激素代谢失常、内分泌系统功能紊乱是由于中枢神经或神经递质的改变而引起的。柴松岩意识到此点之重要，故在治疗时，常使用交通心肾或宁神益智之品，如远志、莲子心、丹参、首乌藤、百合等。

参考文献

［1］林毅，唐汉钧．现代中医乳房病学［M］．北京：人民卫生出版社，2003：248．

［2］王阿丽．妇科病手册［M］．北京：人民卫生出版社，2004：21．

［3］罗颂平，张玉珍．罗元恺妇科经验集［M］．上海：上海科学技术出版社，2005：120．

［4］中国中医研究院西苑医院．赵锡武医疗经验［M］．北京：人民卫生出版社：2005：66．

［5］中国中医研究院西苑医院．蒲辅周医案［M］．北京：人民卫生出版社，2005：78．

［6］祝谌予，翟济生，施如谕，等．施今墨临床经验集［M］．北京：人民卫生出版社，2005：93．

［7］朱南孙，朱荣达．朱小南妇科经验集［M］．北京：人民卫生出版社，2005：110．

［8］尤昭玲，袁家麟．中医妇科学［M］．北京：中国中医药出版社，2005：88．

［9］南京中医药大学．中药大辞典［M］．上海：上海科学技术出版社，2006：168．

［10］蔡鸣．妇科病食疗本草［M］．北京：化学工业出版社，2008：56．

［11］夏桂成．夏桂成实用中医妇科学［M］．北京：中国中医药出版社，2009：212．

［12］刘敏如，欧阳惠卿．实用中医妇科学［M］．上海：上海科学技术出版社，2010：110．